はしがき

　現代の陽圧人工呼吸の歴史は、1950年代のポリオの世界的流行を機に始まりました。しかし、1970年代にはすでに陽圧換気の合併症として人工呼吸器関連肺傷害（VALI）の存在が指摘されています。最近の研究から、急性呼吸促迫症候群（ARDS）の死亡率を高めていたのもVALIであり、ARDSの特異的治療薬がないため死亡率を改善させることのできる唯一の方法はVALIの回避であることもわかっています。人工呼吸療法は呼吸不全患者の治療において欠かせませんが、適切に行わないと合併症の原因にもなる「両刃の剣」なのです。

　医学教育の中で人工呼吸は十分に教えられてきませんでした。人工呼吸は特別なものであると考えられてきたからでしょう。しかし、急性呼吸不全は決して稀な疾患ではなく、皆さんが日常的に遭遇するものです。「両刃の剣」である以上、呼吸不全患者のケアはすべての医療者が学んでおくべきです。しかし座学だけですべてを理解するのは困難です。

　厚さ1ミクロン程度の極薄の壁で仕切られた3億とも7億ともいわれる肺胞はとても繊細で脆弱です。普段は－2cmH$_2$Oの陰圧の中でふんわり膨らんでいて、3～5cmH$_2$Oというわずかな陰圧の増加しか起こらない環境にいます。にもかかわらず、呼吸不全になると15～20cmH$_2$Oの陽圧によって無理矢理押し込まれてくるガスを受け取らなければなりません。目一杯に膨らんで、もう限界、となっているのに、容赦なくガスは送り込まれてきます。その横には膨らみたいのに押しつぶされる肺胞もいます。陽圧換気は肺にとって厄介な存在です。しかもその様子は頑強な胸壁に守られ外から見ることはできません。

　私は、人工呼吸管理は「肺の中で何が起きているか」を想像することから始まると思っています。皆さんに呼吸と人工呼吸をよく理解していただくために、本書では解剖学から生理学までの基礎を解説し、肺にやさしいケアをするために臨床で何をすべきか、についてまとめました。中には皆さんの施設では当たり前のことがダメ出しされているかもしれません。そんなときは自分の頭で考えてみてください。なぜこのケアをしなくてはならないのか？　その処置は患者にとって本当に必要なものなのか？　ベッドサイドでそう感じたことはないでしょうか？

　日々の疑問への解決策が本書にはちりばめられています。しかし、本書は呼吸管理の「答え」を示したものではありません。皆さんが患者さんのためになるケアを臨床現場でどうつくり上げていくか、の助けになることを目的にしました。ぜひ、悩んで考えて最良のケアを見つけ出してください。答えは皆さんの前にあるはずです。

小谷　透

●監修者　小谷 透（こたに とおる）
昭和大学医学部麻酔科学講座准教授、昭和大学病院 ICU・HCU 室長
　1985 年慶應義塾大学医学部卒業。1996 年より慶應義塾大学病院一般集中治療室インストラクターとなり、以後、集中治療専従医の道を目指す。2001 年米国ノースカロライナ州デューク大学メディカルセンター呼吸器内科研究員。2016 年より現職。ARDS や VALI の研究が専門分野。誰にでもわかりやすい人工呼吸を開発することがライフワークで、Electrical Impedance Tomography（EIT）を用いた「人工呼吸の見える化」が最近の主な仕事である。

本書の使い方

第 1 章　呼吸のメカニズム

呼吸器系のメカニズムを大きなイラストでわかりやすく解説するほか、呼吸不全とはどのような状態で、どのような治療が必要なのか、押さえておきたいポイントを学習します。

本書では、覚えておきたい用語やチェックポイントを囲みで強調しています。

導入のマンガに登場する新人看護師と一緒に学んでいきます。このマンガには各章の重要なポイントが盛り込まれています。

重要なポイントや用語は赤字で示しています。

よく使われる用語は、注で解説しています。

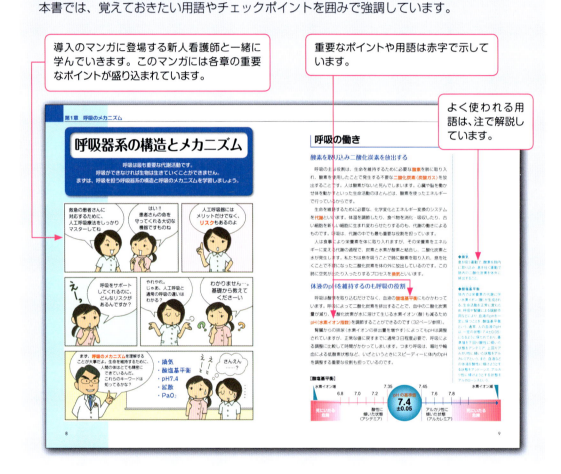

第 2 章　人工呼吸器の仕組み

人工呼吸器の構造やその仕組みについて紹介し、準備や設定の基本をまとめました。特に、覚えておきたい基本の換気モードについては、それぞれの特徴と管理のポイントを解説しましています。

第3章　アセスメントとケアの流れ

　人工呼吸器療法を行う際には、開始から離脱までの一般的な流れを理解し、その場に必要なアセスメントを実行しながら、必要なケアを選んでいく必要があります。この章では、人工呼吸器療法の標準的な流れを「超急性期」「安定初期」「安定期」「回復期」の4つのステージに分けて、それぞれのケアのポイントを解説していきます。

重要なポイントは、先生や看護師が囲みで強調します。

第3章では、116〜117ページで紹介する4つのステージごとに学んでいきます。

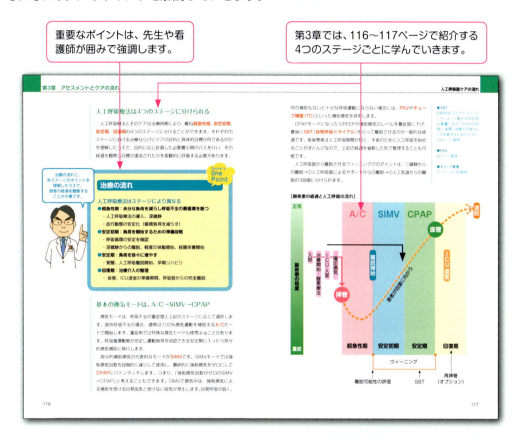

第4章　人工呼吸器装着時の看護のポイント

　看護師にとって重要な看護のポイント、「気管チューブ・回路管理」「鎮痛・鎮静」「喀痰管理」「口腔・スキンケア」「アセスメント（聴診・レントゲン・グラフィックモニタ）」「感染予防」「アラーム対応」「トラブル対応」「早期離脱のためのケア」について、おさらいします。

巻末　用語集・索引

　用語集には、現場でよく使う用語を掲載しました。漢字にはふりがな、省略語には読み方と英文のスペルも入れています。本文の該当箇所を参照できるようになっています。

別冊　復習編

　本書で学んだ人工呼吸器ケアについて復習します。「呼吸の役割とメカニズム」に始まり、「呼吸不全とは」「人工呼吸器の仕組みと管理」「アラームへの対応」「グラフィックモニタの波形の見方（基本波形・異常波形）」「人工呼吸管理中のケア」について、重要なポイントを集めています。添付の赤いシートをあて、答えを隠しながら、何度も復習してください。

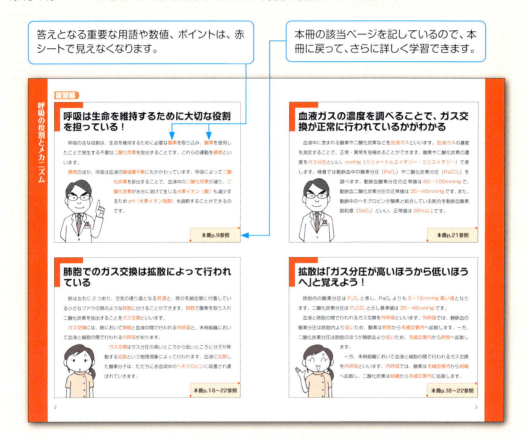

- 本書に掲載している情報は、原則として2016年12月現在のものです。
- 本書で使用している用語は、「日本呼吸療法医学会用語集」に準じています。
- 掲載している用語、略語、数値等は医療機関によって異なる場合があります。

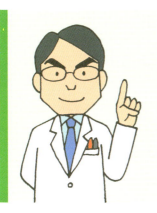
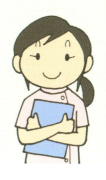

もくじ

- ●はしがき … 1
- ●本書の使い方 … 2

第1章 呼吸のメカニズム

- 呼吸器系の構造とメカニズム … 8
- 呼吸不全とその治療 … 26

第2章 人工呼吸器の仕組み

- ●人工呼吸器の仕組み … 38
- ●人工呼吸器の準備と管理 … 46
- ●換気様式の設定 … 54
- ●換気モードの設定 … 58
- ●人工呼吸器の初期設定 … 70
- ●アラームの設定 … 75
- ●グラフィックモニタ（正常編） … 83
- ●加温加湿の準備と設定 … 92
- ●NPPVの基本 … 96

第3章 アセスメントとケアの流れ

- ●人工呼吸器ケアの流れ … 110
- ●超急性期のケア … 118

- 安定初期のケア……………………………………………………… 134
- 安定期のケア ………………………………………………………… 150
- 回復期のケア ………………………………………………………… 157

第4章 人工呼吸器装着時の看護のポイント

- 人工呼吸器装着時の看護のポイント……………………………… 166
- 気管チューブ・回路管理…………………………………………… 167
- 鎮痛・鎮静 …………………………………………………………… 173
- 喀痰管理 ……………………………………………………………… 181
- 口腔・スキンケア…………………………………………………… 191
- 聴診 …………………………………………………………………… 198
- レントゲン …………………………………………………………… 202
- グラフィックモニタ………………………………………………… 206
- 感染予防 ……………………………………………………………… 210
- アラーム対応 ………………………………………………………… 214
- トラブル対応 ………………………………………………………… 218
- 早期離脱のためのケア……………………………………………… 223

巻末

- 用語集…………………………………………………………………… 226
- 索引……………………………………………………………………… 234

別冊 復習編

- 人工呼吸器ケアの基本をマスターするために
  重要なポイントをおさらいしよう！

第1章
呼吸のメカニズム

呼吸器系の構造とメカニズム
呼吸不全とその治療

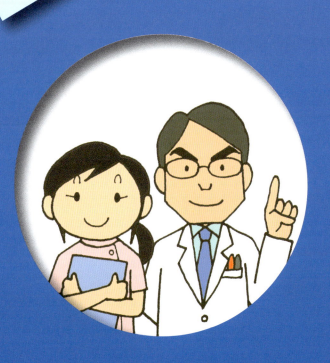

第1章　呼吸のメカニズム

呼吸器系の構造とメカニズム

呼吸は最も重要な代謝活動です。
呼吸ができなければ生物は生きていくことができません。
まずは、呼吸を担う呼吸器系の構造と呼吸のメカニズムを学習しましょう。

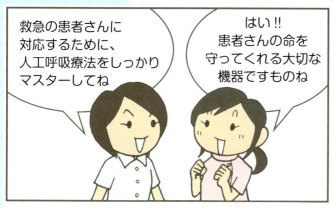
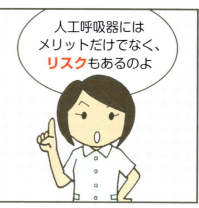
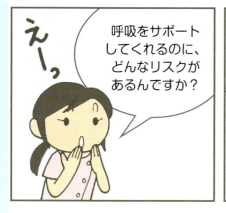
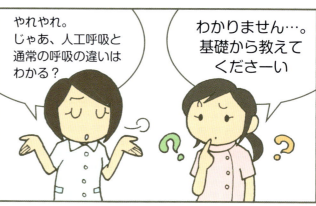
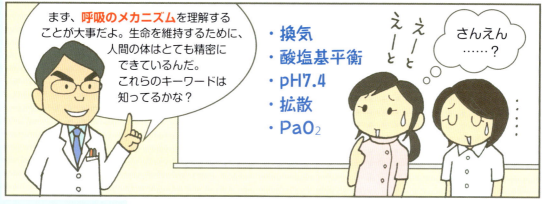

呼吸の働き

酸素を取り込み二酸化炭素を放出する

呼吸の主な役割は、生命を維持するために必要な酸素を肺に取り入れ、酸素を使用したことで発生する不要な二酸化炭素（炭酸ガス）を放出することです。人は酸素がないと死んでしまいます。心臓や脳を働かせ体を動かすといった生命活動のほとんどは、酸素を使ったエネルギーで行っているからです。

生命を維持するために必要な、化学変化とエネルギー変換のシステムを代謝といいます。体温を調節したり、食べ物を消化・吸収したり、古い細胞を新しい細胞に生まれ変わらせたりするのも、代謝の働きによるものです。呼吸は、代謝の中でも最も重要な役割を担っています。

人は食事により栄養素を体に取り入れますが、その栄養素をエネルギーに変える代謝の過程で、炭素と水素が酸素と結合し、二酸化炭素と水が発生します。私たちは息を吸うことで肺に酸素を取り入れ、息を吐くことで不要になった二酸化炭素を体の外に放出しているのです。この肺に空気が出たり入ったりするプロセスを換気といいます。

体液のpHを維持するのも呼吸の役割

呼吸は酸素を取り込むだけでなく、血液の酸塩基平衡にもかかわっています。呼吸によって二酸化炭素を排出することで、血中の二酸化炭素量が減り、二酸化炭素が水に溶けて生じる水素イオン（酸）も減るためpH（水素イオン指数）を調節することができるのです（32ページ参照）。

腎臓からの排尿（水素イオンの排出量を増やす）によってもpHは調整されていますが、正常な値に戻すまでに通常3日程度必要で、呼吸による調整に比較して時間がかかってしまいます。つまり呼吸は、嘔吐や輸血による低酸素状態など、いざというときにスピーディーに体内のpHを調整する重要な役割も担っているのです。

◆換気
息を吸う運動で、酸素を肺内に取り込み、息を吐く運動で肺内の二酸化炭素を体外に排出すること。

◆酸塩基平衡
体内では栄養素の代謝に伴い水素イオン（酸）が生成される。生命活動を正常に営むため、呼吸や腎臓による調節作用などにより、血液のpHを一定に保つことを、酸塩基平衡という。通常、人の血液のpHは、一定の状態（7.4±0.05）になるように保たれており、基準値を下回り酸性に傾いた状態をアシデミア、上回りアルカリ性に傾いた状態をアルカレミアという。また、血液などの体液を酸性に傾けようとする状態をアシドーシス、アルカリ性に傾けようとする状態をアルカローシスという。

【酸塩基平衡】

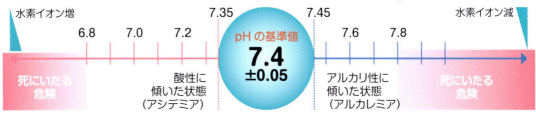

換気のメカニズム

換気は呼吸中枢により管理されている

息を止めていると苦しくなるのは、なぜだと思いますか？ 実は、息を止めると苦しいのは、酸素が減っているからではなく、二酸化炭素がたまってくるからなのです。二酸化炭素が増えればpHが変わってしまいます。**pHを7.4に保つ**ということは、人間にとって非常に大事なことなのです。人は生まれたときから二酸化炭素に反応するようにできており、赤ちゃんが生まれてすぐに「オギャー」と泣くのも、pHを調節するために「早く**換気**をしろ」という命令が脳から出るからです。

換気の命令を出す司令塔は、脳幹の**延髄**にある**呼吸中枢**です。呼吸中枢には「息を吐く」情報を伝達する**呼息ニューロン群**と、「息を吸う」情報を伝達する**吸息ニューロン群**が存在します。

全身から情報を集めて呼吸をコントロール

できるだけ無理な力を使わずに効率よく換気を行うために、延髄は全身から肺の収縮の状態や血中の酸素濃度などの情報を収集し、**横隔膜**などの**呼吸筋**をコントロールする信号を出します。

たとえば、呼吸筋の収縮状態を神経に伝える**筋紡錘**、気管支平滑筋にある**伸展受容器**などから、呼吸の状態に関する情報が**延髄**に送られます。伸展受容器からの情報による調節として**ヘリング-ブロイエル反射**や**ベインブリッジ反射**が知られています。

そのほか、**頸動脈**や**大動脈**にある**末梢化学受容器**（血中の酸素分圧を感知する）や、延髄腹外側野にある**中枢化学受容器**（二酸化炭素濃度を感知する）の情報も、呼吸調整の手がかりになります。怒りや興奮などの情動によっても、呼吸は変化します。

また、**橋**には呼吸中枢のニューロン群の活動を調整する**呼吸調節中枢**があり、延髄からの信号を調整し、呼吸のリズムを整えています。

◆ **筋紡錘**
骨格筋の内部にある受容器。筋肉の収縮状態を神経に伝えることで、姿勢・運動の調節に重要な働きを担う。

◆ **ヘリング-ブロイエル反射**
肺の拡張に伴い迷走神経を介して、吸息ニューロンの活動を抑制すること。

◆ **ベインブリッジ反射**
動脈圧、心房圧が上がると、頻脈・頻呼吸となる。

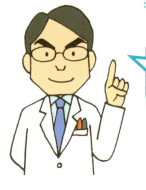

効率よく換気を行うため、さまざまな情報が呼吸中枢に送られます。それらを受けて、呼吸中枢から呼吸筋をコントロールする信号が出されます。

呼吸器系の構造とメカニズム

【換気のメカニズム】

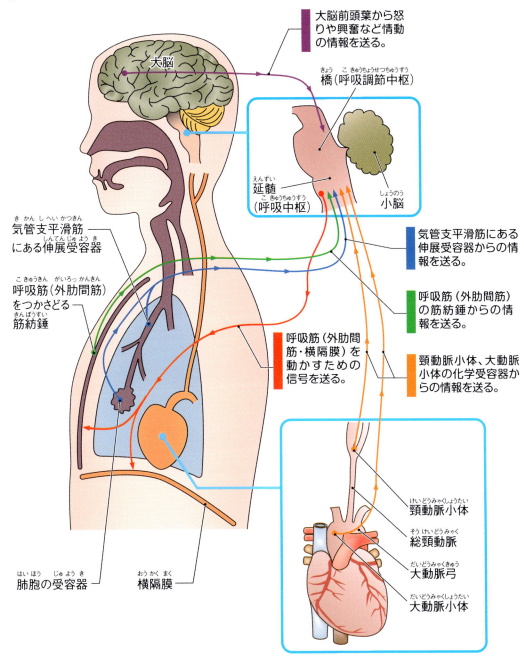

第1章 呼吸のメカニズム

呼吸器系

呼吸器系の概要

呼吸を担う器官や臓器などを**呼吸器**といいます。

呼吸器系の器官は、鼻と口からスタートし、気道から肺胞へと続きます。空気は**口腔・鼻腔**から呼吸器系へと入り、**喉（咽頭・喉頭）**を通過します（①）。喉を過ぎると**気管**に入り（②）、左右に枝分かれして肺につながる**気管支**を通ります（③）。

左右の気管支はより細い気道に次々と枝分かれして細気管支となり（④）、最終的には**終末細気管支**という最も細い気道になります。終末細気管支はさらに枝分かれし、その先端には、数千もの小さな袋状の**肺胞**があります（⑤）。

【呼吸器系】

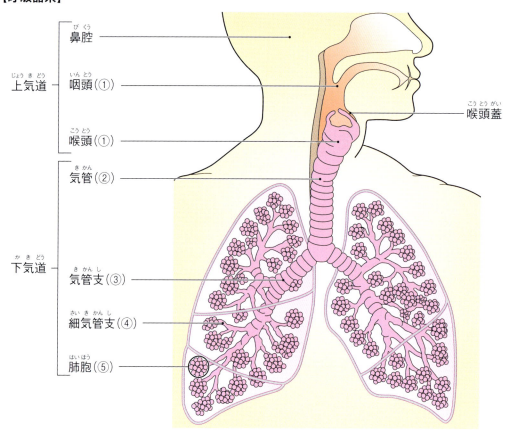

呼吸器系の構造とメカニズム

気道の構造と働き

気道には、上気道と下気道がある

　呼吸器系の中でも、空気中の酸素を肺胞に導き入れ、肺胞内の二酸化炭素を体外に排出する通り道を**気道**といいます。

　気道の内面は粘膜で覆われて常に潤っており、吸い込んだ空気を加湿するとともに、ほこりなどを吸着・除去して清浄化する役割も担っています。

　口腔・鼻腔→咽頭→喉頭→気管→気管支→細気管支という経路のうち、鼻腔から喉頭までを**上気道**、それ以降の気管、気管支、肺胞までを**下気道**と呼んで区別します（12ページの図を参照）。

　上気道の役割は、空気を加湿・加温・浄化することです。

　下気道は、上気道を経た吸気をさらに浄化し、絡め取った異物を咳とともに痰として体外に排出します。

◆気道
空気の通り道。鼻腔から喉頭までの上気道と、それ以降の気管・気管支からなる下気道に分けられる。

◆気道の炎症
気道はいろいろな吸入刺激に敏感に反応する。喘息は気道（気管支など）に炎症が起き、さらに気管支の筋肉が収縮して空気の流れ（気流）が制限される病気。

【上気道の構造】

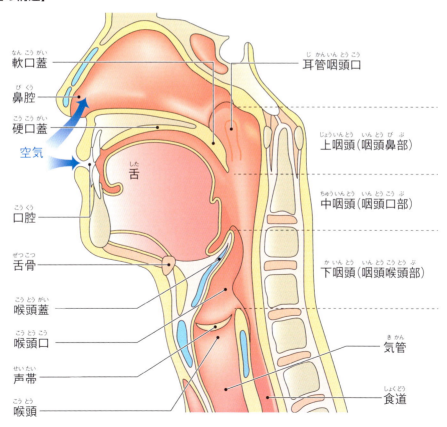

第1章 呼吸のメカニズム

上気道の構造

上気道は、鼻の穴（外鼻孔）から始まり、**鼻腔**、**咽頭**、**喉頭**で構成されています（13ページの図を参照）。

鼻腔は骨に囲まれた空洞で、においを感じたり、肺に送られる空気を加温加湿する重要な機能をもっています。線毛細胞や粘液を分泌する細胞で覆われ、その下に多くの分泌腺や血管があり、多量の血液が流れています。

咽頭は鼻腔、口腔、喉頭の後ろにあり、頭蓋底から始まり食道に続きます。**上咽頭**、**中咽頭**、**下咽頭**に分けられ、下咽頭の前方の咽頭は気管につながっています。空気の通り道であると同時に、口腔から食道への食物の通路でもあり、消化管の一部です。口部の前後は**軟口蓋**と**喉頭蓋**という蓋で覆われており、ものを飲みこむときには自動的に蓋をして、食べものや飲みものが鼻に逆流したり下気道に入るのを防ぎます。

喉頭は気管への入り口で、咽頭との連絡口である喉頭口に始まります。喉頭口も蓋の役割をする喉頭蓋で覆われています。喉頭口なかほどの両側の壁にあるヒダの部分が**声帯**です。呼吸時は、声門裂が開き空気を通します。発声時は声門裂が狭くなり、呼気が声帯ヒダにぶつかり振動することによって、音が生まれます。

◆**軟口蓋と喉頭蓋**
嚥下時や哺乳時に気道に蓋をするように動き、飲食物が鼻腔や下気道に入り込むことを防ぐ。

【声帯のメカニズム】

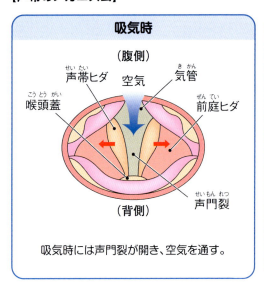

吸気時には声門裂が開き、空気を通す。

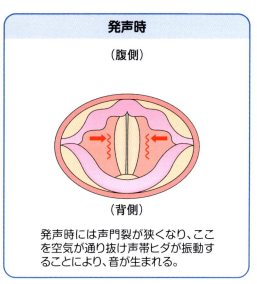

発声時には声門裂が狭くなり、ここを空気が通り抜け声帯ヒダが振動することにより、音が生まれる。

下気道の構造

喉頭の下に続く細長い管が**気管**で、胸骨の中央あたりで左右に分岐して**気管支**となります。分岐した気管支をそれぞれ**左主気管支**、**右主気管支**と呼びます。右主気管支は上・中・下の3つに分かれ、**右上葉気管支**、**右中葉気管支**、**右下葉気管支**となります。左主気管支は、**左上葉気管支**、**左下葉気管支**の2つに分かれます。

葉気管支はさらに区域・亜区域気管支に分岐した後、**細気管支**、**終末細気管支（非呼吸細気管支）**から、**呼吸細気管支**へと分岐していき、**肺胞管**から**肺胞嚢**、**肺胞**に至ります。気管分岐部から数えて23分岐ほどで肺胞になります。

気管にはC字状の**気管軟骨**があります。気管支の細気管支より上部には軟骨片（**気管支軟骨**）がありますが、細気管支から末梢には軟骨状の組織はありません。

下気道は、終末細気管支までの**気道領域**と、呼吸細気管支から先の**ガス交換領域**に分けられます。

◆**気管**
咽頭の下に続き、左右の主気管支に分かれるまでの約10cmの細長い管。

◆**気管支**
気管から左右に分かれて気管支となる。左右の主気管支はさらに葉気管支から終末細気管支、呼吸細気管支に分岐していき、肺胞に至る。

◆**気管軟骨**
気管支を取り囲むように一定の間隔で配置された16～30個のC字型の軟骨。気管支の閉塞を防ぐ役目を持っている。

【下気道の構造】

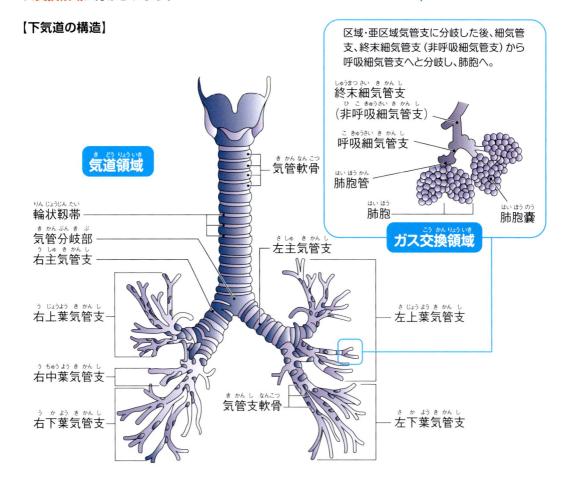

第1章　呼吸のメカニズム

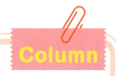

嚥下の仕組み

　食べ物を咀嚼し、飲み込み、食道から胃に送るプロセスを、**摂食・嚥下**といい、そのうちのどこかに支障が生じて噛む力や飲み込む力が低下することを**摂食・嚥下障害**といいます。嚥下は口腔期、咽頭期、食道期の3つに分けることができます。

❶口腔期
　食べ物を舌で咽頭に送る動きで、随意運動（自分の意思で行う動き）です。

❷咽頭期
　食塊が咽頭に来ると、喉仏が上がり、喉頭蓋が後方に倒れ気管を塞ぎ、食道が開き、そこに食塊が送り込まれます。この一連の動きを嚥下反射といい、不随意運動（自分の意思に基づかない動き）です。

❸食道期
　飲み込んだものが食道から胃に送られます。食べ物が食道に入ると、食道の入り口が閉じられます。

　咽頭の奥には、空気の通り道である気管と、水分や食べ物が通る食道が並んでいます。この2つの機能を使い分けるために、嚥下の瞬間には呼吸は止まり、嚥下した直後には、わずかですが息を吐きます。すなわち、嚥下は「息を吸って→止めて→嚥下して→吐く」の繰り返しなのです。このリズムが狂い、水分や食べ物が、食道ではなく気管に入ってしまうことを、**誤嚥**といいます。

【嚥下と呼吸】

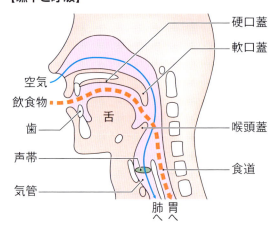

気道粘膜の線毛運動により異物を排出する

　気管から気管支にかけての気道粘膜にある杯細胞からは粘液が分泌され、吸気に混じっているほこり、ウィルス、細菌などの異物をとらえます。また粘膜の線毛細胞には線毛が密生し休むことなく運動し、異物をとらえた粘液を上気道へ向かって運搬しています。この線毛運動の維持には適度な加湿が不可欠です。

　上気道に運ばれた粘液は、食道に飲み下されるか、咳とともに痰となって排出されます。

◆ 杯細胞
小腸、大腸、気管支、結膜などの上皮に散在する細胞で、粘液を分泌して粘膜表面を潤し、摩擦などから組織を守る役割を担う。

◆ 線毛運動
線毛は1秒間に10〜15回の速さで小刻みに動くことにより、異物や喀痰を咽喉頭側に送り出す働きをする。

【気管粘膜の構造】

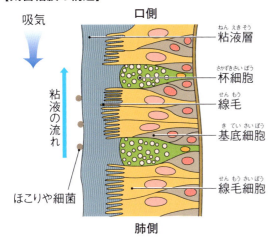

【異物排出の仕組み】

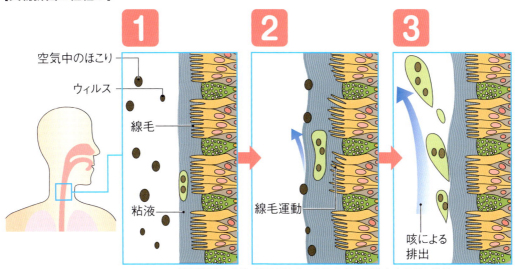

線毛運動により、ほこりやウィルスなどの異物をとらえた粘液は上気道に運搬される。上気道に運ばれた粘液は、咳とともに喀痰となって排出される。

第1章　呼吸のメカニズム

肺の構造と働き

肺は5つに分かれている

肺は左右に2つあり、右肺は、**上葉・中葉・下葉**に分かれ、左肺は**上葉・下葉**に分かれています。

肺の構造は空気の通り道である**気道**と、酸素を血液中に取り入れ二酸化炭素を放出するガス交換を行う**肺胞**に分けることができます。

【肺の区域と各部の名称】

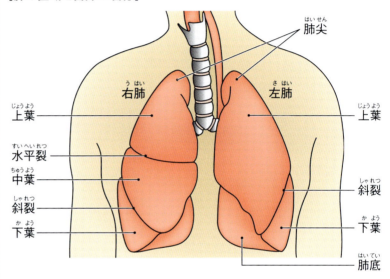

ガス交換を行う肺胞

肺胞は、肺の毛細血管に付着している直径約0.2ミリ程度の小さな泡のような組織で、多くの肺胞がブドウの房のようにつながっており、その周囲を**毛細血管**がとりまいています（20ページ参照）。

呼吸のプロセスの中で、肺の中にある肺胞と毛細血管の間で酸素と二酸化炭素を交換することを**ガス交換**といいます。ガス交換には、肺において肺胞と血液の間で行われる**外呼吸**と、末梢組織において血液と細胞の間で行われる**内呼吸**があります（22ページ参照）。内呼吸は外呼吸で取り込んだ酸素を生体の組織で活用し、栄養素を二酸化炭素と水に分解し、エネルギーをつくる大事な活動です。

成人では3億とも7億ともいわれる肺胞がおよそテニスコート1面分の表面積をつくっているので、毛細血管を流れる血液が肺胞を通過する時間はわずか0.75秒ですが、十分なガス交換が行えるのです。

◆**外呼吸**
肺胞と血液の間で酸素と二酸化炭素を交換すること。

◆**内呼吸**
血液と全身の組織の間で行われるガス交換のこと。

肺と血液の流れ

血液に取り込まれた酸素は全身に運ばれます。

血液は、上大静脈・下大静脈→右心房→右心室→肺動脈→肺の毛細血管（ガス交換）→肺静脈→左心房→左心室→大動脈→末梢組織・臓器の経路で流れています。

このうち肺にある**肺動脈**は心臓から出て肺に向かって血液を流す血管で、**肺静脈**は肺から出る血液を心臓に戻す血管です。

通常、動脈には動脈血だけが流れていますが、肺動脈には酸素が少なく二酸化炭素の多い血液（**静脈血**）が流れており、右心室から出て肺に入り、肺胞でガス交換を行い、酸素が多く二酸化炭素の少ない血液（**動脈血**）になります。肺動脈は気管支と同様に各肺葉に分布するため、次々と分岐し、肺胞をとりまく**毛細血管**となります。

肺静脈には、肺胞から酸素をもらったきれいな血液（動脈血）が流れており、左心房に戻ります。

◆**静脈血**
酸素が少なく、二酸化炭素が多い血液のこと。

◆**動脈血**
酸素が多く、二酸化炭素は少ない血液のこと。

【血液が流れる経路】

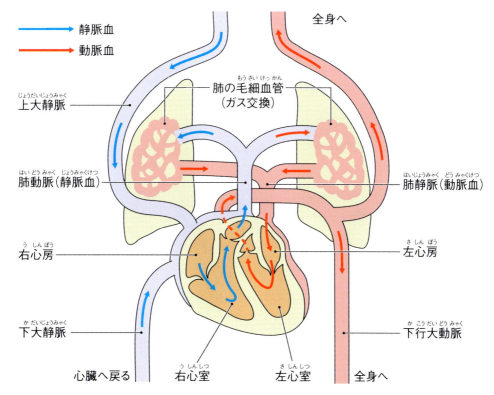

ガス交換のメカニズム

ガス交換は拡散により行われる

肺胞におけるガス交換は**拡散**という物理現象によって行われています。拡散とは、水が高いところから低いところへ流れるように、濃度の高いほうから低いほうへと、最終的に濃度差がなくなるまで分子の移動が起こる現象のことです。

肺胞に入る**肺動脈**には、全身から集められた、二酸化炭素ガスが多く酸素が少ない血液（**静脈血**）が流れています（19ページ参照）。

拡散により酸素は濃度が高い肺胞内の空気から、濃度の低い毛細血管内の血液に移動し、ただちに**赤血球の中のヘモグロビンに結合**します。酸素を取り込んだ血液（**動脈血**）は**肺静脈**から全身へと循環していきます。

一方、二酸化炭素は血漿の中に溶けて運ばれ、拡散により濃度の低い肺胞内へ排出されるのです。

◆ 拡散
血液と肺胞の中のガス濃度の違いにより、濃度が高い側から低い側へと移動する現象。血液に拡散した酸素分子はただちに赤血球の中のヘモグロビンに吸着され持ち去られるため、肺胞内の酸素は換気により絶えず供給されないと枯渇してしまう。

【肺胞で行われるガス交換】

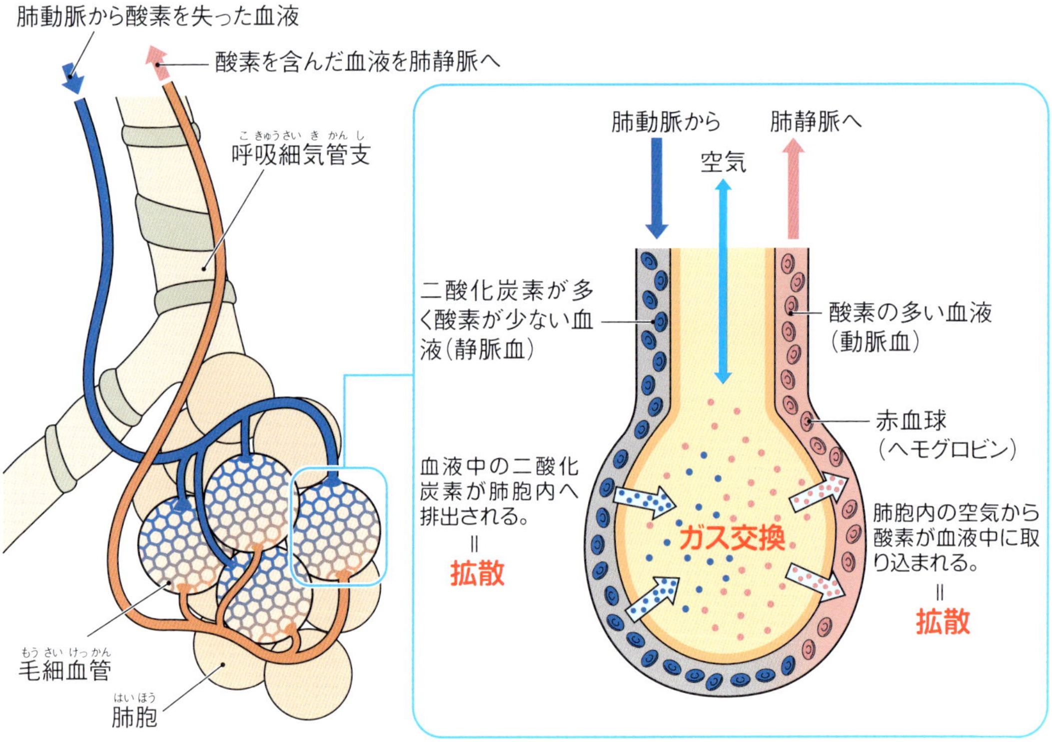

肺動脈から酸素を失った血液
酸素を含んだ血液を肺静脈へ
呼吸細気管支
毛細血管
肺胞

肺動脈から空気
肺静脈へ
二酸化炭素が多く酸素が少ない血液（静脈血）
酸素の多い血液（動脈血）
赤血球（ヘモグロビン）
血液中の二酸化炭素が肺胞内へ排出される。＝**拡散**
ガス交換
肺胞内の空気から酸素が血液中に取り込まれる。＝**拡散**

呼吸器系の構造とメカニズム

血液ガスとガス分圧

血液中に含まれる酸素（O_2）や二酸化炭素（CO_2）などを**血液ガス**と呼びます。血液ガスの濃度を測定することで、正常・異常を見極めることができます。

血液中の酸素や二酸化炭素の濃度は、**ガス分圧**で示します。ガス分圧とは何種類かのガスが混ざった気体において、それぞれのガスが占める圧力のことで、**mmHg（Torr）**で示されます。右の注にもあるとおり、**1mmHg＝1Torrなので、どちらの単位を使ってもかまいませんが、本書では「mmHg」を用います。**

血液ガス検査では、**動脈血中の酸素分圧（PaO_2）**や、**二酸化炭素分圧（$PaCO_2$）**を調べるほか、血液の**酸塩基平衡**の状態を分析することで、肺や呼吸の状態を調べます。通常、体表に近いところにある橈骨動脈や鼠径部の大腿動脈より採血します。

◆mmHg（ミリメートルエイチジーまたはミリエイチジー）
圧力の計量に使われる単位。血液中に含まれる酸素や二酸化炭素の量を表す。生体内の圧力の計量を表すTorr（トール、トル）という単位が使われることもあり、1Torr＝1mmHgである。

◆酸素分圧
血液などの流体の体積あたりの酸素量を表す指標。動脈血ではPaO_2と記す。

◆二酸化炭素分圧
血液などの流体の体積あたりの二酸化炭素量を表す指標。動脈血では$PaCO_2$と記す。

【血液ガス分析と正常値】

血液ガス分析からわかること	測定項目	正常値
酸素化	PaO_2（動脈血酸素分圧）	80〜100mmHg
	SaO_2（動脈血酸素飽和度）	95％以上
換気量	$PaCO_2$（動脈血二酸化炭素分圧）	35〜45mmHg
酸塩基平衡	pH（水素イオン指数）	7.35〜7.45
代謝（腎機能）	HCO_3^-（重炭酸イオン）	22〜26mmol/L

PaO_2と$PaCO_2$、SaO_2とSpO_2

- **PaO_2** → 動脈（a：artery）血の酸素（O_2）の分圧（P）→ **動脈血酸素分圧**
- **$PaCO_2$** → 動脈（a）血の二酸化炭素（CO_2）の分圧（P）→ **動脈血二酸化炭素分圧**
- **SaO_2** → 動脈（a）中で酸素（O_2）がヘモグロビンと結合している飽和度（S：Saturation）→ **動脈血酸素飽和度**
- **SpO_2** → 経皮的にパルスオキシメータ（p：pulse　78、139ページ参照）を使って測る動脈血酸素飽和度 → **経皮的動脈血酸素飽和度**

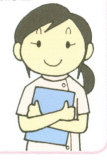

上の3つは動脈血ガス分析によって、SpO_2はパルスオキシメータによって調べます。

第1章　呼吸のメカニズム

拡散はガス分圧が高いほうから低いほうへ

肺胞内の酸素分圧（P_AO_2）の基準値は、PaO_2よりも5～15mmHg高い値となり、二酸化炭素分圧（P_ACO_2）は35～45mmHgです。一方、混合静脈血の酸素分圧（$P\bar{v}O_2$）は40mmHg、二酸化炭素分圧（$P\bar{v}CO_2$）は45mmHgです。

外呼吸では、静脈血の酸素分圧は肺胞内より低いため、酸素は肺胞から毛細血管内へ拡散します。一方、二酸化炭素分圧は肺胞のほうが静脈血より低いため、毛細血管内から肺胞へ拡散します。内呼吸では、酸素は毛細血管内から組織へ、二酸化炭素は組織から毛細血管内へ拡散します。

◆ **混合静脈血**
右心房には、上大静脈、下大静脈、冠静脈洞から異なる酸素分圧の血液が流れ込む。これらの混じり合ったものを混合静脈血という。肺動脈でほぼ均一な分圧となるので、通常、肺動脈血を指す。混合静脈血におけるガス分圧は、酸素分圧を$P\bar{v}O_2$、二酸化炭素分圧を$P\bar{v}CO_2$と示す。

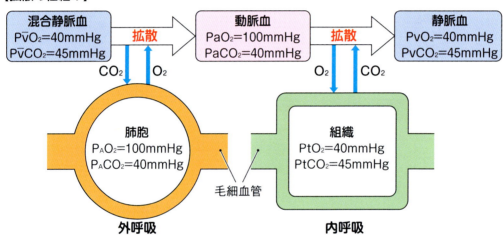

【拡散の仕組み】

◆ **組織酸素分圧**
末梢の毛細血管では血液から組織液に酸素が拡散することにより、酸素を組織に運んでいる。酸素を運び終えた静脈血の酸素分圧（組織酸素分圧:PtO_2）は、40mmHg程度となる。

覚えよう　P_AO_2とP_ACO_2

- **P_AO_2** → 肺胞（A：Alveolus）中のガスの酸素（O_2）分圧（P）→ **肺胞内酸素分圧**
- **P_ACO_2** → 肺胞（A）中のガスの二酸化炭素（CO_2）分圧（P）→ **肺胞内二酸化炭素分圧**

前ページで説明したPaO_2と$PaCO_2$の「a」は動脈（artery）を意味し、小文字で表します。一方、P_AO_2とP_ACO_2の「A」は肺胞（Alveolus）を意味し、大文字で表しますので、間違えないようにしましょう。

胸郭と呼吸筋

胸郭と呼吸筋がポンプの役割を担う

肺は心臓などとともに、**胸郭**の中に収められています。胸郭は12個の**胸椎**と12対の**肋骨**、1個の**胸骨**などの骨組織と、**横隔膜**や**肋間筋**などの筋組織に囲まれており、籠状をなしています。心臓・肺・食道などを保護しています。

◆胸郭と胸腔
肋骨、胸骨、胸椎などの骨組織と、胸部と腹部を隔てる横隔膜で囲まれた部分を胸郭、胸郭の内腔を胸腔という。肺のほか、気管・気管支、心臓などが収められている。

【胸郭の構造】

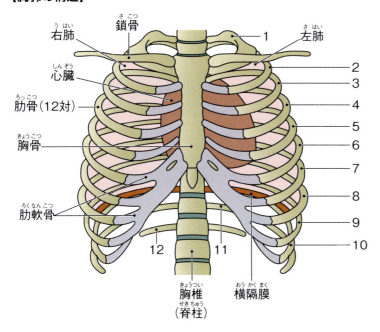

自然呼吸で重要な働きを担う横隔膜

肺は、ガス交換のための収縮や拡張を自力で行うことができません。代わりに**横隔膜**や**肋間筋**などの**呼吸筋**が収縮・弛緩運動をくり返し、胸郭の中の**胸腔**を広げたり縮めたりすることによって、肺の中に空気を取り入れたり、押し出したりするポンプのような働きを担っています。

◆呼吸筋
肋間筋、横隔膜をはじめとする呼吸運動に関与する筋肉のこと。

◆横隔膜
肺の下、胃の上あたりに位置し、胸部と腹部を隔てるドームのような薄い膜状の筋肉。呼吸において重要な役割を担う。

第1章 呼吸のメカニズム

安静呼吸と努力呼吸では使う筋肉が違う

無意識のうちに行っている通常の呼吸を**安静呼吸**と呼び、意識して行う呼吸を**努力呼吸**と呼んで区別します。

健康な人が呼吸する場合、吸気の仕事のほとんどは**横隔膜**が行います。呼気は吸気で延ばされた呼吸筋や肺そのものの弾性収縮力により受動的に行われるので筋運動はありません。

一方、努力呼吸ではそのほかに胸鎖乳突筋、斜角筋群、内肋間筋なども使います。努力呼吸時に使われるこれらの筋肉を**呼吸補助筋**と呼び、吸気筋群と呼気筋群に分けられます。正常な安静呼吸には、呼吸補助筋は使われません。

◆ **安静呼吸**
日常的に無意識のうちに行っている呼吸。

◆ **努力呼吸**
不足した呼吸量を補うために行われる呼吸。横隔膜・外肋間筋など通常時に使用される呼吸筋とともに、胸鎖乳突筋・内肋間筋・腹筋群などの呼吸補助筋が使われ、胸郭や肩が大きく動く。呼吸困難の徴候の1つと考えられる。

◆ **呼吸補助筋**
努力呼吸の際に使われる筋肉。胸鎖乳突筋、斜角筋群（前・中・後斜角筋）、大胸筋、内肋間筋、腹筋群（外腹斜筋、内腹斜筋、腹直筋、腹横筋）など。

【呼吸にかかわる筋肉】

	吸　気	呼　気
安静時呼吸	横隔膜、外肋間筋	なし
努力呼吸	横隔膜、外肋間筋 呼吸補助筋： 　胸鎖乳突筋、斜角筋群 　（前・中・後斜角筋）、 　大胸筋	呼吸補助筋： 　内肋間筋、腹筋群 　（外腹斜筋、内腹斜筋、 　腹直筋、腹横筋）

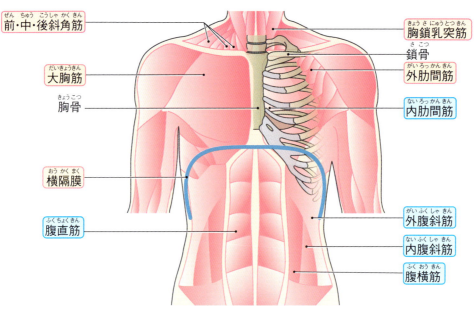

　　吸気にかかわる呼吸筋と呼吸補助筋
　　呼気にかかわる呼吸補助筋

横隔膜の収縮で胸腔を広げ息を吸う

通常、胸腔の内圧は－2cmH₂O程度の**陰圧**です。吸気では陰圧をさらに大きくすることによって空気を吸い込みます。陰圧を増やすために主要な役割を果たすのが**横隔膜**で、補助しているのが**外肋間筋**です。呼吸中枢からの司令により、横隔膜が収縮する（下がる）ことで、胸腔が上下方向に広がります。同時に外肋間筋が収縮すると、肋骨は前上方向に引き上げられ、胸郭が前後に広がります。

気体や液体など流体は、常に均一になろうと流れをつくって動く性質があります（拡散）。この流れは高いところから低いところへ発生します。つまり、横隔膜に代表される呼吸筋が収縮し、圧が低い場所をつくり出すと、空気は勝手に入り込んでくるのです。陽圧換気の場合は、器械により圧の高い部分をつくり出し、結果として一番やわらかい肺にガスが入り込んできます。

横隔膜の弛緩で自然に呼気が行われる

安静呼吸では、収縮した横隔膜や外肋間筋が弛緩し、胸腔がもとに戻ることで自然に呼気が行われます。深呼吸などで強くより多く息を吐き出す場合は、内肋間筋を収縮させ肋骨を引き下げることで、胸郭内腔が狭くなり、圧も高くなるため、空気が押し出されます。

◆陰圧
物体の内部の圧力が外部より低い状態。⇔陽圧

◆外肋間筋
上下の肋骨を結ぶ骨格筋のうち表層にある部分。収縮すると肋骨を広げつつ引き上げる。

【横隔膜の動き】

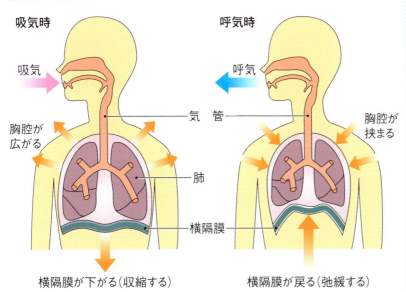

呼吸不全とその治療

呼吸不全はさまざまな疾患の結果として、臓器が必要としているだけの酸素を送れなくなった状態です。

呼吸不全とは？

換気とガス交換が障害された状態

さまざまな原因により呼吸器に何らかの機能障害が起こり、体が正常な機能を保てなくなった状態を、**呼吸不全**といいます。換気あるいはガス交換がうまくいかず、**低酸素血症**（動脈血中の酸素が足りなくなった状態）となり、十分な酸素を臓器に送ることができなくなります。

一般的には、酸素の投与が行われていない状態（室内空気吸入時）で**動脈血酸素分圧（PaO_2）が60mmHg以下**になる呼吸器系の機能障害が呼吸不全と定義されています。

呼吸不全の主な症状は呼吸困難

呼吸不全を発症した場合の代表的な症状の1つに**呼吸困難**があります。呼吸困難とは、「呼吸がしづらい」「息が詰まる」「空気を吸い込めない」などの不快な自覚症状があり、呼吸に努力を要する状態のことです。PaO_2が40mmHg以下になると意識障害などの中枢神経障害があらわれます。

◆低酸素血症
動脈血中の酸素が不足した状態のこと。動脈血中の酸素分圧の正常値は88±7mmHgであるが、この数値を下回ると低酸素血症と診断される。

◆チアノーゼ
血液中の酸素が減少し、二酸化炭素が増加することで、皮膚や粘膜が青紫色を帯びること。唇、爪、手足の先などに症状があらわれる。

【呼吸不全の症状】

PaO_2値	症状
60～40mmHg	呼吸困難、心悸亢進
40～20mmHg	不整脈、チアノーゼ、精神症状（不穏、興奮、見当識障害）
20mmHg以下	徐脈、昏睡

しかし、すべての呼吸不全に呼吸困難の症状があらわれるとは限らず、また呼吸困難を訴えている人すべてが呼吸不全というわけでもありません。呼吸困難を訴えていても血液中の酸素量には異常がない場合もあります。一方で、呼吸不全が持続すると（**慢性呼吸不全**）、血液中の酸素量は低くなっていても、呼吸困難の症状があらわれないこともあります。高い山に登ったときと同じで、体が酸素の少ない状態に慣れてしまうからです。

低酸素血症を生じる生理学的要因

呼吸不全における低酸素血症をもたらす生理学的要因には、主に、**肺胞低換気、換気血流比不均等、肺内シャント、拡散障害**の4つがあります。

原因1　肺胞低換気

肺胞に出入りする空気が極端に減少している状態です。高二酸化炭素血症を伴います。

原因2　換気血流比不均等

正常肺では、よく換気されている肺胞に血流が多く流れるように自動調節されていますが、この換気と血流の比率にアンバランスをきたした状態です。換気の少ないところに血液が多く流れた結果、効率的なガス交換ができなくなります。低酸素血症の多くは、換気血流比不均等によるものです。

原因3　肺内シャント

シャントとは本来通るべきルートと違うルートを流れる状態をいいます。肺内シャントとは肺を通らなかったのと同じ状態になっていることを指します。つまり、静脈血の一部が肺胞でのガス交換が行えず、直接左心房に流入している状態をいいます。

原因4　拡散障害

肺胞と血管の間のガス拡散が障害された結果、酸素分子や二酸化炭素分子の移動（拡散）に時間がかかるためガス交換が低下した状態です。

◆慢性呼吸不全
急性と慢性に分けることもあり、呼吸不全の状態が1か月以上続くものを慢性呼吸不全と呼ぶ（31ページ参照）。

◆肺内シャント
右心室から拍出された血液（静脈血）がガス交換できずに、酸素化されないまま左心房に流入する状態。

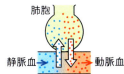
正常な状態では肺胞でガス交換が行われる。

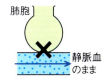
肺内シャントとは肺胞でのガス交換が行えない状態。

◆肺胞換気量の低下
換気運動があっても十分に酸素が肺胞に届かない状態。肺胞での換気が減るために二酸化炭素の排出も少なくなり、動脈血中の二酸化炭素が増加する。

Ⅰ型呼吸不全とⅡ型呼吸不全

呼吸不全は、不要な二酸化炭素が血液中にたまっているかどうか（動脈血二酸化炭素分圧（$PaCO_2$）の上昇の有無）により分類されています。

室内空気吸入時に**$PaCO_2$が45mmHg以下のものがⅠ型呼吸不全、45mmHgを超えるものがⅡ型呼吸不全**です。

〈Ⅰ型呼吸不全（低酸素性呼吸不全）〉

PaO_2が60mmHg以下ですが、$PaCO_2$は正常な（もしくは低い）**低酸素血症**のみのタイプです。

低酸素血症では、通常、換気が促進されるため、二酸化炭素の蓄積は起こりません。

〈Ⅱ型呼吸不全（高二酸化炭素性呼吸不全）〉

低酸素血症に加えて**高二酸化炭素血症**（$PaCO_2$が高い値を示す）を伴うタイプで、十分に肺胞へ酸素を送り込むことができなくなっているとともに二酸化炭素の排出にも異常が生じています。急性に生じた場合は、**肺胞換気量の低下**や**死腔の増加**が考えられる主な原因です。

◆死腔
死腔とは、気道のうち血液とのガス交換にかかわらない部分のこと。換気量に対して死腔が大きいほど二酸化炭素の排出は不良となる。

【Ⅰ型呼吸不全とⅡ型呼吸不全】

	Ⅰ型呼吸不全 （低酸素性）	Ⅱ型呼吸不全 （高二酸化炭素性）
病態	$PaCO_2 \leq 45mmHg$	$PaCO_2 > 45mmHg$
背景疾患	・重度の肺炎 ・無気肺 ・気胸（205ページ参照） ・肺水腫 ・ARDS（30、73ページ参照） ・気管支喘息 ・肺塞栓症　など	・気道閉塞 ・薬物による呼吸抑制 ・神経筋疾患 ・進行した肺気腫・慢性閉塞性肺疾患 ・肺結核後遺症 ・胸郭形成術後 ・極度の肥満　など
治療	酸素投与とともに抗菌薬、体位理学療法、胸腔穿刺など、原疾患に応じた治療を行う。酸素療法に抵抗性の場合は人工呼吸を用いる。原疾患が治療できれば病前の状態に回復する。	換気障害であるため換気補助を行う。酸素療法によりCO_2ナルコーシス（次ページ参照）を起こす危険性がある。換気障害が回復しない場合、人工呼吸器からの離脱が困難なため在宅人工呼吸療法（HMV）を要する。

高二酸化炭素血症の症状

高二酸化炭素血症とは二酸化炭素の排出が不十分となり、動脈血中の二酸化炭素濃度が増加した状態で、**高炭酸ガス血症**、**高炭酸血症**と呼ばれることもあります。

初期にはほとんど自覚症状があらわれません。二酸化炭素が蓄積してくると、発汗、はばたき振戦などがみられ、強烈な眠気に襲われたり、頭痛や昏睡などの症状があらわれます。

急速に進行した重度の高二酸化炭素血症では、中枢神経や呼吸中枢が抑制され、**CO_2ナルコーシス**（中枢神経障害や意識障害を生じる）に至ります。中枢神経障害により、いっそう呼吸中枢の働きが悪くなる悪循環に陥り、さらに二酸化炭素濃度が増加する危険があります。

高二酸化炭素血症の主な要因は、肺胞低換気と換気血流比不均等です。慢性呼吸不全の患者では、低酸素血症と合併していることが大半です。

◆CO_2ナルコーシス
急激な高二酸化炭素血症によって中枢神経や呼吸中枢が抑制され、意識障害や呼吸抑制を生じること。自発呼吸は減弱・停止する。

◆はばたき振戦
神経症状の1つで、腕を拡げたり伸ばした時に、鳥の羽ばたきのように手関節や手指が細かく震えること。

【$PaCO_2$の上昇値と高二酸化炭素血症の症状】

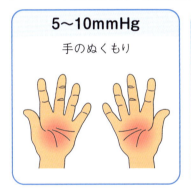

5～10mmHg
手のぬくもり

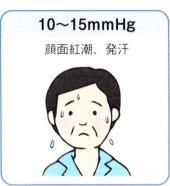

10～15mmHg
顔面紅潮、発汗

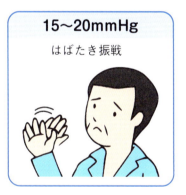

15～20mmHg
はばたき振戦

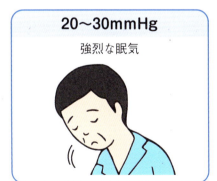

20～30mmHg
強烈な眠気

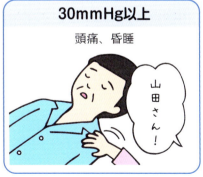

30mmHg以上
頭痛、昏睡

急性呼吸不全と慢性呼吸不全

急激に症状があらわれる急性呼吸不全

呼吸不全は発症の経過により急性と慢性に分類されています。急激な低酸素状態が起こり、体を正常に保てなくなった状態を**急性呼吸不全**と呼びます。

呼吸困難を伴うことが多く、**呼吸数の増加（頻呼吸）**、**頻脈**、**努力呼吸**、**チアノーゼ**などがみられます。**起座呼吸**、**不穏状態（興奮する・叫ぶなど）**、**意識障害**、**昏睡**などがあらわれる場合もあります。

急性呼吸不全の原因は、肺炎、敗血症、多発性外傷、ショック、熱傷、誤嚥性肺炎、刺激性のガスの吸入など多岐にわたり、治療法も原因疾患により異なります。ただし慢性化することはまれで急性期をのりこえさえすれば、それ以後、呼吸不全に対する治療は通常必要ありません。

〈急性呼吸促迫症候群（ARDS）〉

急性呼吸不全の中で、1週間以内に発症要因があり、心原性でなく、胸部X線写真で両側の浸潤陰影を示し、**P/F**が300mmHg以下のものを**急性呼吸促迫症候群（ARDS）**と呼びます。敗血症、肺炎、外傷、誤嚥、大量輸血などによって引き起こされる全身性炎症性疾患で、血液中の酸素不足や二酸化炭素の過多、肺の伸縮の機能悪化などで、急激に呼吸困難（呼吸がしにくくなって息が切れたり、呼吸が苦しくなる）の症状があらわれます。死亡率が高く、専門的な人工呼吸療法を必要とします。

◆チアノーゼ
26ページの注を参照。

◆起座呼吸
仰臥しているときに呼吸困難がより強くなり、座った姿勢のほうが楽になる。

◆P/F
酸素化指標。動脈血酸素分圧（PaO₂）を吸入気酸素分画（FiO₂）で割った値のこと。健康な人はF=0.21の空気を吸ってP=100となるため、P/Fは約500となる。FiO₂については69ページの注を参照。

【ARDSのX線写真】（X線写真の見方については202ページを参照）

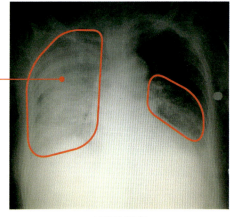
ARDS 発症

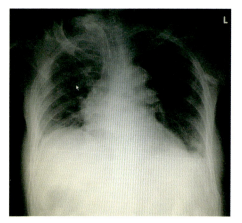
回復後

両側の肺に白い浸潤陰影が広がっている。

症状が1か月以上続く慢性呼吸不全

呼吸不全の症状が1か月以上持続しているものを**慢性呼吸不全**と呼びます。さまざまな疾患が慢性呼吸不全の原因になりますが、なかでも**慢性閉塞性肺疾患（COPD）**が約半数を占めるといわれています。そのほか、**結核後遺症**、**肺線維症**、**気管支拡張症**、**胸郭変形**などが慢性呼吸不全の原因になります。

急性呼吸不全と同じく呼吸困難が主な症状ですが、体が慣れてしまうことで自覚症状がない場合もあるので、注意しなければなりません。息切れ・倦怠感などの症状が進むと、動くのがおっくうになったり食欲不振に至り、悪循環が生じやすいので、治療による呼吸のコントロールが重要です。

◆**慢性閉塞性肺疾患（COPD）**
タバコ煙に代表される有害物質を長期吸入したことで生じた進行性の肺の炎症。呼吸機能検査で気道閉塞を示す。

【慢性呼吸不全による悪循環】

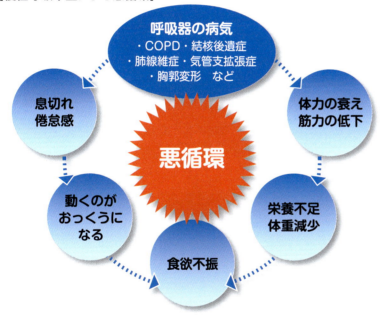

〈急性増悪〉

風邪・インフルエンザ・天候の変化・過労などをきっかけに、急に症状が悪化することを**急性増悪**といいます。急性増悪を起こすと咳・痰・息切れを強く感じるとともに、肺および全身の状態が悪化します。また、心筋梗塞、心不全、腎不全、脳血管障害などの重い疾患を併発することが少なくありません。

急性増悪を起こした患者のうち、10人に1人は生命が危機的な状態に陥ると考えられています。

第1章　呼吸のメカニズム

アシドーシスとアルカローシス

酸塩基平衡の異常がアシドーシスとアルカローシス

◆酸塩基平衡
9ページの注を参照。

◆HCO_3^-（重炭酸イオン）
体内で産出された酸を体外に排出する役割を担うのが、腎臓で産出されるHCO_3^-で、酸塩基平衡の指針として用いられる。標準値は24mEq/L。

◆腎性代償と呼吸性代償
pHを正常に保つため呼吸と腎臓の間で調整（代償）が行われる。呼吸性アシドーシスが続くと腎性代償作用が働きHCO_3^-を増加させる。代謝性アルカローシスでは呼吸性代償作用が働き呼吸を抑制してCO_2を蓄積させる。腎性代償には数日を要するが、呼吸性代償は即座に行われる。

酸性とアルカリ性のバランスを保つことを**酸塩基平衡**といいます。呼吸はガス交換だけでなく、酸塩基平衡の調整にも重要な役割を担っています。**pH（水素イオン指数）7.4が基準値**で、人の血液は**7.4±0.05**の範囲できわめて厳密に調節されています。血液などの体液を**酸性に傾かせる状態がアシドーシス**で、**アルカリ性に傾かせる状態がアルカローシス**です。

〈アシドーシス〉

呼吸が原因で起こるアシドーシスを**呼吸性アシドーシス**といい、CO_2が増加することでpHが低下します。呼吸以外が原因で起こるものを**代謝性アシドーシス**といい、HCO_3^-が減少することで、pHが低下します。

〈アルカローシス〉

呼吸が原因で起こるアルカローシスを**呼吸性アルカローシス**といい、過換気などでCO_2の値が減少することでpHが上昇します。また、HCO_3^-の値が増加することで起こるアルカローシスのことを**代謝性アルカローシス**といいますが、通常、自然界では発生しません。

【アシドーシスとアルカローシス】

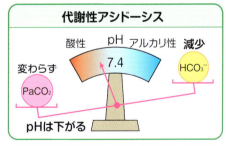
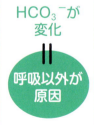
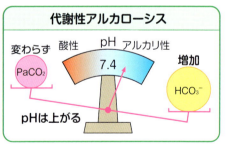
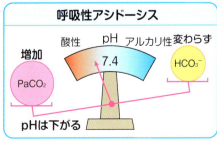
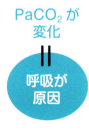
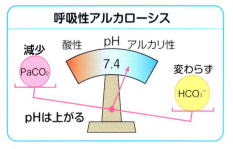

急性呼吸不全の検査と治療

迅速に検査を行い、診断を行う

　呼吸不全のタイプや原因疾患によって治療の方法が異なるほか、急性呼吸不全と慢性呼吸不全とでは治療の内容も違ってきます。特に、急性呼吸不全の場合は、迅速な対応が必要になります。

　まずは、**胸部X線写真**、**動脈血ガス分析**などにより、肺の状態や重症度を調べます。呼吸不全を起こしている原因疾患を調べるために、問診したうえで心臓疾患との鑑別（心電図など）を行い、診断します。感染症の検索や起因菌の同定のため細菌培養検査を行います。肺に感染源が見つからない場合は他臓器のCT検査・超音波検査なども行います。

◆動脈血ガス分析
細い注射針を使って手首の橈骨動脈、鼠径部の大腿動脈、肘の上腕動脈などから血液を採取。採血した動脈血液を10分以内に血液ガス自動分析装置にかけて分析する。

治療の方法は酸素の投与、人工呼吸器など

　低酸素血症を改善するために、まず**酸素療法（投与）**が行われ、酸素療法に反応しない症例に対しては**陽圧換気**が行われます。特に、心原性肺水腫や慢性閉塞性肺疾患の急性増悪には、**非侵襲的陽圧換気（NPPV）**が第一選択となります（96ページ参照）。

　同時に、呼吸不全を起こしている原因疾患の治療や、呼吸不全によって併発した症状を改善させる治療が行われます。

　たとえば肺炎により低酸素血症が持続すると、さまざまな臓器が障害されるため、酸素療法等で低酸素状態からできるだけ早く脱する対症療法を行います。同時に肺炎の状態が治療されなければ低酸素の根本治療にはなりません。

　呼吸不全により心不全を併発した場合は、強心薬を使うこともあります。人工呼吸中は体を動かすことがなくなるため、筋肉が萎縮していきます。最近では人工呼吸中からリハビリテーションを行い、筋力低下を防ぐことで社会復帰が遅れないよう配慮します。

◆非侵襲的陽圧換気（NPPV）
体に負担を与えずに陽圧換気を行う方法。気管にチューブを挿入する気管内挿管を行わず、マスクを装着し、陽圧を送って換気する。

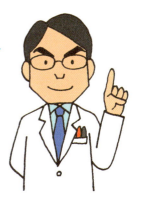

急性呼吸不全の治療は、低酸素血症の改善と原因疾患の治療を柱に行います。

酸素療法

低酸素血症を改善するために行われる

酸素療法とは、酸素を口や鼻から吸入させる治療法のことです。吸入気の酸素濃度を高めることで肺胞の中の酸素分子が増え、動脈血の酸素濃度を上昇させることで動脈血酸素運搬機能の向上、組織の低酸素状態の改善が期待できます。低酸素血症の治療だけでなく予防目的にも行われます。酸素は体にとって必要不可欠なものですが、**高濃度酸素を長期に吸入することは肺にとって害があり、リスクも伴う**ことを理解しておかなければなりません。

$PaO_2<60mmHg$ は酸素療法が適応になる

酸素療法の適応基準を覚えておきましょう。

酸素療法の適応基準

- $PaO_2<60mmHg$ あるいは $SaO_2<90\%$
- 著しい貧血
- ショック状態などの循環不全
- $PaO_2<40mmHg$ の慢性呼吸不全

酸素中毒のリスクを伴う

酸素投与を行う際に最も注意しなければならないのは**酸素中毒**です。急性酸素中毒では、細胞代謝が障害され、胸部の不快感、嘔吐、めまい、視野狭窄などがあらわれ、ときには痙攣発作や昏睡がみられます。また、高濃度酸素を長時間吸入すると、**気道粘膜**や**肺胞**が障害され、重篤な場合は呼吸不全に陥ることがあります。胸痛、咳、吐き気、胸やけなどの症状から始まり、肺水腫、肺出血などに至ると、呼吸困難により死亡することもあるので、注意が必要です。

酸素療法を行っても $PaO_2<60〜70mmHg$（$SaO_2<90\%$）で改善されない場合や、**チアノーゼ**が確認される場合などは、早めに医師に報告し、人工呼吸療法に切り替えます。

◆**酸素中毒**
高い分圧の酸素吸入により活性酸素が形成されることで、組織障害を起こす現象。

◆**チアノーゼ**
26ページの注を参照。

低流量システムと高流量システム

酸素療法は**低流量システム**と**高流量システム**、**リザーバーシステム**に大別されます。

低流量システムでは、1回換気量以下の少量（1〜6L/分程度）の酸素ガスを供給します。通常、簡易酸素マスクや鼻カニューレが使われます。

高流量システムは、吸入流量以上の高流量ガスを持続的に供給する方法です。通常は、ベンチュリマスクで吸入酸素濃度が調整できます。

リザーバーシステムとは、呼気中に回路内のリザーバーバッグに酸素をためておき、吸気時にリザーバーバッグ内の酸素を吸入するシステムです。

低流量システムで使われる機器

低流量システムでは鼻カニューレや簡易酸素マスクが使われます。吸入酸素濃度を設定することはできません。また、患者が大きな吸気を行うと大気による希釈の程度も増します。吸入酸素濃度を設定できないだけでなく、濃度そのものが一定になりません。

〈鼻カニューレ〉

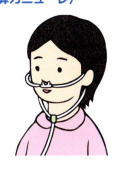

両側の鼻腔に挿入・固定して酸素を投与します。呼吸が比較的落ち着いており、少ない酸素付加で酸素化が維持できる場合に適応となります。手軽に酸素を投与でき、患者への負担が少ないのが特徴です。酸素吸入しながら会話や食事が可能ですが、口呼吸や鼻閉塞時には推奨できません。鼻粘膜に乾燥が生じるため、酸素流量6L/分以上の投与には向いていません。

〈酸素マスク〉

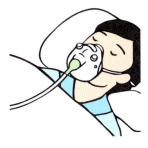

35〜50％の酸素濃度が必要なときに適応になります。マスク内に呼気ガスがたまらないようにするため、5L/分以上の流量で使用するのが望ましいとされています。

顔に密着するため不快感や閉塞感を感じてしまうデメリットがあり、食事中には使用できません。

◆酸素流量
配管あるいは酸素ボンベから出る単位時間当たりの酸素量のこと。たとえば、成人の場合1回換気量（1回の呼吸で肺に出入りするガスの量）は約500mLとされており、吸気時間を1秒とすると500mL/秒×60秒＝30L/分なので、1分間に30Lの酸素流量を目安とする。

◆高流量ガス
マスクから供給されるトータルの酸素流量を患者の必要としている流量（概ね30L/分）以上に保つために、酸素と空気をブレンドした混合ガス。

◆ベンチュリ効果
ガス（流体）の流れの断面積を狭めると流速が増す。この結果、ガス流の周辺に圧が下がる部分がつくり出される現象をいう。

高流量システムで使用される機器

〈ベンチュリマスク〉

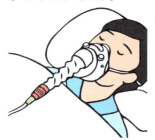

　小さな穴から高圧の酸素を流してジェット流をつくり、周辺の圧を下げることで空気を引き込み、酸素と空気を混合し高流量のガスをつくり出します。患者に適した濃度の酸素を投与できるように工夫されており、比較的安定した酸素濃度のガスを高流量で供給することができるメリットがあります。吸入酸素濃度を安定させて管理することが必要な場合に適応となります。

リザーバーシステムで使用される機器

〈リザーバーマスク〉

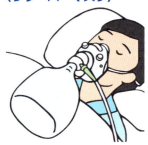

　リザーバーに酸素をためて、吸入する方法です。換気量の相違や酸素流量によって酸素濃度が異なります。酸素濃度60％以上、流量6L/分以上にしたいときに用いられます。正しく使用しないと効果が得られないので、患者の呼気時にリザーバーバッグが膨らみ、吸気にあわせてしぼんでいることを確認しましょう。

酸素療法の加湿

　医療ガスは、ほぼ完全なドライガスです。日本呼吸器学会・日本呼吸管理学会の「酸素療法ガイドライン」では、「鼻カニュラでは3L/分まで、ベンチュリマスクでは酸素流量に関係なく酸素濃度40％までは、あえて酸素を加湿する必要はない」とされています。米国呼吸療法協会（AARC）では、「4L/分以下の場合、加湿は必ずしも必要ない」と記載されており、3〜5L以下の低流量の酸素投与では、通常、加湿は必要ないと考えられています。

　ただし、**気管チューブや気管切開チューブを留置している患者には加湿が必要**です。なぜなら加温加湿機能を備えている上気道がチューブによってバイパスされているからです。

　また、**小児や気管支喘息の患者には加湿を中止してよいとする根拠がありません。乾燥を訴える患者には、流量にかかわらず加湿を検討**しましょう。

　高流量の場合、加湿は必須で、加湿効果を高めるには加湿水を温めると効果的です。

第2章
人工呼吸器の仕組み

人工呼吸器の仕組み
人工呼吸器の準備と管理
換気様式の設定
換気モードの設定
人工呼吸器の初期設定
アラームの設定
グラフィックモニタ(正常編)
加温加湿の準備と設定
NPPVの基本

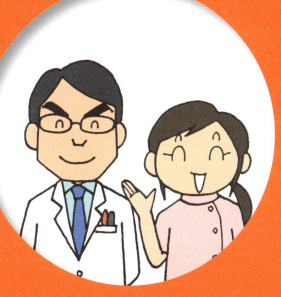

第2章 人工呼吸器の仕組み

人工呼吸器の仕組み

人工呼吸器は、呼吸不全の治療のため、
換気を代行もしくはサポートする医療機器です。
生命維持に欠かせない大事な枠割を担っています。

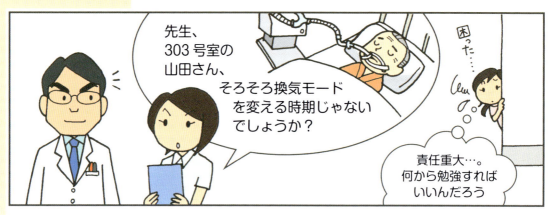

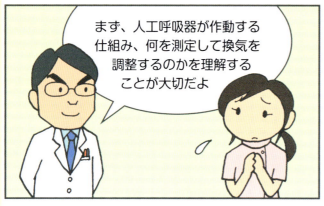

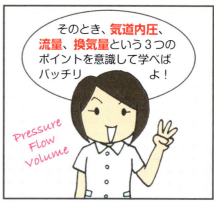

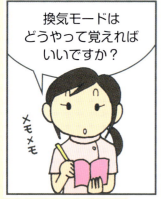

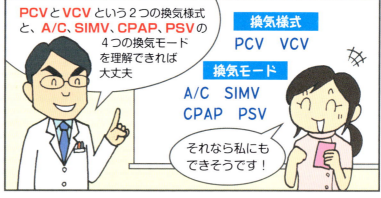

人工呼吸器の仕組み

人工呼吸療法の目的

人工呼吸器は、換気を代行もしくは補助する生命維持装置で、**①必要な肺胞換気と肺気量の維持**、**②酸素化の改善**、**③呼吸仕事量の軽減**を主な目的としています。人工呼吸療法は、呼吸不全の原因を根本治療するわけではなく、あくまでも何らかの原因で生じた呼吸不全が治療により改善するまで、呼吸をサポートすることで、適正な血液ガスを保持し生命を維持する手段なのです。

人工呼吸器では、**換気様式**（54ページ参照）、**換気モード**（58ページ参照）などを設定することができ、呼吸不全の状態にあわせたサポートを行います。

人工呼吸器の仕組み

現在、一般的に使われているのは**陽圧式人工呼吸**です。人工呼吸器の呼吸回路は**吸気回路**と**呼気回路**に分かれています。設定された酸素濃度になるようにブレンダでブレンドしたガスを、吸気弁から吸気回路を通じて肺に送り込みます。吸気時には自動的に呼気弁が閉じ、肺に陽圧がかかり吸気が起こります。呼気時には呼気弁が開き呼気回路から呼気弁を通じて大気中へ排出します（詳しくは46ページ参照）。

◆**陽圧式人工呼吸**
陽圧換気の概念は古くからあったが事故が多く、1950年代までは陰圧で胸郭を広げ補助する陰圧式人工呼吸が主流であった。その後、気管切開や気管挿管技術の進歩により陽圧式人工呼吸が一気に普及した。

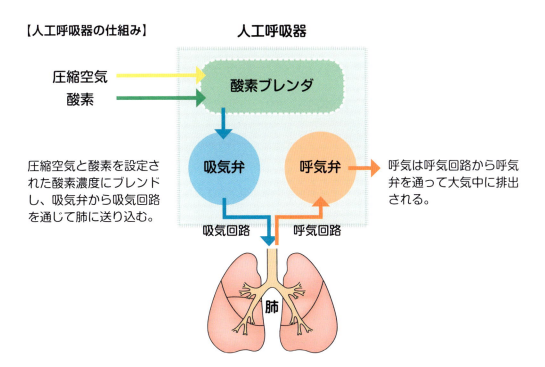

【人工呼吸器の仕組み】

圧縮空気と酸素を設定された酸素濃度にブレンドし、吸気弁から吸気回路を通じて肺に送り込む。

呼気は呼気回路から呼気弁を通って大気中に排出される。

第2章 人工呼吸器の仕組み

自発呼吸と人工呼吸の違いは肺にかかる「圧力」

自発呼吸と人工呼吸の違いは吸気にあります。自発呼吸では、胸腔内の**陰圧**が大きくなることで空気（ガス）を吸いこみます。一方、人工呼吸ではガスを送り込むことで気道内や胸腔内を**陽圧**にし、肺を膨らませるのです。胸腔内が陽圧になると、**血液が心臓に戻りにくくなる**デメリットが生じます。水が低いところから高いところへは流れないのと同様、血液も高い場所には戻りにくいからです。胸腔内への血流が滞ると、心拍出量低下を招き、**血圧が下がる**ことも覚えておきましょう。

◆**陽圧換気**（ようあつかんき）
気道内にガスを送り込んだ結果、気道内が陽圧になる方法を陽圧換気と呼ぶ。

【自発呼吸と人工呼吸の原理の違い】

自発呼吸＝陰圧換気

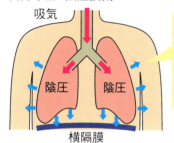

横隔膜が下降し、胸郭内の容積が増えて陰圧となることで、肺が拡張して空気を取り込む。

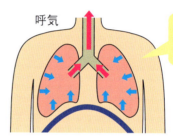

肺そのものの収縮力で縮み、空気を送り出す。

人工呼吸＝陽圧換気

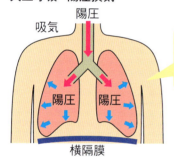

空気を肺の中に送り込むことで、肺を中から押し広げる。

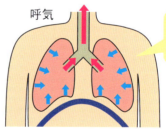

肺そのものの収縮力で縮み、空気を送り出す。

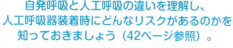

自発呼吸と人工呼吸の違いを理解し、人工呼吸器装着時にどんなリスクがあるのかを知っておきましょう（42ページ参照）。

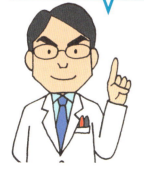

【自発呼吸と人工呼吸の生理的な違い】

	自発呼吸	人工呼吸
胸腔内の圧	陰圧	陽圧
肺胞内の圧	大気圧（ゼロ）	陽圧
胸腔内への血液の戻り	戻りやすい	戻りにくい

換気手段の種類

侵襲的換気と非侵襲的換気

人工呼吸療法には大きく分けて、**気管挿管**や**気管切開**により気道を確保して行う**侵襲的換気**と、気道確保せずに行う**非侵襲的換気**の2つの方法があります。侵襲的換気は、気道にガスを送り込むことで肺に陽圧がかかります。一方、非侵襲的換気には、マスクを用いて気道にガスを送り込む**非侵襲的陽圧換気（NPPV：Non-invasive Positive Pressure Ventilation）**（96ページ参照）と、胸郭全体を剣道の「胴」のような覆いに入れ、覆いの中を陰圧や陽圧にして行う体外式陽陰圧換気（Biphasic Cuirass Ventilation：BCV）があります。

〈侵襲的換気（陽圧）〉

①気管挿管

緊急時または手術時における確実な気道確保の方法です（122ページ参照）。口あるいは鼻からチューブを挿入します。苦痛を伴う処置であり喉頭など気道を損傷することから、長期に及ぶ場合は気管切開へ移行します。

②気管切開

人工呼吸管理が長期間（通常2週間程度）に及ぶ場合に選択されます（220ページ参照）。死腔が少なく気道の管理が比較的容易というメリットがあり、在宅での管理に向いています。ただし、家族は気管吸引や緊急処置など在宅管理の訓練を受ける必要があります。

〈非侵襲的換気〉

①非侵襲的陽圧換気（NPPV）

マスクや鼻カニューレなどさまざまなインターフェースがあります。着脱が容易で、**睡眠時無呼吸症候群**のように患者による自己管理も可能です（96ページ参照）。

②体外式陽陰圧換気（BCV）

小児における換気補助や、1分間に数百回、陽圧と陰圧を切り替えることで胸郭を振動させ喀痰排出補助を行います。

◆気管挿管
気道を確保する方法の1つ。専用のチューブを鼻または口から挿入し、呼吸のための空気の通り道を確保する。

◆睡眠時無呼吸症候群（Sleep Apnea Syndrome：SAS）
睡眠時に呼吸停止または低呼吸になる疾患。一般的な症状として、大きないびきがあげられる。閉塞性睡眠時無呼吸症候群（OSA）、中枢性睡眠時無呼吸症候群（CSA）、これら2つの混合性睡眠時無呼吸症候群の3つに分類される。

呼吸器不全の治療では、これまで侵襲的換気が一般的でしたが、より導入が簡単でリスクが低い治療法として、非侵襲的換気が世界中で急速に認められつつあります。

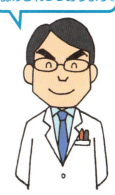

人工呼吸器装着時のリスク

呼吸器系にさまざまな合併症のリスクが高い

　自力では十分な呼吸ができない呼吸不全患者にとって人工呼吸は生命維持のために重要な処置です。しかし、人工呼吸では自発呼吸とは違う生理的な環境を強いるため、呼吸器系や循環器系に**合併症**をきたすリスクがあります。

　人工呼吸管理中に起こる合併症にはさまざまなものがありますが、おおむね、①人工気道（気管チューブ、気管切開チューブ）によるもの、②陽圧換気や高濃度酸素の投与によるもの、③体動制限や臥床におけるストレスによるものなどに大別できます。

　①には**痰づまり**や**回路閉塞**のほか、**人工呼吸器関連肺炎（VAP）**や**気道損傷、喉頭機能の低下**などがあります。

　②では**血圧低下、肺血栓塞栓症、気胸、尿量低下、換気血流比不均等の助長**や**気腫の発生、酸素中毒**などが代表的です。

　③には**筋力低下**や精神的ストレスに起因する**精神症状**など、複合的な原因が関与する、さまざまな合併症があります。

　これらの合併症のリスクを踏まえて、人工呼吸管理中には、呼吸状態や血行の急激な変化、気道内圧の上昇などに注意し、患者の観察をこまめに行う必要があります。

　また、普段から、いざというときの対応をシミュレーションしておくことも忘れてはいけません。

◆**人工呼吸器関連肺炎（VAP）**
210ページ参照。

◆**換気血流比不均等**
肺には、よく換気されている肺胞により多くの血流を供給し効率的にガス交換を行うための自動調節能が備わっているが、この血流と換気のバランスが崩れる現象をいう。

◆**気腫**
気道の外の組織にガスが漏れて起こる現象。発生した場所により縦隔気腫（縦隔）、気胸（胸腔内）、皮下気腫（皮下）と呼ぶ。陽圧換気時の高い気道内圧や咳がリスク因子。

【人工呼吸の合併症】

気管挿管の合併症	皮下気腫、気道狭窄、喉頭浮腫、声門浮腫・損傷、気道粘膜の損傷、副鼻腔炎、人工呼吸器関連肺炎（VAP）
陽圧換気、高濃度酸素投与による合併症	人工呼吸器関連肺傷害（VALI）、気胸、皮下気腫、縦隔気腫、圧外傷、酸素中毒、肺コンプライアンス低下、静脈還流（中心静脈圧・右房圧）減少、心拍出量が減少、血圧低下、腎血流量低下などによる尿量減少、水分・ナトリウム貯留尿量低下、肝機能障害
体動制限や臥床におけるストレスによる合併症	筋力低下、褥瘡、消化管に潰瘍形成、神経症状（不眠、不穏）

高濃度酸素の投与中は、酸素中毒に注意！

合併症の中でも、**酸素中毒**は組織的変化（**肺の線維化**）をきたし、命にかかわることもあります。酸素中毒の症状は、**中枢神経、呼吸器、眼の症状**が知られており、人工呼吸器患者に対しては、どれも同じレベルで注意が必要です。

人間にとって必要不可欠な酸素ですが、必要以上の酸素は人体に悪影響を及ぼします。最近では活性酸素が老化に関係することが注目されていますが、人工呼吸においても高濃度酸素の投入により活性酸素が過形成され、タンパク質、脂質、DNAが変化して細胞傷害や細胞死に至ることで、肺の線維化が起きるのです。特に、**高濃度酸素下ではリスクが高く**、突然、重い症状が発生することもあります。一般的に100％酸素投与は、24時間が限界といわれています。

また、60％以上の高濃度酸素を1週間以上投与すると酸素中毒のリスクが増し、濃度が高ければ高いほど短期間で起きやすくなります。60％以下なら酸素中毒は起こりにくいので、すみやかに**60％以下で管理**することが重要です。

ただし、酸素中毒にはさまざまな因子が影響しているため、どのくらいの濃度の酸素をどれだけの期間投与すれば酸素中毒になるのかは個人差があり、一概にはいえません。リスク管理は必須ですが、重篤な低酸素状態ではただちに高濃度の酸素投与が必要な場合もあり、患者を不用意に低酸素状態にさらすことは避けなければなりません。

◆酸素中毒
34ページ参照。

◆肺の線維化
本来、薄くてやわらかい肺胞が長期にわたって繰り返し傷ついたり、肺胞と肺胞の間の間質に炎症が起こると、それらを治そうとする働きによって、大量の膠原線維などが肺胞壁や肺の間質に蓄積される。その結果、酸素や二酸化炭素の通り道である間質が厚く硬くなる線維化が起こると考えられている。肺胞と血管の間が厚く固くなるためにガス交換が困難になり、呼吸運動にも大きなエネルギーが必要となる。

【酸素中毒の症状】

中枢神経症状
嘔吐・吐き気、頭痛、めまい
意識消失→痙攣→硬直発作

呼吸器症状
胸痛、呼吸困難、気道粘膜・肺胞傷害

眼症状
視力低下・視野狭窄

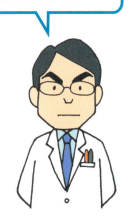

高濃度酸素投与による酸素中毒は、命にかかわることもあるので、リスク管理が必須です。

第2章 人工呼吸器の仕組み

人工呼吸器関連肺傷害の予防

人工呼吸中に発生する肺傷害を、**人工呼吸器関連肺傷害（VALI）**といいます。換気のたびに肺胞に非生理的な外力が繰り返し加わると、肺の局所で炎症反応を生じるだけでなく、全身性に炎症反応が広がり多臓器不全をもたらす原因となります。陽圧換気だけでなく陰圧換気や陽圧換気中の自発吸気でも発生するリスクがあります。

VALIの主な原因としては、前述した**酸素中毒**のほか、気道内圧の上昇や、吸気量の上昇などが考えられますが、最も気をつけなければならないのが、**肺胞の過伸展**と**虚脱再開通**です。

正常な肺胞は同じサイズに保たれている

正常な呼吸運動での肺胞の動きを知っていますか？「吸気で広がり呼気で縮む」と思っていたらそれは間違いです。

正常な肺胞は吸気でも呼気でも常に膨らんでいるのです。肺胞には表面張力という縮もうとする力が発生しますが、その力は肺胞が小さくなればなるほど大きくなる性質があります。縮もうとする力が大きくなると肺胞はつぶれやすくなり、サイズを維持するためにより大きなエネルギーが必要となります。呼吸は動物が死ぬまでやめられない運動ですから、呼吸運動にエネルギーをたくさん使うことは、生きていくうえで不利になります。つまり、最小限のエネルギーで呼吸運動ができるように肺胞はいつも**一定サイズに維持**されているのです。

◆**人工呼吸器関連肺傷害（VALI）**
Ventilator-Associated Lung Injuryは、VALIと略される。ARDS肺ではすでに肺傷害が存在しており、新たに加えられた人工呼吸による傷害を区別することができないため、VILI（人工呼吸器による肺傷害、Ventilator-Induced Lung Injury）という言葉に代わり使われてきた。以前までLung Injuryは「肺障害」と訳されていたが、最近では「肺傷害」と訳すことが多い。代表的なものとして肺胞虚脱による虚脱性肺傷害がある。

◆**肺胞の過伸展**
肺内に虚脱した肺胞が存在すると、換気されやすい肺胞に空気が送り込まれ、膨らみすぎてしまう。この状態を肺胞の過伸展という。

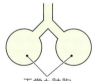
正常な肺胞

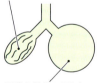
虚脱した肺胞
正常な肺胞に圧がかかりすぎ、過伸展となる

【呼吸時の肺胞の動き】

	呼気	吸気	呼気	吸気
正常な肺胞	◯	◯	◯	◯
	肺胞のサイズは一定に保たれている			
壊れた（虚脱した）肺胞	虚脱	再開通	虚脱	再開通

風船を膨らますときを想像してください。完全にしぼんだ状態から膨らませる場合、初めは膨らみにくく大きな力が必要ですが、ある程度膨らんでくると空気を入れやすくなります。

陽圧換気される肺でも同じです。いったん肺胞がつぶれる（**肺胞虚脱**）と、再び膨らませるには2倍以上の圧が必要となります。つぶれた肺胞にはガスが入らず、換気しやすい（広がりやすい）肺胞ばかりが換気され**過伸展**されてしまいます。

さらに、肺胞は隣り合う肺胞と同じ1枚の肺胞壁を共有しているので、つぶれていく肺胞と広がろうとする肺胞の間の壁には逆向きの力が加わり、**ずり応力**という力が発生します。この力が肺胞壁や血管壁を障害し、出血や血管透過性亢進による**肺水腫**が引き起こされます。

◆**肺胞虚脱**
肺胞にガスがたまっておらず、通常の陽圧換気では再び空気が入らない状態。シャントの原因となり酸素化を障害する。

◆**ずり応力**
流体の移動に対する抵抗力のこと。せん断応力ともいう。

【肺胞を風船にたとえると…】

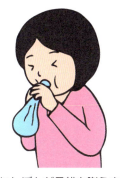
完全にしぼんだ風船を膨らませるには大きな力が必要。

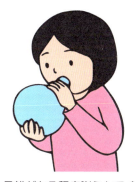
風船がある程度膨らんでくると楽に空気が入れられる。

◆**無気肺**
肺に空気がたまっていない状態。

◆**PEEP**
73ページ参照。

肺胞虚脱を防ぐためには、PEEPが有効

肺胞を膨らませたままにしておく（虚脱を防ぐ）ことができれば、**無気肺**の治療・予防、ひいては酸素化の改善が可能となり、VALIも防止できます。

肺胞虚脱を防ぐ代表的な方法に、**呼気終末陽圧（PEEP）**があります。呼気終末に圧力をかけることで、肺胞虚脱を防ぎ、酸素化不全を解消する呼吸管理法です。最近の人工呼吸管理では、どの換気モードにおいてもPEEPを使用することが一般的になっています。

人工呼吸器関連肺傷害（VALI）のメカニズムを知り、予防することが重要です！

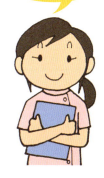

第2章　人工呼吸器の仕組み

人工呼吸器の準備と管理

人工呼吸は生命維持にかかわる重要な処置です。
人工呼吸が必要な事態がいつ発生しても
適正に対応できるよう準備しておかなくてはなりません。
そのためには作動メカニズムを理解したうえでの、準備と管理が大切です。

人工呼吸器の基本構造

基本構造は駆動源、本体、呼吸回路

　医療工学の進歩により多機能化された人工呼吸器が臨床に導入されています。人工呼吸器には使用する用途により、一般用（成人用）、小児用、新生児用、在宅用、運搬用、麻酔用などの多くの種類がありますが、基本的には①駆動源、②人工呼吸器本体、③呼吸回路で構成されています。

ガスをつくるエネルギー源が駆動源

　ガスの流れをつくるエネルギー源を駆動源といいます。駆動源には電気と医療ガスがあります。
　人工呼吸器の電源は、必ず医療コンセント（医療用非常電源・無停電電源）に直接、接続します。災害時などの停電により電力供給が停止したときに、人工呼吸器が停止してしまうリスクを防ぐためです。一般的には医療コンセントは赤で示されていますが、施設によって色が違い、呼び方も異なる場合があるので、注意してください。また、電気的なノイズの混入などによる誤作動を予防するため、電源コンセントは必ず単独で接続します。
　医療ガスには酸素と圧縮空気があり、この2つをブレンドした吸気ガスが患者に送られます。人工呼吸器側の酸素と圧縮空気の挿入口に、ガス供給チューブが接続されていることを確認しましょう。ガス供給源には中央配管とボンベがあるので、ガス供給口にチューブが接続されていることを確かめます。人工呼吸器に大量の空気を取り込む装置を内蔵し、圧縮空気が不要で酸素だけの供給により作動する機種もあります。

◆人工呼吸器の管理
日本呼吸療法医学会のサイト（http://square.umin.ac.jp/jrcm/）も参考になる。

人工呼吸器の準備と管理

【人工呼吸器本体と呼吸回路】

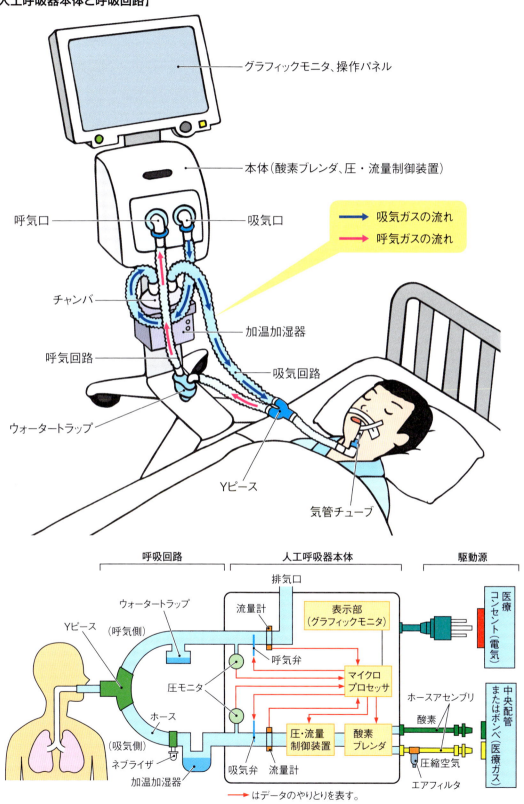

第2章 人工呼吸器の仕組み

本体では設定された条件で、ガス供給の調整を行う

本体では、呼吸の状態をモニタリングしながら、供給されたガスを換気に適した圧力や酸素濃度に調整しています。

〈酸素ブレンダ（酸素濃度調節器）〉

吸気中の酸素濃度の調整を行う装置です。21〜100％の間で設定します。

〈圧・流量制御装置（マイクロプロセッサ）〉

送気装置から送られてきたガスの一定量を、決められた圧と流量で吸気時にのみ肺に送り込むための制御を行います。

〈圧モニタ〉

気道内圧をモニターし、マイクロプロセッサに情報を送ります。人工呼吸器内部で測定する機種とYピース部で測定する機種があります。

〈流量計〉

吸気や呼気のフロー、換気量を測定するためのセンサーです。流量計からの情報もマイクロプロセッサに送られます。

〈吸気弁〉

マイクロプロセッサにより開通時間とタイミングが厳密に制御されています。吸気弁を通ったガスは体温に近い温度・湿度まで加温加湿され、吸気回路に送り込まれます。

〈呼気弁〉

呼気弁も吸気弁同様にマイクロプロセッサにより制御され、呼気時でも気道内に陽圧がかかるよう調整されています。

〈グラフィックモニタ、操作パネル〉

最近は、グラフィックモニタで換気状態を確認できる機種が増えています。呼吸回路に設けられたセンサーからの情報をもとに、各種のパラメータの数字、波形などで表示し、異常があれば警報を発します。モニター上に表示される操作パネルにより、**換気モード**や**酸素濃度**、**アラーム**などを設定します。

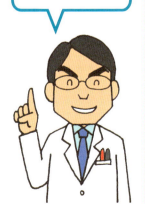

人工呼吸器を安全に利用するために、基本構造とそれぞれの役割を理解しておきましょう。

空気を送り込み排出する呼吸回路

気管チューブと人工呼吸器本体をつなぐものが**呼吸回路**です。医療ガスは配管やボンベの錆を防止するため、非常に乾燥しています。このガスを長時間吸うと気道の乾燥を招き、線毛機能（17ページ参照）が働かなくなってしまうため、**加温加湿器**や**人工鼻**を用い、適度な湿度を維持します。人工鼻と加温加湿器を同時に使用することはできません。併用すると人工鼻が閉塞し、ガスが通過できなくなる危険があります。

◆人工鼻（じんこうはな）
内部は繊維や紙などでメッシュ構造となっており、呼気に含まれる水分と熱が呼気とともに放出されるのを防止し、気道内の乾燥を防ぐ。

〈Yピース〉
患者に向かう呼吸回路の呼気と吸気を分岐します。

〈チャンバ〉
加温加湿のために滅菌蒸留水を入れるボトルです。

〈ウォータートラップ〉
呼吸回路内に発生した水分（結露）をためる場所。呼気回路の一番低いところになるようにセットします。

〈ネブライザ〉
気道粘膜に直接作用する薬剤を注入する際に使用しますが、最近は使用しない傾向になっています。

〈ホース（呼吸回路）〉
本体と患者をつなぐ管（蛇管（じゃかん））。成人・小児・新生児用に分けられており、結露防止のためにヒータワイヤを備えたものもあります。

〈加温加湿器〉
ガスは人工呼吸器本体から滅菌蒸留水の入ったチャンバを通る間に加湿され、吸気側回路に送られます。人工鼻を使用する場合は加温加湿器を併用してはいけません（92ページ参照）。

〈人工鼻〉
呼吸回路の**Yピースとフレックスチューブの間に接続**して使用します。加温加湿器が不要となり、結露が出ないのでウォータートラップも必要ありません（93ページ参照）。

【人工鼻使用の回路】

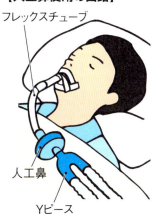

フレックスチューブ
人工鼻
Yピース

人工鼻を使用する際、加温加湿器、ウォータートラップは不要。

第2章 人工呼吸器の仕組み

人工呼吸器のセッティング

ミスやトラブルを防ぐためには準備が大事

人工呼吸器を適正に取り扱ううえで最も基本になるのは、**セッティング（呼吸回路の組み立てと人工呼吸器の組み立て）**です。

特に呼吸回路はガス交換をサポートする大切な役割を担っています。ミスやトラブルを回避するためには、患者に装着する前に適切な準備を行い、人工呼吸器や加温加湿器が正しく安全に動作しているかを確認することが重要です。

開始前の準備と点検は役割を理解し、連携して行う

人工呼吸器のセッティングでは、まず、駆動源、本体、呼吸回路、加温加湿器、警報装置について点検します（右ページの表を参照）。点検項目が多岐にわたるため、医師、看護師、臨床工学技士などがそれぞれの役割業務を理解したうえで分担し、**患者に適した呼吸管理**が行われるよう、連携しなければなりません。

〈医師〉

患者に適した換気モードなどの初期設定を行います。臨床工学技士や看護師の業務内容を把握し、必要に応じて指示を出します。

〈臨床工学技士〉

機器の点検（定期点検、始業点検、使用中点検、終業点検）ならびに、患者の呼吸状態の観察を行います。

〈看護師〉

患者への接続、呼吸管理（患者状態の把握、気道管理、口腔ケア、ポジショニング、コミュニケーション）を行います。

機器操作マニュアルおよびトラブルシューティングは人工呼吸器本体のそば、もしくはいつでも開けるところに常備しておきましょう。

さらに、患者の緊急時処置、緊急時連絡網などは必ず事前に確認し、万が一に備えておくことも重要です。

◆**臨床工学技士**
医学的な知識と、工学的な知識・技術を兼ね備えた専門職。血液浄化装置、人工心肺装置、人工呼吸器等の生命維持管理装置の操作および保守点検を行うことが主な業務で、CE（Clinical Engineer）と呼ばれる。

【人工呼吸器使用前の点検項目】

駆動源	① 電気の供給	・電源コード、電源プラグの破損や亀裂がないか。
		・非常電源（赤色コンセント）に接続されているか。
		・バッテリー装置がある場合は、バッテリーが作動するか。
	② 医療ガスの供給	・ホースアセンブリのホースの亀裂や破損、アダプタプラグのピンの欠如がないか。
		・医療ガス配管設備の配管端末器（アウトレット）に確実に接続しているか。
		・酸素および圧縮空気の供給圧の確認（医療ガス供給圧計が備え付けられている場合）
		・内蔵コンプレッサのウォータートラップやミストセパレータに水・異物の貯留や破損がないか。
	③ 酸素ボンベ	・緊急時に必要な酸素ボンベの備蓄量は十分か。
本体	① 表示部	・表示部、ダイヤル、スイッチ、フィルタなどに破損、亀裂、紛失、汚れがないか。
	② ウォータートラップほか	・ウォータートラップやミストセパレータに異物の貯留や破損がないか。
	③ 換気動作	・設定換気条件で正しく作動するか。
		・作動時に異常な音・においなどはないか。
呼吸回路	① 組み立て	・蛇管（ホース）、ウォータートラップ、Yピース、各種モニターラインに破損、亀裂、紛失などがないか。
		・回路にねじれや折れがないか。
		・取り扱い説明書どおりに正しく接続されているか。
	② リーク	・自己診断機能がある場合、電源ONで正しく作動するか。
		・リークテストが、取り扱い説明書や院内マニュアルに沿って正しく行われたか。
加温加湿器	① 加温加湿装置の点検	・加温加湿器本体および温度プローブなどの付属品に破損、亀裂などがないか
		・滅菌蒸留水が適量の水位を維持しているか。
		・表示パネル、ダイヤル、スイッチに破損・亀裂はないか。
		・チャンバに破損はないか。
		・加温加湿器が吸気側に正しく接続されているか。
		・適切な温度設定か。
	② 人工鼻の点検	・加温加湿器、ネブライザが接続されていないか。
		・接続位置は適切か。
		・人工鼻に汚染や目詰まりはないか。
警報装置	① 気道内圧	・適切な上限・下限を設定しているか。
		・テスト肺をはずして換気すると下限アラームが鳴るか。
		・テスト肺を圧迫して換気すると上限アラームが鳴るか。
	② 換気量	・適切な上限・下限を設定しているか。
		・換気量が設定値より増加・減少したときにアラームが鳴るか。
	③ 無呼吸	・無呼吸アラームがONになっているか。
		・設定は適切か。
		・設定無呼吸時間より延長したときにアラームが鳴るか。

第2章 人工呼吸器の仕組み

トラブルを予防するための使用前点検（リークテスト）

人工呼吸器のトラブルとして最も多いのが、接続不良や破損、亀裂など、呼吸回路のリークです。呼吸回路からリークがあると適正な換気量を送ることができなくなってしまい、患者の予後を左右するばかりか、命にかかわる危険もあります。

特に加温加湿器、ネブライザ部、ウォータートラップ、気管チューブなどからのリークが多いことが知られています。人工呼吸器を組み立てる際には各部を入念に点検するのはもちろん、リークがないかどうかを調べるリークテストを行います。

装置の中には、自己診断機能の中にリークテストを含むものもありますが、一般的には人工呼吸器の設定を調整して調べます。

電源を入れ自己診断機能などに異常がないことを確認した後、Yピースを塞ぎ、設定を調整しながら呼吸回路のリークの有無について回路内圧計を見ながら調べていきます（具体的な方法は各人工呼吸器の取扱説明書に従ってください）。

設定値より換気量が減少したり、回路内圧の低下が確認された場合は、呼吸回路にリークが存在する可能性があります。Yピースから人工呼吸器本体に向けて接続部を1つずつはずしていき、リーク箇所がどこなのかを調べていきます。

回路リークが起きやすい箇所として、加温加湿器周辺、ウォータートラップ周辺、蛇管のピンホールや亀裂（ベッド柵で挟んだときに発生する）があります。

開始前後には人工呼吸器の動作と患者の状態を確認

人工呼吸の開始前後には、初期設定や加温加湿器、アラームの動作確認を行うとともに、患者の状態変化を観察します。人工呼吸器のセッティングが正しく完了しているかを最終確認するとともに、患者に対して適切な設定で人工呼吸が行われているのかを見極めることも大切なポイントです。

人工呼吸器を点検したら、その結果を点検表に記載し保存します。

◆リーク
リークとは漏れること。回路に破損や接続不良がある場合は、設定換気量が保てない、回路内圧が低下するなどにより発見できる。

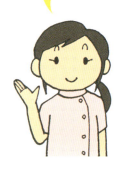

人工呼吸器を適切に準備・点検・管理するのは、看護師の重要な仕事です！

人工呼吸器の準備と管理

【人工呼吸開始時の確認】

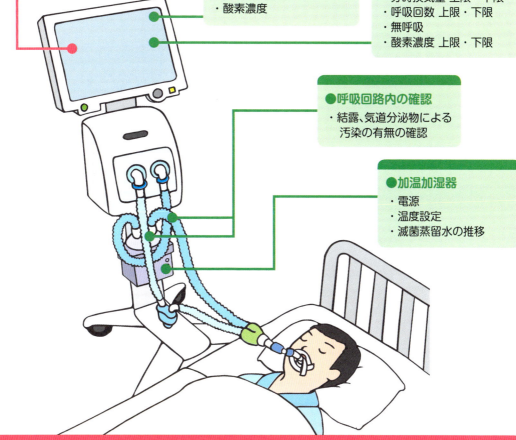

患者の状態に関すること

● 人工呼吸器のグラフィック、数値
- 人工呼吸器との同調性
- 換気量（1回換気量、分時換気量）
- 呼吸回数（強制換気、自発呼吸）
- 呼気終末陽圧（PEEP）
- 最大吸気圧
- 酸素濃度
- 吸気温度

人工呼吸器に関すること

● 人工呼吸器設定
- 換気モード
- 換気量
- 換気回数
- 吸気時間
- 吸気終末休止
- PEEP
- プレッシャーサポート圧
- トリガー感度
- 酸素濃度

● アラーム
- 気道内圧 上限・下限
- 分時換気量 上限・下限
- 呼吸回数 上限・下限
- 無呼吸
- 酸素濃度 上限・下限

● 呼吸回路内の確認
- 結露、気道分泌物による汚染の有無の確認

● 加温加湿器
- 電源
- 温度設定
- 滅菌蒸留水の推移

● 患者の観察

1. まず、患者の様子を見て、呼吸ができているかどうかを確認！
   - 顔つき（表情・顔色）
   - 覚醒状態、精神状態（不穏になっている場合は、人工呼吸がうまくいっていない可能性がある）
   - 胸郭の上がり方と左右差

2. 呼吸運動ができていることを確認できたら、呼吸の質をチェック！
   - 聴診（呼吸音と左右差）
   - バイタルサイン
   - 心電図
   - パルスオキシメータ
   - カプノメータ
   - 気道管理（加温加湿の状況、気管チューブのカフ圧や固定など）

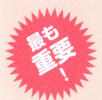
最も重要！

第2章 人工呼吸器の仕組み

換気様式の設定

人工呼吸器の設定では、
まず、ガスを送る基準である換気様式を設定します。
換気様式には量規定と圧規定があります。

PCVとVCV

換気様式には、圧規定と量規定がある

人工呼吸器により陽圧換気を行う際に、何を基準にしてガスを送るのかを規定する方法を、本書では**換気様式**といいます。

送り込むガスの圧を一定にして換気調節を行う方法が、**圧規定換気**（**PCV**：Pressure Control Ventilation/プレッシャー・コントロール・ベンチレーション）です。

一方、1回に送り込むガスの量（1回換気量）を設定する方法を**量規定換気**（**VCV**：Volume Control Ventilation/ボリューム・コントロール・ベンチレーション）といいます。

それぞれの方法にメリットとデメリットがあります。人工呼吸器を安全に使用するためには、それぞれの特徴を理解し、適切に用いることが大切です。

◆換気様式
陽圧換気には、PCV、VCVという大きな枠があり、その中に58ページ以降で説明するA/C、SIMV、CPAPなどの「換気モード」がある。それらの「換気モード」と区別するため、本書ではPCV、VCVを表すのに「換気様式」という言葉を用いている。

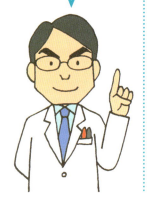

圧を設定し呼吸回路内を一定の圧に維持しながら換気を行うのが圧規定換気（PCV）、量を設定し決められた容量の換気を行うのが量規定換気（VCV）です。

【PCVとVCVの違い】

	PCV	VCV
換気の方式	圧規定換気：規定された圧力を規定された時間維持する方式	量規定換気：規定された流量で規定された換気量を送る方式
換気を規定する項目	吸気圧と吸気時間	1回換気量と吸気流量
受動的に決まる項目	1回換気量	吸気時間
設定できない項目	吸気流量	吸気圧

54

【基本の波形】

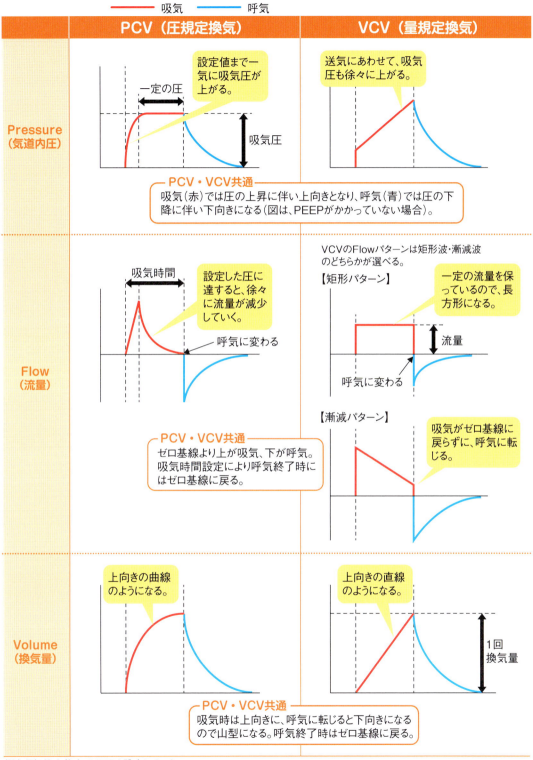

(注)吸気終末休止、PEEPを設定していない。

PCV（圧規定換気）

気道内圧を設定した値に保ちながら換気する

　PCV（圧規定換気）は、**吸気圧**と**吸気時間**を設定し、**気道内圧**が設定された値に保たれるように換気を行う様式です。1回換気量は気道抵抗や肺の状態によって変化するので、患者の肺の変化をつかみやすい方法です。吸気流量が規定されていないので、患者は吸いたいだけ吸うことができます。圧外傷を受けやすい新生児や乳児の人工呼吸にも使われています。

低換気のリスクがあるので、換気量には注意

　設定した吸気圧を設定した吸気時間、維持するようにガスを送るので、設定圧以上の圧の上昇はありません。ただし、患者の**肺コンプライアンス**や呼吸器の状況によっては、低換気を起こす可能性もあるため、**換気量のモニタリングが必須**です。PCVを行う際には、**1回換気量**や**分時換気量**のモニタリングを怠らないようにしましょう。

〈メリット〉
・肺が過膨張を起こしにくく保護される。
・換気分布が改善する。
・自発呼吸との同調性がよく、**ファイティング**を起こしにくい。
・リークがあっても換気量が比較的保たれる。

〈デメリット〉
・1回換気量、分時換気量が保証されない。
・吸気時間や呼気時間が短いと、1回換気量が減少する。

【PCVの特徴】

換気方法	設定された気道内圧を保ちながら換気を行う
設定	吸気圧と吸気時間
気道内圧	目標とする換気量が得られる吸気圧を設定（10〜15cmH$_2$O）
吸気時間	0.7〜1.5秒

◆吸気圧
吸気により気道にかかる圧のこと。

◆気道内圧
気道内圧は気道内にかかる圧のこと。酸素化の改善を目的に設定するPEEP、最高圧（ピーク圧）、プラトー圧、換気圧などがある。

◆肺コンプライアンス
肺の膨らみやすさや気道の抵抗状態などを表す。

◆分時換気量（L/分）
1分間の総換気量のこと。MV（Minute Volume）と略す。1回換気量(mL)×換気回数(/分)である。設定した分時換気量よりも実際の呼気分時換気量が大幅に少ない場合には、回路のリークを疑い点検する。

◆ファイティング
患者の呼吸と人工呼吸器の換気のリズムが合っておらず、患者と人工呼吸器が「戦っている」状態のこと。早急な対応を要する。適切な鎮静やケアも重要だが、原因の追及とともに人工呼吸器の設定を再考する必要がある。

換気様式の設定

VCV（量規定換気）

設定された1回換気量を一定の流量で送り込む

VCV（量規定換気）は、**1回換気量**と**吸気流量**を設定して換気を行う様式です。多くの場合、安静時の成人の1回換気量は**6～10mL/kg**、呼吸数は**8～12回/分**を目安にして設定します。

神経疾患、頭蓋内疾患などによる無呼吸、術後の麻酔覚醒までに行う人工呼吸などに適しています。機種により、1回換気量を分時換気量と換気回数で設定するタイプもあります。

気道内圧の変化に注意が必要

PCVは肺の状態などにより換気量が変化する欠点がありますが、VCVは設定された換気量が確実に送り込まれるので、低換気となるリスクが低いのが特徴です。ただし、患者の肺や気道の状況により気道内圧が危険なレベルまで上昇するため、**気道内圧の変化に注意が必要**です。

◆吸気流量
吸気フローと呼ばれることもある。1秒間に送り込むガス流量のことで、単位はL/分。

〈メリット〉
・回路リークがなければ1回換気量を一定にできる。
・PaCO₂をコントロールしやすい。
・肺の状態を評価しやすい。

〈デメリット〉
・気道内圧は肺や気道の状態によって変化する。
・吸気流量が一定のため、患者の自発呼吸の強さが大きいとファイティングを起こしやすい。
・リークがあると換気量が減少する。

【VCVの特徴】

換気方法	設定量のガスを送り込み換気を行う
設定	1回換気量（吸気流量×吸気時間の場合もある）
1回換気量	軽症患者　8～10mL/kg
	急性肺傷害などがある場合　6～8 mL/kg
吸気時間	0.7～1.5 秒

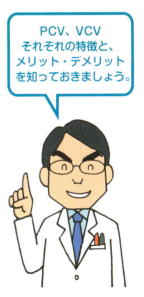

PCV、VCV それぞれの特徴と、メリット・デメリットを知っておきましょう。

換気モードの設定

換気様式を選んだら、患者の呼吸状態にあわせて
換気補助の程度を決め、最適な換気モードを選択します。
現場で利用される主な換気モードを理解しておきましょう。

換気の種類と主な換気モード

調節換気、補助換気と、自発呼吸主体の換気がある

人工呼吸器は患者の状態にあわせて、**換気モード**を選択することができます。前項で説明した2つの**換気様式（PCVとVCV）**のいずれでも同じ換気モードが使えます。

まず、換気の種類には大きく分けて次の3つがあります。**呼吸仕事量**（呼吸運動を行うために患者と人工呼吸器がどれだけエネルギーを分担しているのか）を考えると3つの違いがよくわかります。

◆ 呼吸仕事量
患者が呼吸運動で消費するエネルギーのこと。呼吸不全では一般に増加している。過剰な仕事量は心臓への負担となる。

① **調節（強制）換気**
- 吸気の開始は患者あるいは人工呼吸器が決定し、終了はすべて人工呼吸器が決定する。
- 換気運動を人工呼吸器が完全に代行している状態。患者は呼吸するためのエネルギーは使わなくてよい。
- 人工呼吸器は設定された流量や吸気圧で送気を行う。

◆ 吸気圧
56ページの注を参照。

② **補助換気（部分的補助換気）**
- 吸気の開始は患者が決定し、終了は呼吸器が決定する。患者が自発呼吸をしたことを感知して、呼吸器が決まった量や圧で送気を補う。
- 分時換気量として補助する方法とすべての自発呼吸運動に対し一定の圧補助を行う方法の2つがある。
- 分時換気量を補助する場合は、補助する割合に応じて強制換気回数を決定する。一定の圧補助をする場合は補助圧を設定する。
- 患者の吸気のタイミングにあわせて、サポートしている状態。呼吸運動によるエネルギー消費は補助の割合により決まる。

③**自発呼吸主体の換気**
・吸気の開始・終了とも患者が決定する。
・呼吸運動のエネルギーは患者が受け持つ。
・呼吸回路の抵抗によるエネルギー分だけ補助換気を併用する場合が多い。
・回路内の陽圧を常に維持する。

代表的な換気モードがA/C、SIMV、CPAP、PSV

換気モードとは患者の状態にあわせて、人工呼吸器をコントロールする方法のことです。換気モードは概ねアルファベット3～4文字の略語で示されています。

換気モードには多くの種類がありますが、代表的なものは、強制換気をメインにした**A/C**（補助／調節換気）、強制と自発を組み合わせた**SIMV**（同期式間欠的強制換気）、自発呼吸主体の**CPAP**（持続気道陽圧）の3つと、SIMVとCPAPと併用することが多い**PSV**（圧支持換気）です。

ただし換気モードの名称は人工呼吸器メーカーが付けてきた歴史があり、同じ換気モードなのに機種により名称が違う場合があるので、それぞれの換気の特性をよく理解しておく必要があります。

> 換気モードは、機種により名称が異なります。調節換気、補助換気、自発呼吸主体の換気の特性と、モードを理解しておきましょう。

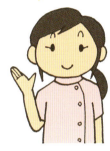

◆PSV
62ページ参照。

【換気の種類と主な換気モード】

換気の種類		換気モード	
調節（強制）換気	A/C	Assist Control	補助／調節換気
補助換気 （部分的補助換気）	SIMV	Synchronized Intermittent Mandatory Ventilation	同期式間欠的強制換気
自発呼吸主体の換気	CPAP	Continuous Positive Airway Pressure	持続気道陽圧
	PSV	Pressure Support Ventilation	圧支持換気

【換気モードの基本的な考え方】

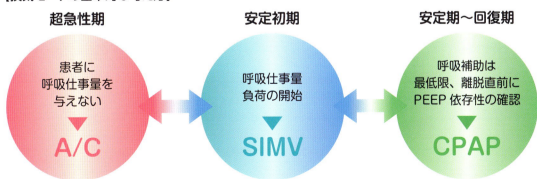

つまり、換気モードをみれば人工呼吸のステージがわかる。

第2章　人工呼吸器の仕組み

A/Cモード

調節換気でも補助換気でも行える

　A/C（Assist Control：補助／調節換気）は重症呼吸不全に対する人工呼吸のスターターとして、不安定で非効率的な自発呼吸を消して落ち着かせるために使用されます。設定に基づいて強制換気が行われ、患者の**呼吸仕事量はゼロ**となります。

　自発呼吸がなくても呼吸が保証されるので、確実な呼吸管理が必要なときや、循環に負担をかけないように呼吸仕事量を軽減したいときに使われます。

〈補助換気〉

　一定時間内に自発呼吸があった場合、自発呼吸を**トリガー（検知）**して、吸気に同調させて設定された換気を行います。つまり吸気開始は患者が決定し、終了は人工呼吸器が決定します。

〈調節換気〉

　一定時間内に自発呼吸がない場合、設定された**時間間隔（タイムサイクル）**で強制換気を行います。つまり吸気開始も終了も人工呼吸器が決定します。

　A/Cでは**自発呼吸がなければ調節換気**を、**自発呼吸があれば補助換気**を自動的に行ってくれます。

◆トリガー
自発吸気が人工呼吸器に伝わるサインを検知すること。圧トリガー（回路内圧の変動で感知）やフロートリガー（気流の変動で感知）などがある。

【A/C流量波形　強制換気が毎分15回の場合】

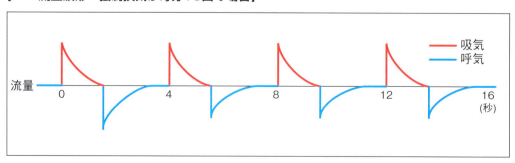

重症呼吸不全に使用される

自発呼吸がないか、もしくは不安定な症例が対象です。術後麻酔や筋弛緩薬から十分に覚醒していない患者や、鎮痛・鎮静薬の効果により自発呼吸が消失した患者、心肺停止後など呼吸中枢が不安定な患者、心疾患で呼吸運動が体の負担になる患者、呼吸パターンが不整で十分な換気運動ができない呼吸不全患者などに使用されます。

換気量・自発呼吸との同調などをチェック

A/Cモード利用中には、特に**「1回換気量」「過換気」「自発呼吸との同調性」**の3点に注意して観察します。自発呼吸が難しい患者が対象になるため、人工呼吸の不具合が命にかかわるケースも少なくないので、細心の注意を払いチェックしましょう。

PCV（圧規定換気）でのA/Cモード設定の際には、グラフィックモニタの流量波形で、吸気終末の**自発呼吸ゼロ**を確認します。

〈1回換気量〉

十分な換気量が得られているか、確実に換気が行われているか、1回換気量をチェックします。もし1回換気量に低下がみられる場合、**回路のリークや閉塞**の可能性があります。

◆リーク
52ページ参照。

〈自発呼吸との同調性〉

補助換気では、**ファイティング**を防ぐために患者が吸いたいときに吸いたいだけ吸え、吐きたいときに吐きたいだけ吐けることが重要です。特に吸気、呼気の開始のタイミングがあっていなければなりません。補助換気中は自発呼吸との同調性は良好か、ファイティングが起きていないかを確認します。ファイティングが起きると、酸素化の悪化や苦痛症状があらわれます。また、気胸や呼吸不全悪化の原因ともなります。

◆ファイティング
56ページの注を参照。

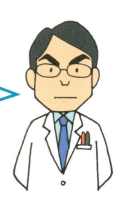

A/Cモードは自発呼吸が難しい患者に使用されます。トラブルが命にかかわることもあるので、細心の注意が必要です！

第2章　人工呼吸器の仕組み

SIMVモード

調節換気から自発換気に移行するプロセスで利用

SIMV（Synchronized Intermittent Mandatory Ventilation：同期式間欠的強制換気）は強制換気と自発呼吸を組み合わせたモードです。

自発呼吸に同調しながら、強制換気を設定回数分だけ行います。たとえば、1分間5回という設定にすれば、それ以上の強制換気は行いません。自発呼吸を1分間15回行っている患者では、吸気3回に1回しか強制換気が入りません。ここがA/Cと異なる点です。

強制換気回数を減らせば患者の**呼吸仕事量**が増えます。強制換気の回数を自在に設定できるため、調節換気から自発呼吸へ移行させる場面で使用されます。SIMVモードの強制換気回数をゼロにすると、次に紹介するCPAPと同じ状態になります。

◆呼吸仕事量
58ページ参照。

自発呼吸はPSVでサポート

SIMVは設定回数以外の自発呼吸を補助しません。けれども人工呼吸器につながった状態での呼吸は、**回路抵抗**を受けるため、換気量を確保するためには相当の呼吸仕事量が必要になります。自発呼吸が十分でない場合や、回路抵抗に打ち勝つだけの呼吸筋力がない場合は、**換気量が不足**してしまう危険があります。

そのため、自発呼吸に対しては、**PSV**（Pressure Support Vebtilation：圧支持換気またはプレッシャーサポート換気）を併用する方法が広くとられています。

PSVとは、患者が息を吸う間、一定の圧によりサポートする機能です。PSVでは、**加圧する値（PS）のみ設定**します。息を吸う量、吸う回数、吸う時間、吐く時間などは患者が決定し、患者が息を吸い終わるのにあわせて自動的にサポートを終了します。

PSVをSIMVに併用するときには、SIMVで数回しっかり換気を行い、残りの自発呼吸にPSVをかけることで、患者の呼吸運動を補助し、必要な換気量を確保します。自発呼吸が不規則な場合や、呼吸中枢に異常がある場合は使用できません。

◆回路抵抗（かいろていこう）
人工呼吸器の回路（チューブ）は本来の気道より細く長いため、自発呼吸に負荷がかかりすぎてしまうことが考えられる。

◆PSV
すべての吸気運動を一定圧で補助する機能。SIMVやCPAPと一緒に使用する。開始は患者が決定し、吸気流量が最大吸気流量の25%まで低下したら自動的に換気を終了する。

ウィーニングにも利用される

　SIMVは調節換気と自発呼吸の中間に位置する換気モードです。自発呼吸はできるが、まだ100％自力ではできない時期が対象となります。調節換気の状態から、徐々に設定換気回数を下げ、人工呼吸器への依存を減らしていくことで、自発呼吸に移行することができるため、**ウィーニング**に向かうステップとして使われています。

◆ウィーニング
人工呼吸器からの離脱、つまり器械による調節換気から自発呼吸に慣れさせる訓練。自発呼吸への移行プロセス。乳離れ（wean）が語源になっており、英語表記はweaning。

【SIMV流量波形　強制換気が3回に1回の場合】

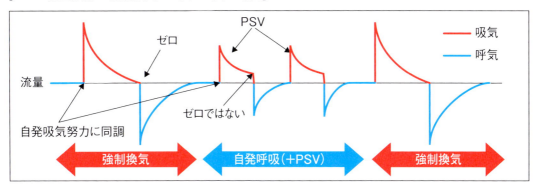

自発呼吸の状態をチェックしよう

　SIMVの強制換気回数を減らすと自発呼吸で賄わなければならない換気量の割合が増加するため、呼吸数が増えます。負担が過剰になれば**努力呼吸**や**頻呼吸**となり、患者は苦しそうな呼吸をします。SIMV中は実際の呼吸回数の変化をチェックし、適切な設定を行う必要があります。

〈自発呼吸の評価〉

　呼吸回数と、強制換気を行っていない場合の**1回換気量**と**呼吸パターン**をモニタリングします。一般に自発呼吸では強制換気のときよりも1回換気量は小さくなります。通常の体格の成人で1回換気量が150ml以下の場合や総呼吸回数が35回以上の場合は、換気補助が必要なので強制換気回数の減らしすぎに注意します。適切に自発呼吸を評価しながら、次の段階に進むタイミングをはかりましょう。

〈自発呼吸との同調性〉

　自発呼吸とうまく同調できなければ**ファイティング**が起きます。ファイティングが起きると、患者に苦痛症状があらわれます。また、VCVでは気道内圧上限アラームが鳴り、PCVでは分時換気量が増加します。

CPAPモード

酸素化が不十分な換気をサポート

CPAP（Continuous Positive Airway Pressure：持続気道陽圧、**シーパップ**）は、気道内圧を常に陽圧に保つだけの最もシンプルな換気方法です。

自発呼吸に**PEEP（ピープ）**をかけることで、呼吸の全過程で気道内圧が陽圧になるように保ち、肺気量を保って、酸素化を改善させます。また、呼吸仕事量を軽減します。

人工呼吸を終了するための最終段階に用いられ、吸気のタイミングや吸気時間、吸気流量、換気量、呼気のタイミングなどすべてが**患者に依存**します。CPAPでも多くの場合、**PSV**（圧支持換気）を併用し、自発呼吸をサポートします。

◆PEEP
73ページ参照。

【換気モードと呼吸仕事量の関係】

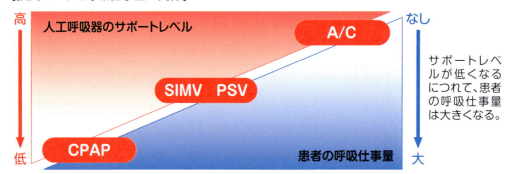

【CPAPの気道内圧波形】

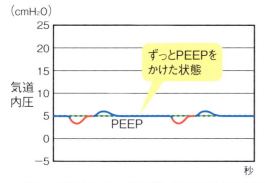

換気の補助をせず、自発呼吸にPEEPをかけ続けることで、呼吸の全過程で気道内圧を陽圧に保つ。

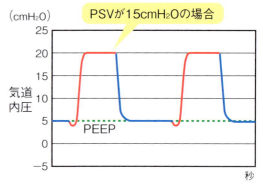

患者の呼吸仕事量が大きくなるため、多くの場合はPSVを併用し、自発呼吸をサポートする。

人工呼吸を終了するための最終段階で用いられる

　基本的に、自発呼吸があり換気量が確保されている患者、呼吸中枢に異常がない患者が対象です。換気は十分に保たれているが、酸素化がまだ不十分な場合に用いられます。

　強制換気を行わず、自発呼吸への補助も最低限なので、換気障害がある場合や、自発呼吸が安定していない状態には向いていません。SIMVを経て、人工呼吸療法を終了する**ウィーニングの最終段階**として用いることが多いモードです。

強制換気を行わないので、無呼吸への対応が必須

　CPAPはSIMVモードの強制換気回数がゼロと考えればわかりやすいでしょう。自発呼吸があることがこのモードを使用する大前提となるため、万一、無呼吸が発生した場合に備えておきます。

〈無呼吸への対応〉

　強制換気を行わないため、無呼吸へのリスク管理が何よりも重要です。特に鎮静薬や鎮痛薬、睡眠導入剤などを投与した場合は、呼吸抑制により無呼吸が発生する可能性があるので注意します。必ず、**無呼吸アラーム**と**バックアップ換気**の設定を確認するようにしましょう。

◆無呼吸アラーム
患者の吸気運動が設定時間内に感知されないと発生されるアラーム。無呼吸時間は通常15秒か20秒で設定される。

◆バックアップ換気
無呼吸となった場合に調節換気が自動的に開始される機能。無呼吸時間と調節換気条件を設定する。

〈1回換気量〉

　CPAPは回路内を陽圧にするだけのモードですが、気管チューブを介した呼吸では回路抵抗の分だけ患者は余分な運動をさせられることになります（62ページ参照）。そこでCPAP中は通常、回路抵抗を相殺するための圧補助を行います。十分な1回換気量が得られない場合は、圧補助レベルを上げていきます。十分な換気量が得られれば、呼吸回数は30回未満で維持されます。

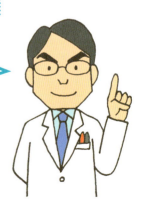

CPAPでは強制換気を行わないので、無呼吸になった場合のリスク管理を忘れずに！

その他の換気モード

さまざまな換気モードが使われることがある

最近の人工呼吸器には基礎となるA/C、SIMV、CPAP、PSVのほかにもさまざまな換気モードが搭載されており、患者の呼吸状態や予測されるリスクに応じて選択される場合もあります。メーカーにより名称が異なるので、それぞれのモードの特徴を知っておく必要があります。

PCVとVCVのハイブリッド、PRVC

◆PCV（圧規定換気）
56ページ参照。

PRVC（Pressure Regulated Volume Control：圧制御量規定）とは、**PCV（圧規定換気）**のバリエーションの1つです。PCVは1回換気量を規定することができませんが、PRVCは換気量を補償してくれる換気モードです。設定1回換気量をモニターしながら、減少した場合は段階的にPCV圧を自動的に調整します。PRVCのメリットは患者が吸気流量と1回換気量をコントロールできることですが、設定した換気量より大きい1回換気量を吸うことで人工呼吸器関連肺傷害（VALI）を起こすリスクもあります。

【PRVCの波形】

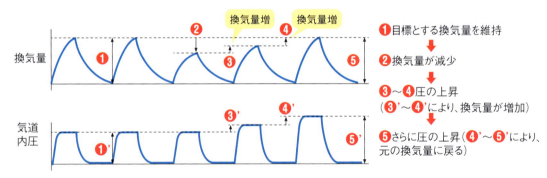

横隔膜の活動を検知して呼吸をサポートするNAVA

NAVA（Neurally Adjusted Ventilatory Assist：神経調節換気）は、横隔膜の電気活動を連続的に記録し、圧を提供する人工呼吸モードです。NAVAのメリットは、横隔膜運動を電気的に感知して、人工呼吸器の動作を患者の吸気開始と終了に完全に同期させられる点です。ファイティングがなく、換気補助効率がよいので、換気補助は最小限ですみ、オーバーサポートはほとんど問題になりません。一方で、嘔吐や咳などに影響を受けてしまうセンシングの脆弱さが最大の欠点です。横隔膜電

位を感知するための電極付きカテーテルを胃内に留置しなければなら
ず、費用もかかります。

【NAVAと自発呼吸の関係】

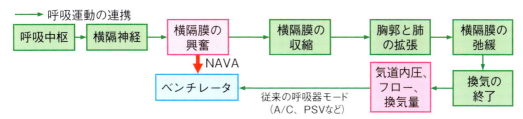

BIPAPと換気モードの名称の混乱

　BIPAP（バイパップ）は、高圧相と低圧相の2つのPEEPを時間サイクルで交互に繰り返すモードです。通常は、図のようにPEEPの時間は長めに設定します。しかし最近では、高いPEEPレベルを吸気相、低いPEEPレベルを呼気相となるように時間設定し、A/CやSIMVの強制換気のように使用する場合も増えています。そのため、BIPAPと強制換気の区別で混乱を招く状況となっています。

　A/CやSIMVの強制換気では呼気弁が閉じているため、吸気相が終了しなければ患者は呼気を行うことができません。しかし、BIPAPはCPAPの変化形なので自発呼吸が出現しても、通常通りサポートします。すなわちファイティングを起こしにくく、頻呼吸や呼吸サイクルが整わない場合でも、同調性がよいというメリットがあります。強制換気からウィーニングまで幅広く利用することが可能なので、使いやすいモードとして普及しました。BIPAPは、BiLevel（バイレベル）、Bi-Vent（バイベント）など、メーカーによって呼び方が異なります。

【BIPAPとは】

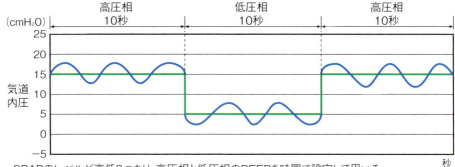

CPAPのレベルが高低2つあり、高圧相と低圧相のPEEPを時間で設定して用いる。
上図の場合、各相とも10秒で設定しており、その間に自発呼吸が3〜4回行われている。

第2章 人工呼吸器の仕組み

患者の状態に応じて呼吸をサポートするPAV

PAV（Proportional Assisted Ventilation：比例補助換気、**パブ**）は、PSVをさらに進化させたモードです。1回換気量や気道内圧を管理する従来の換気様式とは異なり、患者の行う呼吸仕事量に対してその何パーセントを補助するのかを設定します。

呼吸仕事量は、**肺や胸郭の弾性抵抗（エラスタンス）**と**気道抵抗（レジスタンス）**により増大します。レジスタンスには患者の気道抵抗と人工呼吸器の気管チューブによる抵抗があります。PAVはエラスタンス、レジスタンスから呼吸仕事量を測定し、その情報に基づいて吸気のサポートを行います。エラスタンスが低下すれば**ボリュームアシスト**を増やし、レジスタンスが上昇すれば、**フローサポート**を増やしてくれます。患者の呼吸運動の大きさへの同調性に優れているため、自発呼吸を温存しながら次の段階に進めたいときに、PSVと同様の使い方が可能です。

また、**呼吸仕事量**がリアルタイムに表示されるので（下図を参照）、これを指標に設定を調整することで患者の快適性が向上します。

ただし、自発呼吸が安定していなければ使用することはできません。

また、小さな呼吸ではオーバーサポート、大きな呼吸ではアンダーサポートになるリスクがあります。PAVを利用する際には、呼吸仕事量に対するアセスメントを行い、早期に呼吸仕事量を正常な状態に戻していけるよう、管理していくことが重要です。

◆WOB
（Work Of Breathing）
呼吸仕事量のこと。PAVでは、バーグラフを指標にして呼吸仕事量の何パーセントをサポートするのかを設定できる。WOB_{PT}（患者の仕事量）＋WOBvent（人工呼吸器の仕事量）＝WOB_{TOT}（全体の呼吸仕事量）となる。

【PAV】

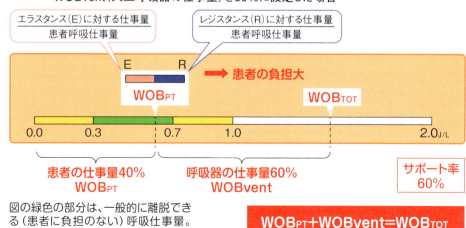

WOBvent（人工呼吸器の仕事量）を60％に設定した場合

図の緑色の部分は、一般的に離脱できる（患者に負担のない）呼吸仕事量。なるべく少ないサポート率でWOB_{PT}がこの範囲におさまるよう設定する。

$WOB_{PT}＋WOBvent＝WOB_{TOT}$

（注）J/L（ジュール・パー・リットル）は1Lの換気（吸気）を行うのに使っているエネルギー（呼吸仕事量）。

自発呼吸を温存できるCPAPの改良版、APRV

APRV（Airway Pressure Release Ventilation：気道圧開放換気）は、CPAPの改良版で、強制換気は行わず自発呼吸を基本としています。酸素化がきわめて悪い重症呼吸不全が対象ですが、十分な知識と経験がないと使いこなすのが難しい換気モードです。

陽圧換気では**F$_I$O$_2$（吸入気酸素分画）**と**PEEP**が酸素化を改善させる要素です。重篤な低酸素血症を呈する症例では、**肺胞サーファクタント**が機能しておらず、表面張力が増加しているために高い肺胞内圧を維持しなければ肺胞が開通していられません。このため、高いPEEP（25〜30cmH$_2$O）が必要となることがありますが、A/CやSIMVではPEEPに換気圧を上乗せするので、気道内圧は40cmH$_2$Oを超えることも少なくありません。この結果、**気胸などの圧外傷**や**VALI**を発生させるリスクが高まります。また、胸腔内圧が上昇するため**静脈還流が低下**して循環系に悪影響を与えます。また、高い気道内圧のために呼気が障害され**CO$_2$の蓄積**を招きます。

これらの高いPEEPによるリスクを打ち消すため、一時的に気道を大気に開放する換気モードがAPRVです。圧開放により胸腔内圧が低下するので静脈還流が促進されます。また回路内ガスが吐き出されフレッシュガスに置き換えられるのでCO$_2$排出が促されます。

圧開放により気道内圧が低下するため、圧開放時間が長すぎると**肺胞の虚脱**を招きます。つまり圧開放の時間設定が非常に重要です。肺胞が虚脱しないように**短い時間（0.4〜0.8秒程度）**に設定するのがポイントです。PEEPをゼロにしても、内因性のPEEPがかかっていてすぐに高圧に変わるため、肺胞を虚脱させずに換気を促すことができます。APRVは高いPEEPを用いるだけなので強制換気は行いません。

◆F$_I$O$_2$（吸入気酸素分画）
吸気中の酸素濃度のことで、100%＝1.0として表され、室内の空気では21%＝0.21。単位はなし。

◆肺胞サーファクタント
肺胞の表面を覆う、脂質や蛋白で構成された界面活性物質のこと。呼吸時には、肺胞サーファクタントが肺胞の表面張力を減少させることで、肺の伸展を補助している。

◆気胸
205ページ参照。

◆VAIL
44ページ参照。

◆静脈還流
219ページ参照。

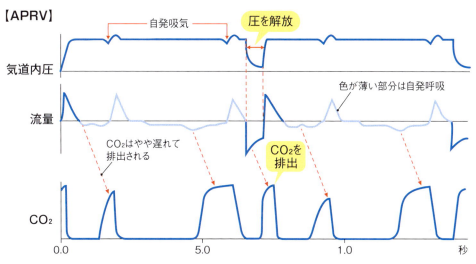

【APRV】

第2章 人工呼吸器の仕組み

人工呼吸器の初期設定

換気様式、換気モードのほか、
酸素濃度、PEEP、1回換気量、換気回数、
各種アラームなどの設定を行います。

※本書では、小児については触れていません。

人工呼吸器装着時の設定

酸素濃度、換気量などの初期設定を知っておこう

人工呼吸器を安全かつ有効に使うためには、患者の呼吸や呼吸不全の状態にあわせて、適切に設定することが重要です。初期設定では、まず**換気様式、換気モード、酸素濃度**を決定します。引き続きそれぞれの換気モードに応じて、**強制換気の設定、換気回数、PEEP、補助換気の設定、トリガー感度、各種アラーム**などを設定します。その後は、バイタルサイン、血液ガスデータ、人工呼吸器から得られる評価指標をもとに、必要があれば調整します。

下の表にある各設定の基準値を覚えておきましょう。

【人工呼吸器の基本的な初期設定】

①酸素濃度	通常、FiO_2 は 0.6（60％）以下で設定するが、重症例では 1.0（100％）から開始してよい
②1回換気量、吸気流量（VCVの場合）	6～10mL/kg、40～50L/分
③吸気圧、吸気時間（PCVの場合）	10～15cmH_2O、1回換気量が6～10mL/kgとなるように設定。0.7～1.5秒、グラフィックモニタで吸気終末の流量ゼロを確認し設定する
④換気回数	8～12回/分。血液ガスでpH（$PaCO_2$）を確認し微調整
⑤PEEP	5cmH_2O
⑥トリガー感度	フロートリガー　2L/分 圧トリガー　－2～－1cmH_2O

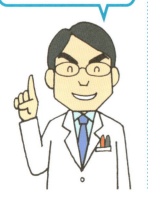

酸素濃度、PEEP、1回換気量、換気回数、トリガー感度の基本的な初期設定を覚えておきましょう。
あとは患者の状況にあわせて、カスタマイズしていきます。

人工呼吸器の初期設定

患者にあわせて様式とモードを選択

まずは、換気様式を選択します。そして、換気モードを決定します（54、58ページ参照）。

〈換気様式〉

肺コンプライアンスや自発呼吸の状態により、強制換気を**VCV**か**PCV**のどちらで行うかを選び、設定します。

◆肺コンプライアンス
56ページ参照。

〈換気モード〉

自発呼吸を観察し、呼吸仕事量の負荷の程度により決定します。

重症呼吸不全などで、呼吸仕事量が期待できないくらい循環系も不安定な場合は、**A/Cモード**を選択します。

ある程度の自発呼吸があり、呼吸仕事量の負荷が容認できる場合は、**SIMVモード**を選択し、具体的な呼吸仕事量を念頭に換気回数を調整します。

安定した自発呼吸があり、強制換気による積極的な補助が不要の場合は、**CPAPモード**を選択します。ただし、SIMVやCPAPだけでは、気管チューブや呼吸回路によって生じる抵抗分の仕事量が自発呼吸の負担になるため、負担解消のために**PSV**や**チューブ補償**などを併用することもあります。

◆PSV
62ページ参照。

◆チューブ補償（TC）
チューブは本来の気道より細く、長いため、チューブの存在自体が吸・呼気抵抗になる。TCはチューブの太さを入力することで、吸気の抵抗を計算し、その補正を行う機能。

〈酸素濃度〉

酸素の濃度を設定します。酸素中毒など高濃度酸素の悪影響を防止するために、**F_iO_2（吸入気酸素分画）は0.6（60％）以下**が推奨されています（43ページ参照）。ただし、重症例では低酸素状態からただちに脱するために、1.0（100％）でスタートすることもあります。その後、PEEP設定とも連携させながら、**$PaO_2≧60mmHg$**を維持できるように、なるべく0.6以下を目指し調整します。さらにその後は、0.3〜0.4（30〜40％）を目安として低下させます。

◆F_iO_2（吸入気酸素分画）
69ページの注を参照。

〈強制換気の設定〉

換気モードがA/C、SIMVの場合は、強制換気の設定と換気回数設定を行います。

VCVの場合は1回換気量と吸気流量を設定

〈1回換気量〉

　1回の換気で肺に送り込むガス量のことです。一般的には、**6～10mL/kg**とされており、12mL/kg以上に設定してはいけません。肺のコンプライアンスが悪い場合などに気道内圧が上がりすぎることがあるので、**気道内圧上限アラーム**で監視します。

◆換気量設定時の体重
1回換気量は体重にあわせて設定されるが、その場合の体重は実際の体重ではなく、身長と性別から換算される予測体重を用いる。

◆分時換気量（L/分）
56ページの注を参照。

〈吸気流量〉

　40～50L/分で設定します。この場合、1回換気量÷吸気流量により、吸気時間が自動的に決定されます。

> 例：1回換気量500mL、吸気流量40L/分の場合、
> 　　500mL÷[40×1000（mL）]×60（秒）＝0.75秒

PCVの場合は吸気圧と吸気時間を設定

〈吸気圧〉

　換気時にPEEPに上乗せする気道内圧のことです。一般的には**10～15cmH$_2$O**に設定しますが、肺コンプライアンスや呼吸不全の重症度で変化します。1回換気量は設定できないので、モニター上で1回換気量を測定し、6～10mL/kgとなるよう吸気圧を微調整します。

〈吸気時間〉

　吸気のための加圧を続ける時間のことです。一般的には**0.7～1.5秒**に設定しますが、グラフィックモニタ上で吸気流量が吸気終了時にゼロとなるように設定する方法もあります。その場合、症例によっては1.5秒以上となることもあります。

〈換気回数〉

　成人では**8～12回/分**に設定します。**アシドーシス**になっている場合は、回数を増やしPaCO$_2$を下げてpHが正常範囲になるよう調節します。

人工呼吸器の初期設定

〈PEEP〉

PEEP(Positive End-Expiratory Pressure)は、日本語訳で**呼気終末陽圧**といいます。

その名前のとおり、人工呼吸器の呼気の終了時に、気道内圧を0mmHgにせずに、一定の陽圧をかけたままにするために用います。陽圧に保つことで、**肺胞虚脱**を防ぎます。一方、PEEPが足りないと呼気時に肺胞が虚脱し、低酸素血症の原因となることがあります。

PEEPの設定値は病態により異なり、また、同一患者でも病状により増減します。実際に使用するPEEPは**3～15cmH₂O程度**で、通常は**5cmH₂Oから開始**します。この値のPEEPでは酸素化が改善しないこともありますが、**最大吸気圧**を上げすぎず、肺胞虚脱を防ぐ効果があります。PEEPを上げると気道内圧も上昇し、**酸素化の改善**につながります。

たとえば、**ARDS（急性呼吸促迫症候群）**の場合は20cmH₂O以上で設定することもあります。PEEPをかけることで、高い内圧を維持し、酸素濃度を極力抑え、全身管理を行います。低酸素状態の改善を確認したら徐々にPEEPを下げますが、急に低下させすぎると肺胞虚脱発生のリスクがあるため、特に注意が必要です。**パルスオキシメータにより SpO₂を監視**しながら、一度に**2～3cmH₂O**を目安に、6～8時間ごとに少しずつ下げていきます。

◆PEEP
呼気終末陽圧(Positive End-Expiratory Pressure)。呼気の終わりに圧力（陽圧）をかけること。また、その圧力。実際に使用するPEEPの圧力は、3～15cmH₂O程度（20cmH₂O以上のこともある）。

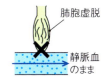

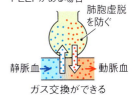

◆肺胞虚脱
45ページ参照。

【ARDSにおけるF$_I$O$_2$に応じたPEEPの設定値】

F$_I$O$_2$	PEEP(cmH₂O)
0.3	5
0.4	5～8
0.5	8～10
0.6	10
0.7	10～14
0.8	14
0.9	14～18
1.0	18～24

出所：ARDS Network

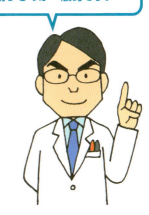

肺胞虚脱を防ぎ肺を保護するため、どの換気モードでもPEEPを併用するのが一般的です。

第2章　人工呼吸器の仕組み

◆トリガーウィンドウ

SIMVモードで強制換気を行うために自発吸気をトリガーする時間枠のこと。機種により設定は異なる。トリガーウィンドウ内で自発呼吸が感知されれば強制換気が行われ、次のウィンドウまでは自発呼吸があっても強制換気は同期されない。ウィンドウ内で吸気が感知されなければウィンドウが終了する時点で強制換気が行われる。PSVでは感知したすべての吸気を補助するため、トリガーウィンドウは適用されない。

〈トリガー〉

人工呼吸器が自発吸気を**トリガー（検知）**するための機能で、**フロートリガー**と**圧トリガー**があります。人工呼吸器は回路内のガス流量や圧の変化を常時モニタリングしており、変化がトリガー設定を満たせば、患者の自発吸気努力と認識して設定された換気を開始します。**トリガー感度**により、トリガーするレベルを調節します。

フロートリガーは、患者の吸気開始により回路内のガス流量が低下することで自発呼吸を認識する方法で、トリガー感度は**2L/分程度**で設定します。圧トリガーより鋭敏に反応するため、現在はフロートリガーが主流となっています。

圧トリガーは、吸気の際に発生する陰圧を感知する方法です。トリガー感度は通常は**−1〜−2cmH$_2$O**で設定します。

最近では、圧トリガーとフロートリガーの両方を採用し、人工呼吸器のプログラムに従い、両者を自動的に使い分ける**ハイブリッドトリガー**が増えています。この結果、人工呼吸器の設定画面からトリガー感度設定がなくなっている機種もあります。

SIMVモードで強制換気を行うために自発吸気をトリガーする時間枠を**トリガーウィンドウ**といいます。

【トリガーウィンドウ】

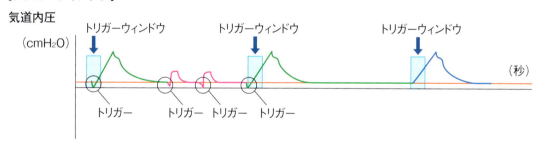

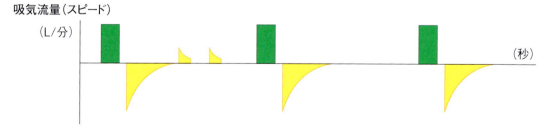

アラームの設定

異常を早期に発見し対処するために必要なのがアラームです。
人工呼吸器を使用する際には、必ず機器の整備・点検・チェックを実施し、
正しく作動していることを確認したのち、アラームを設定します。

アラームとは？

アラームは、異常を早期に知らせてくれる

　アラームが適切に設定されていなければ、異常の早期発見ができず対応の遅れにつながる可能性があり、最悪の場合は命にかかわります。一方で異常もないのにアラームがたびたび鳴ってしまうと注意力がなくなり（いわゆるオオカミ少年）、いざというときに役に立ちません。看護師にはアラームの役割を十分に理解したうえで、適切かつスピーディーに対処していく能力が求められています。アラーム設定では、そのアラームをどういう状況で役立たせるかというシナリオが重要です。その意味で、アラーム設定は人工呼吸器設定と同等の重要性があるのです。

◆人工呼吸器アラーム
人工呼吸器警報基準（厚生労働省）ほか、ガイドラインにより設定が必要なものが定められている。

Check Point　アラームに対する心構え

① 使用者はアラームの意味と重要度・緊急度を理解し、適切に設定する。
② 取り扱い説明書は身近に常備し、操作方法やトラブル対処法に習熟しておく。
③ アラーム発生時はその内容を確認し、対処する。
④ アラームの内容を理解するまでアラーム・オフにしない。
⑤ 患者の処置中など、アラーム音が気になる場合は、
　 アラーム休止（一時的にオフ、自動復帰）機能を利用する。
⑥ アラーム設定の上限・下限値は基本設定を基準とし、
　 極端な設定変更を避ける。
⑦ アラーム設定は、勤務交代時や設定変更時に記録しておく。
⑧ 定期的に人工呼吸器の保守点検を行う。

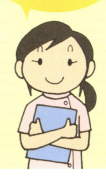

アラームの重要性をしっかり把握し、対応できるようにならなければなりません！

第2章 人工呼吸器の仕組み

緊急事態、救命的な事態などを知らせるアラームがある

人工呼吸管理中に発生するアラームにはさまざまなものがあります。どんな状況でも迅速に対応すべきものもあれば、じっくり対応できるアラームもあります。利用している人工呼吸器にどのようなアラームがあるのか、取り扱い説明書などを確認し、正しく作動することを点検・チェックしておきましょう。

一般的に、機器のトラブルなどによる緊急事態を伝えるアラーム、救命的な事態の発生を伝えるアラーム、合併症予防アラームの3つに大別でき、警報音やランプの色が緊急度によって区別されています。

緊急事態を伝えるアラームには、**電源供給アラーム**、**バッテリー関連アラーム**、**ガス供給圧アラーム**などがあります。

また、救命的アラームには、**分時換気量下限アラーム**、**気道内圧下限アラーム**、**無呼吸アラーム**などがあり、合併症予防アラームには、**気道内圧上限アラーム**、**分時換気量上限アラーム**、**呼吸回数上限アラーム**などがあります。

そのほか、**酸素濃度アラーム**や**呼気1回換気量アラーム**などもあります。アラームの種類は機種ごとに異なり、名称や表示が違うこともあるので、注意しましょう。

主なアラームの種類と対応

機器のトラブルで作動する緊急事態アラーム

緊急事態アラームは、機器の不具合が発生した際に作動するアラームです。人工呼吸器が使えなくなる可能性があるので、ただちに**用手換気**に切り替えるなどして、迅速にどこにトラブルが起こっているのかを調べなければなりません。**トラブルの原因が究明されるまで主電源は切らないでください**。緊急時に備えて、ベッドサイドには**バッグバルブマスク**を常備しておきましょう。

◆用手換気
自発呼吸が不十分な場合や無呼吸のときに手で換気を行うこと。用手換気を行う装置には、バッグバルブマスクやジャクソンリース回路などがある。

〈電源供給アラーム〉

| 原因 | ・AC電源の接続不良
・コンセントプラグや電源系統の不具合・故障 |

AC電源の電圧が不安定なときや、AC電源が供給されていないときに

作動します。アラームが鳴った際には、ただちに用手換気に切り替え、コンセントプラグや電源系統を確認します。1人では対応できないので応援を呼びましょう。

〈バッテリー関連アラーム〉

原因
- AC電源の接続不良
- バッテリーの充電不足（残存量の不足）

バッテリー駆動時間の残存時間が少なくなった場合に作動します。AC電源が接続されているかを確認し、AC駆動に切り替えるか、もしくは装置の交換を行います。バッテリー駆動時間は人工呼吸器の機種により異なるため、必ず事前に確認しておきましょう。

◆バッテリーの駆動時間
バッテリーの駆動時間は器械によって異なるが、だいたい30分～4時間程度。充電を使い切ることがないため、過充電の状態であることが多く、駆動時間は短くなりやすい。

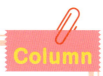

バッテリーに関する注意事項

最新の人工呼吸器には内蔵バッテリーが装備されており、停電時でも自動的にバッテリーで駆動します。その際、バッテリー駆動であることを示すアラームが表示されますが、見落としてしまうとバッテリーが消耗し、突然作動停止することがあるので、どの電源で作動しているか注意してください。

〈ガス供給圧アラーム〉

原因
- 配管の接続不備
- 耐圧ホースの接続部のはずれやゆるみ
- 接続プラグの劣化やホースの破損による漏れ
- ガスボンベの残量低下、コンプレッサーの不具合

供給されている酸素・空気のいずれかの圧力が低下・停止したときに作動します。ただちに人工呼吸器の使用をやめて用手換気に切り替え、配管の接続や耐圧ホースなどを確認します。

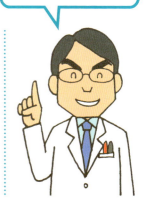

アラームの種類によって、どのように対応するのかが変わってきます。ここでしっかり学んでください。

第2章　人工呼吸器の仕組み

救命の必要性を知らせるアラーム

救命的アラームが作動した際には、迅速にアラーム内容を把握しつつ必要な措置を行う必要があります。また、万一の人工呼吸器の故障や停止に備えて、人工呼吸中は常に生体情報モニタを併用します。

アラームをキャッチしたら、ただちにベッドサイドに駆けつけてアラーム内容を確認します。**胸郭運動を観察し、呼吸音の聴診**を行います。同時に、生体情報モニタにより**バイタルサイン、カプノメータやパルスオキシメータの波形と数値**も確認し、緊急時に応じ医師に連絡しましょう。

◆カプノメータ
呼気中の二酸化炭素分圧を測定する。140ページ参照。

◆パルスオキシメータ
指に挟むことで患者の負担なく、経皮的動脈血酸素飽和度（SpO_2：血液中のヘモグロビンのうち酸素と結びついているヘモグロビンの割合）をパーセント（％）で表示する。139ページ参照。

〈分時換気量下限アラーム〉

設定時のポイント

安定状態での実測値70〜80％程度に設定する。

1分間の換気量（呼吸回数×1回換気量）が設定値に満たないときに作動します（強制換気だけでなく自発呼吸も含む）。

呼吸回路のリーク・破損・はずれ、換気量測定センサーの不良など**機器のトラブル**による換気量の低下も原因になりますが、**無呼吸**や**呼吸回数の減少**など患者側の要因の可能性もあります。特に補助換気モードの場合は、原因として**過鎮静**による自発呼吸の減少なども考えられるので、患者の呼吸状態の確認を怠らないようにしましょう。

◆過鎮静
130ページ参照。

アラーム発生時の対応❗

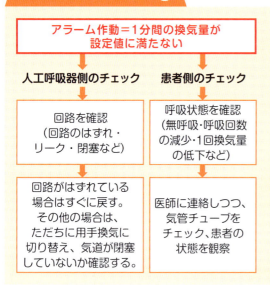

アラームが作動した際には、換気量をモニタリングしながら、バイタルサインを確認します。同時に胸郭の動きを観察しながら呼吸音を聴診します。呼吸運動がみられない場合はチューブ閉塞の可能性があるため、ただちに応援を要請するとともに医師を呼びます。速やかに用手換気に変更し、換気ができているかチェックします。

換気が確保できたのち、回路リークや回路のはずれがないか点検します。

アラームの設定

〈気道内圧下限アラーム〉

設定時のポイント

最大吸気圧(PIP)の70%程度に設定する。

　気道内圧が設定された圧力まで上がっていない場合に作動します（そのため、基本的にPCVでは作動しません）。アラームが鳴った場合、まず**回路リークやはずれ**、**圧センサーの異常**を疑います。VCVによる補助換気の場合は、患者の吸気努力が強いと流れてくるガスよりもたくさんのガスを吸うことで気道内圧が低くなることがあります。

◆気道内圧下限アラーム
機種により、最低気道内圧アラーム、回路内圧下限アラームなどと呼ばれることもある。

アラーム発生時の対応 ❗

　いずれの場合も換気量をモニタリングしながら、患者の呼吸状態を観察し、原因を究明します。万が一、低酸素状態になっていることが確認された場合は、ただちに用手換気に切り替えてから、原因究明に努めます。

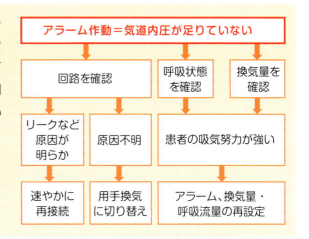

〈無呼吸アラーム〉

設定時のポイント

15〜20秒が一般的で、不用意に長くしないことが大切（機種によっては数値が設定されているものもある）。

　設定された時間を超えても**自発呼吸が感知できない**場合に作動します。機器のトラブルの場合も考えられますが、自発呼吸が止まったり、非常に弱くなっている可能性があります。1分1秒を争うことも少なくない**緊急性の高いアラーム**です。

◆バックアップ換気
65ページの注を参照。

アラーム発生時の対応 ❗

　まずは患者の呼吸状態を確認し、緊急の場合は迅速に蘇生などの治療や処置を行います。最近ではアラーム発生とともに自動的にバックアップ換気を行う機種も増えています。事前にバック

第2章 人工呼吸器の仕組み

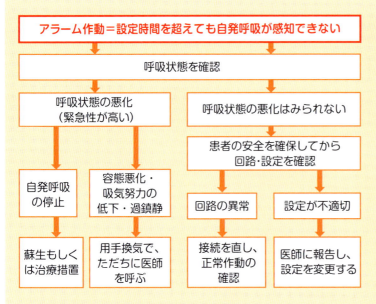

アップ換気設定の有無を確認しておきましょう。バックアップ換気がない機種の場合は、ただちに用手換気に切り替えます。

緊急性が低い場合は患者の安全を確保してから、アラームの原因を探り、人工呼吸器の回路に異常がないか、気管内チューブのカフ圧、加温加湿器などを含めて、回路全体をひと通りチェックします。異常が見つかったらすぐに直し、患者の呼吸状態を観察し、人工呼吸器の設定を調整します。

回路に異常がなく、自発呼吸が一定間隔であるにもかかわらず無呼吸アラームが鳴ってしまう場合は、設定値が不適切であることが考えられるので、医師に報告し、設定値を変更します。

アラームに適切に対応し、合併症を予防する

人工呼吸器には低酸素状態や換気量低下を感知し、合併症を予防するためのアラームが備えられています。緊急事態アラームや救命アラームに比較すると緊急性は高くありませんが、患者の予後を左右することもあるので、落ち着いて的確に対応しましょう。

〈気道内圧上限アラーム〉

設定時のポイント

最大吸気圧（PIP）＋10％程度を目安に、状態にあわせて設定する。

気道内圧が設定した上限を超えたときに作動します。アラームが作動すると、気道内圧の上昇を止めるために人工呼吸が中断し、回路が開放されて、気道内圧が下がります。

量規定で換気を行っている場合、患者の**肺コンプライアンスが低下**すると、気道内圧が上昇することがあります。そのほかの原因として、分泌物がたまることによる**気道狭窄**、**ファイティング**や**バッキング**も考えられます。回路の閉塞、気管チューブのねじれなど機器のトラブルが原因となっていることもあります。

◆気道内圧上限アラーム
機種により、最高気道内圧アラーム、回路内圧上限アラームなどと呼ばれることもある。

◆ファイティング
56ページの注を参照。

◆バッキング
218ページ参照。

アラームの設定

アラーム発生時の対応 ❗

　気道内圧の上昇は、肺の圧外傷などを引き起こす危険性があるため、早急に対応します。痰などの気道内分泌物の貯留が原因になっている場合は聴診して痰の吸引を行います。
　また、バッキングやファイティングが原因の場合には設定や鎮静内容を検討します。肺コンプライアンスの低下による気道内圧の上昇が原因の場合は、1回換気量を減らすか、気道内圧の過剰な上昇を避けるために圧規定の換気方法に変更するなどの対応を検討します。

〈分時換気量上限アラーム〉

設定時のポイント

分時換気量の実測値より20％程度多い値に設定する。

　呼吸数や1回換気量が増加し、換気量が設定された上限値を超えたときに作動します。基本的には自発呼吸を補助するモードを利用しているときに作動します。
　呼吸数や換気量が増加する理由としては、**病状の悪化**、**息苦しさ**、**疼痛**、**発熱**、**鎮静不足**などによる**呼吸状態の悪化**や**呼吸困難**が考えられます。呼吸状態の悪化が原因となる一方で、自発呼吸が改善し呼吸数が増加していることもあります。病態が改善して、自発呼吸と強制換気が重なって1回換気量が増えることで、アラームが作動します。
　また、換気量測定センサーの不良や、呼吸回数や換気量などについての不適切な設定が原因で作動することもあります。

◆分時換気量上限アラーム
機種により、最大換気量上限アラーム、1回換気量上限アラームなどと呼ばれることもある。

アラーム発生時の対応 ❗

　アラームが鳴ったら、まず呼吸状態の悪化を想定し、対応します。バイタルサインやSpO₂、血液ガスなどを確認し、速やかに医師に報告します。疼痛や発熱などがあれば、鎮痛薬や鎮静薬、解熱薬などによる治療を行います。
　一方、自発呼吸が改善し換気量が増えている場合でも、人工呼吸器の設定が患者にあっていないことでアラームが鳴ってしまうので、設定を変更する必要があります。
　容態に変化がみられないときは、回路のリークやセンサーの異常を疑い機器の点検を行い、原因の解明を行います。

〈呼吸回数上限アラーム〉

設定時のポイント

呼吸回数上限アラームの設定は30回/分程度が一般的。

第2章　人工呼吸器の仕組み

◆オートサイクリング
呼吸回路からのリークや回路内の結露による揺れを自発呼吸と感知し、換気を行ってしまうこと。

◆呼吸筋疲労
呼吸筋のエネルギーの需要が供給を上回った状態で、横隔膜が働きにくくなるなどの症状があらわれる。

◆気管吸引
気管に入り込んだ異物をチューブにより外部に吸引すること。185ページ参照。

自発呼吸回数が設定した上限値を超えたときに作動します。

回路からのリークや**呼気弁の異常**、**オートサイクリング**など機器のトラブルも原因になりますが、頻呼吸の可能性もあります。

たとえば、1回換気量が十分に得られない場合、代償として呼吸回数が増加します。この状態が続くと呼吸仕事量が増大して**呼吸筋疲労**をきたし、結果として低換気に移行するリスクが高いため、患者にあわせた適切な設定をする必要があります。また、咳やファイティングなどでも、呼吸回数上限アラームが作動してしまうことがあります。

アラーム発生時の対応❗

患者の呼吸音や換気量を確認し、原因を究明します。気道内の分泌物や気管チューブなどによる刺激の有無を確認し、必要に応じて気管吸引などの処置を行います。吸引した痰の粘稠度が高いときは加湿が不十分である可能性が高いので、加温加湿器の滅菌蒸留水の量や設定をチェックし、加温加湿器の設定を調整します。

必要ならば医師に相談し、適切な換気を行うための設定変更や、鎮静薬の調整も検討します。

合併症予防アラーム発生時の対応をまとめると、以下の図のようになります。

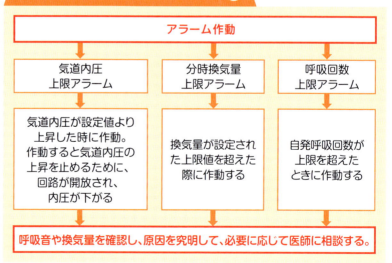

グラフィックモニタ（正常編）

現在使われている多くの人工呼吸器には、
グラフィックモニタが標準装備されています。
波形の変化を読み取れば、さまざまな情報がリアルタイムで得られます。

グラフィックモニタの標準波形

気道内圧・流量・換気量が表示される

多くの人工呼吸器には**グラフィックモニタ**が標準装備されています。グラフィックモニタとは、人工呼吸器が測定したデータを波形として表示するモニターのことです。一般的には、**Pressure（気道内圧）**、**Flow（流量）**、**Volume（換気量）**の基本3波形が同時に表示されます。機種によっては**呼気（CO_2）波形**や**圧-容量曲線（PVループ）**を表示できるものもあります。これらの波形を観察・解析することで、患者の呼吸状態、気道や肺の状態や、自発呼吸と人工呼吸器との同調性を把握することができるので臨床上とても有用です。

◆気道内圧
56ページの注を参照。

◆圧-容量曲線（PVループ）
209ページ参照。

【グラフィックモニタ画面の1例】

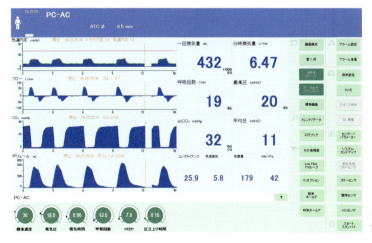

ドレーゲル・メディカルジャパン株式会社
Evita® Infinity® V500の画面
設定はPCV A/C

第2章　人工呼吸器の仕組み

まずは調節換気中の基本3波形を覚えよう！

　人工呼吸器の設定内容、自発呼吸の状態などによって、波形はさまざまな形に変化します。波形の意味をよく理解するために、まず正常患者での調節換気中の波形を覚えておきましょう。

　基本3波形を見るときは横軸を時間軸として、**Pressure**、**Flow**、**Volume**の順に縦に並べて観察します。なぜなら、この3つの要素は互いに影響し合うからです（88、91ページ参照）。

　54ページで解説したとおり、換気様式には**PCV**と**VCV**の2種類がありますが、この2つはグラフィックの波形が大きく異なることをおさえておきましょう。

◆PCVとVCVのポイント
吸気圧を設定するPCVでは、低換気にならないよう換気量の観察が必要。一方、換気量を設定するVCVでは、気道内圧の変化に気をつけなければならない。

〈Pressure：気道内圧〉

　Pressure波形は**吸気開始とともに上昇**し、呼気になるとベースである設定**PEEP値に向けて下がる**波形が描かれます。調節換気ではPEEPより下に波形が下がることはありません。

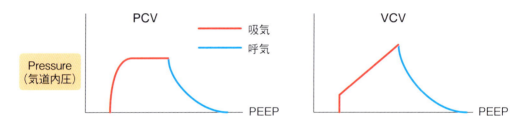

〈Flow：流量〉

　Flow波形は単位時間あたりに流れるガスの量を示したものです。**ゼロを基線とし、基線より上が吸気、下は呼気**となります。基線より上であれば下降曲線になっていても吸気です。ここがPressure波形やVolume波形と異なる点です。

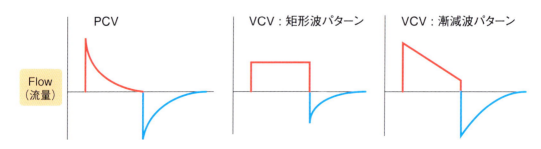

〈Volume：換気量〉

陽圧換気では、まず呼吸運動（人工呼吸）により圧変化が生じ、その結果、圧の高いところから低いところへと流量が発生します。移動したガスの総量（流量の積分値）が換気量です。Volume波形で**0mLから上昇していく曲線が吸気**、**山の頂上から基線に向かい下がる曲線が呼気**で、**基本的には呼気終了時に基線（ゼロ）に戻ります**（auto-PEEP時などを除く）。Volume波形も基線より下がることは通常ありません。ピークは尖っていることもありますが、平坦な場合もあります（ポーズ時間を設定した場合）。

換気量は測定したガス流量を積分し得ています。つまりVolumeは計算値でFlow波形の曲線下面積と一致します。

◆auto-PEEP
（エアトラップ）
肺コンプライアンスが低下している場合などで、呼気に時間がかかり、呼気が終了する前に人工呼吸器の吸気が始まってしまい、肺胞に陽圧が生じたままの現象のこと（206ページ参照）。

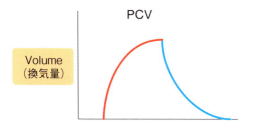
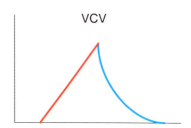

調節換気中は、Pressure、Flow、Volume、いずれの波形も呼吸のたびに同じパターンが繰り返し表示されます。

人工呼吸器は吸気を補助するもので、呼気に対しては通常何もしません。ですから、呼気部分の波形は換気様式や換気モードの違いに影響されません。波形を観察するときにはまず**吸気の部分に注目**しましょう。

自発呼吸がある場合は、人工呼吸のさまざまな要素が関係し波形が複雑になります。

グラフィックモニタに表示される波形にはすべて理由があります。波形の意味をすべて正しく理解するのは少し難しいかもしれませんが、波形がいつもと違うとわかるようになるだけでも大きな進歩です。人工呼吸が開始されたら常にグラフィックモニタを見るように心がけてください。

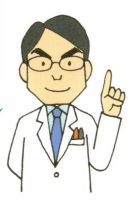

PCVとVCVではグラフィックモニタ上の基本の波形が変わることを覚えておきましょう。

PCVの基本波形

正常なPressure（気道内圧）波形

◆大気圧＝気道内圧
大気圧とは気体、大気の圧力のこと。気道内圧のベースは、大気圧を基準にして、0cmH₂Oとする。

縦軸が圧で、**横軸が時間**です。縦軸の波形のスタートは設定PEEP値がベースになります。PEEPを設定していない場合は、**大気圧（0cmH₂O）がベース**になります。

PCVのPressure波形は、吸気時間の間、気道内圧が一定になるよう制御されるため、**台形に近い波形**になります。PCVでは、Pressure波形が乱れることはほとんどありません。

【PCVの正常なPressure波形】

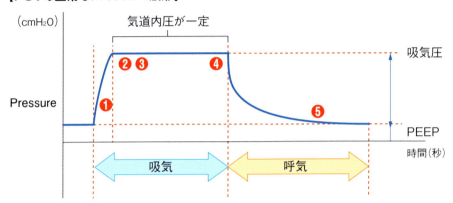

❶吸気開始とともに設定吸気圧を目指して設定された立ち上がり速度で上昇します。

❷波形のピークは、吸気の初期にあります。

❸吸気の早い時期に設定圧に達し、設定吸気時間中は設定圧で維持されるため、波形全体は長方形に近い台形で表現されます。

❹台形の横幅は吸気時間設定で決まります。

❺設定吸気時間になると吸気は終了し、呼気とともに気道内圧は下がり、最終的には基線（PEEP圧）に戻ります。

正常なFlow（流量）波形とVolume（換気量）波形

　Flowは、**縦軸が流量、横軸が時間**を示します。肺の状態により、特に吸気の下降の波形が変化します。吸気時間設定が短いと吸気終末にゼロまで戻らないことがあります。逆に吸気時間が長すぎると流量ゼロの部分ができて、吸気波形と呼気波形の間に隙間ができます。**コンプライアンスの小さい肺では横幅の狭い漸減波形**となります。

◆PCVの漸減波形
漸減波形とは、頂点からだんだん減っていく波形のこと。PCVでは設定した圧の値になると、流量が徐々に減るため、この波形がみられる。

【PCVの正常なFlow波形】

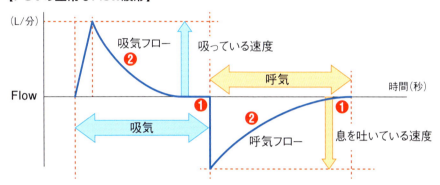

❶吸気時間、呼気時間のいずれも流量曲線が基線（流量＝0）に戻るように設定することが基本です。
❷一定の吸気圧を保つため正常患者では漸減波形となります。

　Volumeは、縦軸が1回換気量、横軸が時間を示します。PCVでは吸気圧が設定されるため、Volumeは症例により変化します。

【PCVの正常なVolume波形】

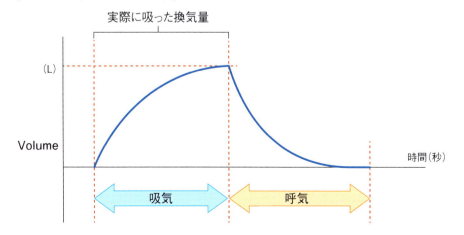

第2章 人工呼吸器の仕組み

3つの波形の関係

3つの波形を同時に見てみましょう。定規を縦軸に平行にあてて、左から右へとスライドさせていくと3つの波形の関係がよくわかります。

【3つの波形の関係】

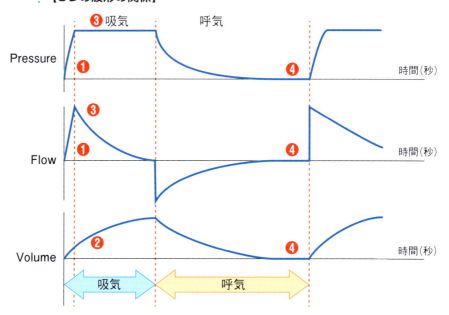

❶Pressureが上昇し始めると即座にFlowが発生しています。

❷一方、VolumeはPressureよりも遅れて上昇します。

❸Pressureが目標値に達するとFlowはピークに達し、その後一定圧を維持するために漸減します。

❹Flow波形で呼気の下向きの山と吸気の上向きの山の間に隙間ができていますが、これはガスが流れていないことを示しています。この部分にほぼ一致してVolume波形にも平らな部分が確認できます。ガスが流れないのでVolumeも変化しません。

正常肺ではすべての波形が滑らかに表示され、ゼロからスタートしてゼロに戻っています。しかし、たとえば気道狭窄のある患者では、吸気波形や呼気波形にスパイク状の衝撃波が出たり、波形の傾きがなだらかになったり、呼気波形がゼロに戻らなかったりとさまざまな異常をみつけることができます。また、肺気腫の患者では、圧変化が流量変化に変換されるのに時間がかかりFlowの立ち上がりが遅れることがあります。（異常波形については206ページ参照）。

◆スパイク（spike）波
通常よりも尖った波を指す。

VCV基本波形

正常なPressure（気道内圧）波形

VCVの気道内圧波形は、設定された換気量に達するまでガスが送気されるため、一気に立ち上がるPCVに比較すると**なだらかに上昇**していき、**圧の頂点の時間が短い**のが特徴です。

【VCVの正常なPressure波形】

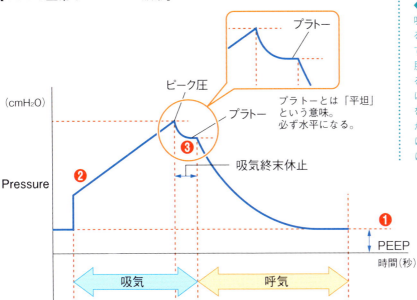

❶ Presssure波形の設定はPEEP値がベースになります。
❷ 吸気で上昇し、呼気でPEEPレベルに戻る原則はPCVと同じですが、PCVとの大きな違いは、吸気流量がいきなり設定値で開始されるため、波形の立ち上がりがなだらかでなく、まっすぐ立ち上がり、その後設定1回換気量に達するまで吸気圧が一定の傾きで直線的に右斜め上に上昇するところです。
❸ **吸気終末休止**を設定していると、最大吸気圧の後に圧が漸減し、やがて水平になる**プラトー**が観察できます。
❹ VCVで換気中に波形が大きく変化する場合はファイティングや自発吸気などを疑います。

◆ 吸気終末休止（EIP）
吸気終末ポーズとも呼ばれる。自発呼吸は吸気が終了してもすぐには呼気に転じず、肺胞を一定時間拡張保持する時間がある。これを人工的に行うのがEIPで、強制換気を行ったあと、回路内にガスが流れない状況をつくるために短時間吸気・呼気弁がともに閉鎖されたままになる。

◆ プラトー圧
吸気終末にガスの移動がない状態にして測定した気道内圧。肺胞内圧の近似値となる。VCVではEIPを設定し、グラフィック上で流量がゼロになったことを確認する。PCVでは吸気終末の流量がゼロであることが確認できれば設定圧がプラトー圧となる。

◆ ファイティング
56ページの注を参照。

第2章 人工呼吸器の仕組み

正常なFlow（流量）波形

VCVでは吸気流量（Flowパターン）が選択でき、パターンには**矩形波**、**漸減波**などがあります。ここでは最もポピュラーな矩形波パターンでの波形について説明します。

縦軸がFlow、横軸は時間を示します。0L/分をベースラインとし、**ベースラインより上が吸気、下は呼気**です。矩形波パターンでは吸気開始から終了まで流量が一定なので、波形は**長方形（矩形）**になります。

◆VCVのFlow波形：漸減波パターン
矩形波パターンでは一定の速さで吸気ガスが送られるが、漸減波パターンでは最初に到達したピークフローから徐々に低下するため台形のような波形になる。

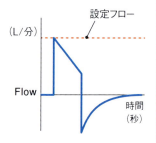

【VCVの正常なFlow波形：矩形波パターン】

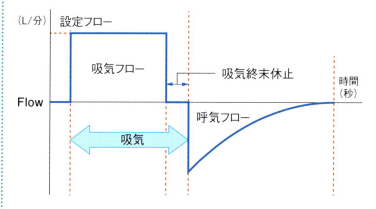

正常なVolume（換気量）波形

吸気側は**一定の傾きの直線**となります。換気量は一定のため、通常は**呼気の終わりで基線に戻る**はずです。戻らない場合は回路のリークを疑います。

【VCVの正常なVolume波形】

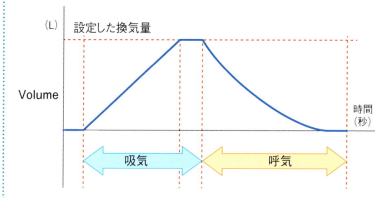

3つの波形の関係

3つの波形を同時に見てみましょう。定規を縦軸に平行にあてて、左から右へとスライドさせていくと3つの波形の関係がよくわかります。

【3つの波形の関係】

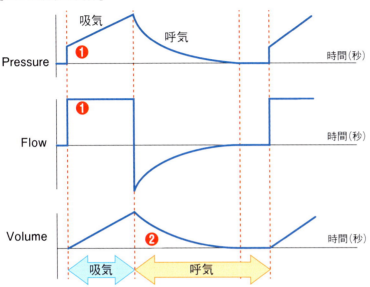

(注)吸気終末休止を設定していない。

◆最大吸気圧(PIP)
Peak Inspiratory Pressureの略。人工呼吸中の最高気道内圧のこと。換気量を設定するVCVではPIPの観察が重要となる。圧外傷を避けるため、30cmH₂O以上の場合は注意が必要。

❶吸気開始とともにPressureとFlowが立ち上がります。
❷Volume波形の山の頂上がPressure波形の最高点となります。
目標の換気量に達した時点が**最大吸気圧**となります。

Column

圧トリガーでは、吸気波形のスタートで、陰圧側にふれる谷が観察できることがある。

圧トリガーを用いると、吸気波形の最初に陰圧側に振れる小さな谷が観察できることがあります。これは患者の自発吸気による気道内圧の低下を意味し、トリガーレベルにより谷の深さが変わります。ただし、最近の呼吸器はフロートリガーを用いているために、この谷が確認できることはほとんどありません。

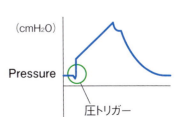

第2章　人工呼吸器の仕組み

加温加湿の準備と設定

肺合併症を予防するためには、通常の呼吸と同じように吸気を加温加湿することが大切です。

加温加湿の重要性

肺合併症などの予防のため必要

吸入した大気は、鼻腔・口腔など上気道から気管、肺へと通過する間に徐々に**加温加湿**されていきます。しかし、人工呼吸の場合は、気管チューブにより上気道を通過してしまうため、このような効率よい効果が得られません。さらに医療ガスは医療配管や機器の防錆のために、限りなく水分を取り除かれています。冷たい乾いたガスがそのまま気道内に吸入されると、気道粘膜の損傷が起こり、気道の清浄化や開通性の維持が困難になることで、肺合併症のリスクが高まります。さらに、気管チューブの狭窄や閉塞が起こるリスクも増します。このような障害を回避するために、吸気の加温加湿が必要なのです。

◆ガスの湿度
湿度とは、大気中に含まれる水蒸気量とその割合のこと。湿度には、大きく絶対湿度と相対湿度があり、通常の呼吸では気管分岐部でほぼ37℃、相対湿度100％となる。

◆相対湿度
ある温度下において、「実際に存在している水蒸気量/飽和水蒸気×100」として求められ、％で表される。

【呼吸ガスの温度・湿度と水分量】

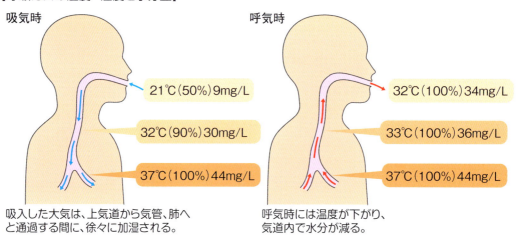

吸気時　21℃（50％）9mg/L　32℃（90％）30mg/L　37℃（100％）44mg/L
吸入した大気は、上気道から気管、肺へと通過する間に、徐々に加湿される。

呼気時　32℃（100％）34mg/L　33℃（100％）36mg/L　37℃（100％）44mg/L
呼気時には温度が下がり、気道内で水分が減る。

（注）21℃の大気中で自然呼吸している場合。（　）内は相対湿度。

加温加湿の準備と設定

加温加湿器と人工鼻

加温加湿器、人工鼻のいずれかを使用する

　加温加湿には、**加温加湿器**、**人工鼻**の2つのタイプがあり（49ページ参照）、それぞれの原理や特徴、メリット・デメリットを理解しておく必要があります。

◆**人工鼻の使用禁忌**
AARCガイドラインでは、使用禁忌として、①粘稠な喀痰、血性分泌物のある患者、②気管支瘻や、気管チューブのカフ漏れ等で、設定1回換気量の70%以下の呼気1回換気量の場合、③体温32℃以下の患者、④自発呼吸分時換気量が10L/分以上の患者、⑤ネブライザ回路使用中、があげられている。

〈加温加湿器〉

　加温加湿器にはチャンバの水面から水を蒸発させるパスオーバー型が主に用いられます（以前まで使用されていた、水の中にガスを導き気泡を発生させるバブル・ディフュージョン型はほとんどみられなくなりました）。温度・湿度ともに上昇させることができるため、気管挿管を必要とするほとんどのケースに対応できます。ただし、短期間の使用では費用が高いというデメリットがあります。

〈人工鼻〉

　呼気中に含まれる熱・水分の喪失を防ぎます。加温加湿器より手軽に使え経済的ですが、加湿不足になりやすいなどのデメリットが問題になります。①術中・術後など短期間の場合、②喀痰がやわらかく、あまり多くない場合、③抵抗や死腔が問題にならない症例、④在宅人工呼吸、⑤感染予防（空気感染や飛沫感染）対策が必要な病態などは、人工鼻を使用することにメリットがあると考えられています。

加温加湿の温度と湿度

　いずれを使用した場合でも、適切な加温加湿の基準として、米国の標準規格（ANSI）では絶対湿度30mg/L以上とされており、国際標準化機構（ISO）では絶対湿度33mg/L以上とされています。実際には**温度32〜37℃、相対湿度95〜100%、絶対湿度30〜35mg/L以上**が必要です。ただし、臨床使用に耐えうる湿度計がないため、モニターとして相対湿度、絶対湿度を測定するのは困難で、温度による管理しかできないのが現状です。

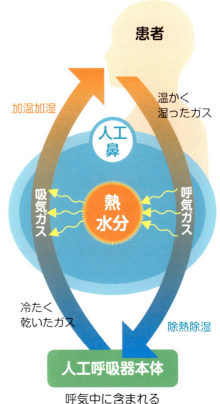

【人工鼻の仕組み】

呼気中に含まれる
熱・水分を次の吸気に戻す。

加温加湿器の準備と設定

加温加湿器の準備

加温加湿器を用いる場合は、加温加湿器を吸気側に設置します。

① チャンバを装着する。
② 呼吸回路、温度プローブ、ヒータワイヤなどを接続する。
③ チャンバ内に**滅菌蒸留水**が入っていることを確認する（自動給水システムの仕様が望ましいが、ない場合は給水口から給水する）。
④ 電源を入れ、温度を設定する。
⑤ 設定が適切であるか、動作を確認する。

加温加湿器の温度設定

一般的には、加温加湿器の**チャンバ出口温度を37℃、Yピースの口元温度を40℃**に設定します。

患者への加温加湿のモニタリングは呼吸回路のYピース部分で行いますが、Yピースから口元に到達するまでに温度は3～6℃も下がることがわかっているため、37℃の加温が必要な場合は、Yピース部を**＋3～6℃**で設定しなければなりません。

病室の温度や環境によっても違ってくるため、加温加湿状況を確認しながら調整します。

【加温加湿器の温度設定】

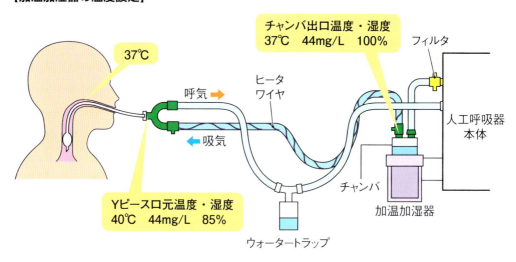

加温加湿の評価

適正な加湿状態であるか、チェックが重要

　加温加湿器、人工鼻、いずれを使用している場合でも、適切な加湿状態が保たれているかどうかを、常にチェックしておくことが大切です。

　特に、加温加湿器で温度設定がされており、適切な温度が保たれていたとしても、湿度が保たれているとは限らないことを覚えておきましょう。

　相対湿度を知るための指標は、**吸気回路末端（患者側）内壁の結露**です。**相対湿度が100％**になると、大気中に含まれる水蒸気量が飽和し（飽和空気）、**結露**が発生します。つまり空気中に「もうこれ以上、水蒸気を含むことができない」という状態になっているということです。

　相対湿度100％は通常の呼吸時に等しく、気管や気管支が働くうえで最適な状態です。人工呼吸器を利用している際には、相対湿度100％を保つことを心がけましょう。

　ただし、結露だけを指標にして「結露しているから加湿されている」と過信してはいけません。必ず、回路内の結露を観察すると同時に、**喀痰の固さ**も確認しましょう。

◆飽和水蒸気量
飽和空気状態のとき、1m³の空気中に含まれている水蒸気の量。

◆飽和空気
空気が含むことができる水蒸気量には限りがあり、限界まで水蒸気を含んでいる状態。

臨床的な適正加湿評価の指標

❶ 吸気回路終末部に配置した温度モニタで適温（35～39℃）になっていること
❷ 吸気回路末端付近で内面に結露していること
❸ 喀痰がやわらかくなっていること

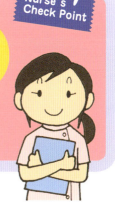

適正な加温加湿のチェックポイントを覚えておきましょう。

NPPVの基本

ここ数年で急速に普及したNPPVは気管挿管を行わないため、
患者に負担が少ない人工呼吸療法です。
メリット・デメリットを十分に理解しておきましょう。

NPPVの適応と効果

患者の負担が少ない人工呼吸療法

NPPV（Noninvasive Positive Pressure Ventilation：非侵襲的陽圧換気）は、気管挿管や気管切開を行わずに、鼻マスク、フェイスマスクなどを用いて陽圧換気を行う方法です。

侵襲的陽圧換気に比べて、患者に対する侵襲度が低い、導入・中断が容易かつ簡便、鎮静が不要などのメリットがあり、日本では1990年頃から導入され始めました。現在では、院内の急性期病棟やICUで使用する機器から、慢性期病棟や在宅で使用するものまで、用途に応じてさまざまな種類があり、広く活用されています。

NPPVを適切に使用するためには、目的とそれに応じた管理体制（スタッフレベル）や経験が重要であり、安全に使用するためには絶えず知識や技術を高めていく努力が求められています。

◆**侵襲的陽圧換気**
気管挿管や気管切開して行う人工呼吸のこと。41ページ参照。

【非侵襲的陽圧換気（NPPV）と侵襲的陽圧換気の違い】

	非侵襲的陽圧換気（NPPV）	侵襲的陽圧換気
気管挿管	不要	必要
気管吸引	困難	容易
気道・食道の分離（気道確保）	できていない	できている
回路のリーク	あり	なし
発声、食事	できる	一般的にできない
鎮静薬などの使用	原則として使用しない	必要になることが多い
意識レベル	原則として維持	鎮静することが多い
患者からの訴え	判断できる	判断が難しい
VAPなど合併症の発生	少ない	多い

デメリットも知ったうえで、導入を検討する

簡便で使いやすいNPPVですが、原則的に意識のある患者に使用するため、患者の協力が不可欠です。十分に同意を得られていないまま使用し、患者が不快感からマスクをはずすトラブルも報告されています。

また、気道を確保しないため**リークが多い**、マスクによる**皮膚トラブルが起こりやすい**、**口腔ケアが十分できない**などのデメリットもあります。実施にあたっては、常にメリットとデメリットを念頭に置き、正しく適応と限界を見極めることが重要です。

◆リーク
52ページ参照。

◆NPPVのガイドライン
「NPPV（非侵襲的陽圧換気療法）ガイドライン」（日本呼吸器学会）には、疾患ごとにNPPVのエビデンスレベルと推奨度が示されている。

Doctor's One Point

NPPVの一般的適応

- 患者の意識があり自発呼吸をしていて協力的である。
- 循環動態が安定している。
- マスクをつけることが可能（顔面の外傷がない、など）。
- 自力で気道が維持でき、喀痰排出が可能。
- 消化管閉塞や活動性の消化管出血がない。

NPPVの一般的禁忌

- 昏睡、意識状態が悪い。ショック状態。
- 呼吸停止、気道が確保できない。
- 患者の協力が得られない。
- マスクがつけられない（顔面の外傷、火傷など）、フィットしない。
- 嘔吐、消化管の閉塞・活動性出血がある。
- 気道分泌物が多い、排痰できない。
- 誤嚥の危険性が高い。

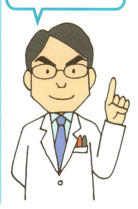

どんな患者に適応になるのか、知っておきましょう。

NPPVは「つなぎ」であることを認識しておく

いったんNPPVを使ってしまうと簡便なあまり、必要に迫られても心理的に挿管に移行しにくくなる傾向があります。

NPPVは本来、自発呼吸をサポートするための装置です。NPPV導入後、短時間で効果がみられない場合は、躊躇せずに侵襲的陽圧換気に

第2章　人工呼吸器の仕組み

移行する決断も大切です。

一方で、できるだけ気管挿管にならないようにNPPVで逃げ切るためには、**使う側の熟練の技術と患者に対する応援**が、非常に重要なポイントであることを覚えておきましょう。

禁忌でなければ積極的にNPPVを活用

臨床研究の結果から、適応病態としてCOPDの急性増悪、心原性肺水腫、免疫低下状態の3つに強い医学的根拠が示されています。

そのほか、術後の呼吸不全、人工呼吸からのウィーニング、喘息発作時の呼吸補助にも利用されています。さらに、慢性期のCOPD、肥満低換気症候群、神経筋疾患、睡眠時無呼吸症候群などにも幅広く利用されており、一般的な適応を満たし、使用禁忌でなければ積極的にNPPVを活用することが推奨されています。

NPPVには、院内のICUや急性期病棟で使用する機器から、慢性期病棟や在宅で使用できるものまで、さまざまな種類があります。

院内のICUや急性期病棟で使用する場合は、F_iO_2の設定やモニタリングが重要なので、酸素濃度が調整できる機器を使い、NPPVに習熟したスタッフ（医師、看護師、臨床工学技士、呼吸療法士など）が操作を行います。一方、慢性期や在宅では、機器本体が小型かつ軽量で、操作も簡単な機種が使われています。

◆COPD
31ページの注を参照。

◆睡眠時無呼吸症候群
41ページの注を参照。

◆NPPV（非侵襲的陽圧換気療法）ガイドライン（改訂第2版）
2015年改訂第2版が発行された。日本呼吸器学会のホームページからも参照することができる。

【NPPV使用のエビデンス】

	疾患	推奨度
急性呼吸不全	COPD 急性増悪	A
	急性心原性肺水腫	A
	免疫不全に伴う急性呼吸不全	A
	拘束性胸郭疾患の増悪	A
	人工呼吸器離脱に対する支援（COPDを合併する症例）	B
	ARDS	C1
慢性呼吸不全	拘束性換気障害	A
	COPD（慢性期）	C1
	肥満低換気症候群	B

〔推奨度〕
A： 行うよう強く勧められる。強い根拠があり、明らかな臨床上の有効性が期待できる。
B： 行うよう勧められる。中等度の根拠がある、または強い根拠があるが臨床の有効性がわずか。
C1：科学的根拠は少ないが、行うことを考慮してもよい。有効性が期待できる可能性がある。

出所：日本呼吸器学会「NPPV（非侵襲的陽圧換気療法）ガイドライン（改訂第2版）」を一部改変

NPPVのメカニズムと管理

患者の協力が不可欠！　丁寧に説明しよう

　繰り返しになりますが、NPPVによる呼吸管理は、原則として意識のある患者が対象であり、患者の協力が不可欠です。患者自身がNPPVを正しく理解し、協力してくれるよう、十分な説明を行うことが欠かせません。どのような状態になるか（マスクを装着しても食事や会話ができること、呼吸苦の改善が図れることなど）、どのくらいの期間行うのかはもちろん、万一の際の気管挿管についても説明しておきます。

　患者が気管挿管を希望しない場合は、そのこともスタッフ間で共有する必要があります。

【NPPVの導入手順】

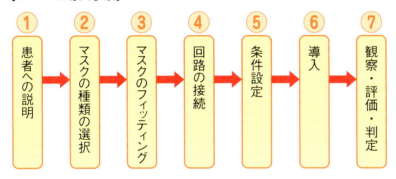

1. 患者への説明
2. マスクの種類の選択
3. マスクのフィッティング
4. 回路の接続
5. 条件設定
6. 導入
7. 観察・評価・判定

日本ではNPPV専用機が使われることが多い

　日本ではほとんどの場合、NPPVには専用機が使用されています。回路は1本で、吸気しかチューブがないところが専用機の特徴です。回路内には呼気ポートがついていて、マスクの隙間や呼気ポートから空気を逃がします。

　ただし、従来の人工呼吸器に「非侵襲モード」としてNPPVが実施可能な機種も販売されており、特にヨーロッパでは普及しています。両者の間には構造、回路リークの許容程度、マスクや回路、測定項目など多くの違いがあり、管理上やトラブルシューティングが異なることをよく理解したうえで使用しましょう。

◆呼気ポート
呼気や余分な空気量を排出する回路内やマスクの排出孔。NPPV専用機では1本の回路で呼気と吸気をまかなっているため、余分な呼気を逃がす役割を担う。

第2章　人工呼吸器の仕組み

◆**開放式回路**
一定量のリークを許容する回路のこと。

NPPVの原理

　マスクにガスを送るNPPVは**開放式回路**で、侵襲的陽圧換気と異なり、構造的に**リーク**が生じやすいことが大きな特徴です。気道内圧を高くした人工呼吸管理は物理的に不可能なため、NPPVではリークが生じることを前提に送気管理を行わなければなりません。

　NPPVの原理を理解するためには、穴があいたバケツに水を入れている状態をイメージしてください。穴があいているために水は入れ続けなければなりません。しかし、水が漏れるよりも多く入れればバケツに水がたまり、水位が上がります。

　NPPVではマスクの周辺から漏れるだけでなく、専用機の回路には不要なガスを排出するための呼気ポートがあります。水位（回路内圧）を維持するため、マスクには、マスク内の圧を感知するためのセンサー（内圧モニタ）があり、水量（ガス流量）を増やしたり減らしたりして水位を調整しているのです。

　ただし、機器の対応には限界があり、リーク量があまり多いと換気ができません。つまりNPPV利用時は、**リーク量がどのくらいなのか**、**患者の換気がどの程度サポートできているのか**を観察することが、とても重要なのです（107ページ参照）。

【NPPVをバケツの水にたとえると】

穴があいたバケツの中の水位（回路内圧）を維持するため、
水量（ガス流量）を調整する。

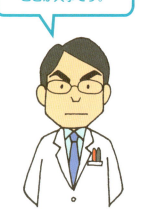

リークが生じやすいNPPVでは、患者の換気がどの程度サポートできているか確認することが大事です。

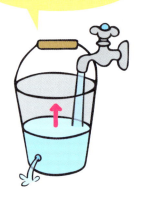

水が漏れるよりも多く入れれば、バケツに水がたまる。

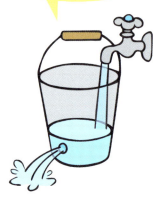

水が漏れる量が多すぎると、バケツには水がたまらない。

NPPVの換気モード

NPPVの換気モードとしては、呼気時の低い圧（**呼気時気道陽圧：EPAP**）だけを使用する**CPAPモード**と、吸気に同調して陽圧を増加させる第2の陽圧レベル（**吸気時気道陽圧：IPAP**）を用い、そのときに生じる圧差で換気を補助する**BIPAPモード**に大別できます。

IPAPを作動させる方法には、一般的に**Sモード**、**Tモード**、**S/Tモード**の3つの換気モードがあり、患者の呼吸状態と同調性に応じて選択します。

◆呼気時気道陽圧（EPAP）
PEEP（呼気終末陽圧）とほぼ同義。PEEPについては73ページ参照。

◆CPAPモード
64ページ参照。

〈Sモード〉

自発（Spontaneous）呼吸を感知して作動するのでSモードと呼ばれます。IPAPとEPAPの時間と呼吸数は、自発呼吸に同期します。

〈Tモード〉

自発呼吸とは無関係に時間（Time）サイクルで作動する換気モードです。あらかじめ設定した呼吸数と吸気時間に従って、自動的にIPAPとEPAPが切り替わります。

〈S/Tモード〉

普段はSモードですが、自発呼吸を感知しなくなるとバックアップとしてTモードが働きます。さまざまな病態に使用できるので最も使用されているモードです。

【NPPVの換気モード】

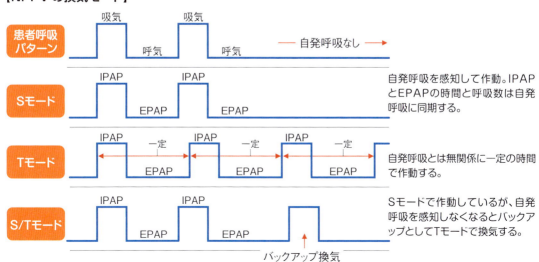

第2章 人工呼吸器の仕組み

マスクの選び方とフィッティング

目的とフィット感を考慮してマスクを選ぶ

マスクの選択は、NPPVを成功させる最も重要な要素の1つです。患者がマスクの装着を拒否したり、嫌悪感を抱いたりすると、NPPVが実施できなくなるからです。日本人の場合、鼻梁が低いために鼻から目に向けてガスが吹き付け、結膜の乾燥を招くことがあります。また、マスクフィットにより陽圧の安定性が左右されますが、リークを恐れるあまりマスクを圧迫しすぎて皮膚トラブルを起こすと、使用できなくなるので注意が必要です。トラブルの予防はもちろん、できるだけ患者の生活様式にあった快適なマスクを選びましょう。

マスクには鼻だけを覆う**鼻マスク（ネーザルマスク）**、鼻と口を覆う**鼻口マスク（フルフェイスマスク）**、顔全体を覆う**トータルフェイスマスク**があります。さらに特殊な例として首から上、頭全体にかぶせるヘルメットタイプもあります。目的や機能性だけでなく、顔の形や大きさなどを参考に患者自身のフィット感や快適性も十分に考慮して患者とともに丁寧に選びます。

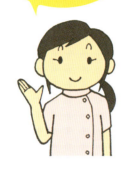

マスク選びは大切。マスクのフィッティングも看護師の重要な仕事の1つです。

【マスクの種類】

種類		特徴	適応	メリット・デメリット
鼻マスク ネーザルマスク		鼻のみを覆うタイプで、サイズが豊富。鼻の大きさを基準にサイズを選ぶ。	意識がしっかりある人や、慢性期の呼吸不全など長期にわたり使用する場合。	・装着したまま飲水、食事が可能。 ・口からのリークに注意が必要。
鼻口マスク フルフェイスマスク		鼻と口を覆うタイプで、サイズが豊富。鼻と口の大きさを基準にサイズを選ぶ。	意識が鮮明でない場合や、口呼吸の患者。	・マスクがすぐにはずしにくく嘔吐時の誤嚥リスクが高い。 ・頬が痩せている人、入れ歯をはずした場合は、エアリークが増える。
トータルフェイスマスク		顔全体を覆うタイプ。顔面にフィットしやすいが、ワンサイズしかない。	基本的に急性期の導入に使用。病態が改善すれば速やかに鼻マスク、あるいは鼻口マスクに切り替える。	・装着面が広く皮膚トラブルや圧迫感が少なく、エアリークも起こりにくいが、顔の小さい患者では皮膚トラブルやエアリークの増加が起こりやすい。

102

マスクフィッティングを行う

有効な換気効果を得るためには、適切なマスクの選択や調節が非常に重要です。まずはマスクを回路につながずに、**マスクフィッティング**を行います。

マスクを試着する際は、①鼻クッション位置の調節→②額アームの角度の調節→③ヘッドギアの長さの調節を行い、横になって再調整しながら、快適に装着できているかどうか確認します。

【マスクフィッティングの手順】

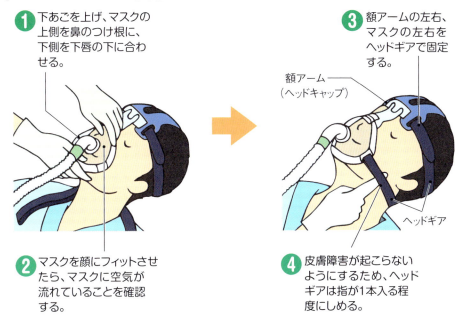

❶ 下あごを上げ、マスクの上側を鼻のつけ根に、下側を下唇の下に合わせる。

❷ マスクを顔にフィットさせたら、マスクに空気が流れていることを確認する。

❸ 額アームの左右、マスクの左右をヘッドギアで固定する。

❹ 皮膚障害が起こらないようにするため、ヘッドギアは指が1本入る程度にしめる。

口からのリークが多い場合は、**鼻閉**がないか確認しましょう。そのうえで、IPAP圧を下げたり、IPAP時間の調整、加湿を行うなどで、対処します。

また、最初はフィットしていたマスクでも、数日たつとフィッティングが悪くなってしまうことがあります。フィッティングの不良は、過剰なリークやスキントラブルの原因となるため、できるかぎり毎日、使い心地を確認することが大切です。そのうえで、どうしても使っているマスクがフィットしないようであれば、速やかにほかの種類に変更していきます。

◆鼻閉
鼻づまりのこと。鼻腔の粘膜の腫れ、鼻汁、鼻茸（はなたけ：ポリープのこと）などが原因になる。

◆皮膚保護剤の使用
マスク圧迫部の皮膚トラブルや潰瘍形成を予防するために、皮膚保護剤を使用することもある。

NPPVの設定と評価

マスクと回路をつなぐ

まずマスクだけをフィッティングし、どのタイプを使用するか決定したのち、マスクと回路をつなぎます。

機器本体はスタンバイモードとしてガスが流れないようにしておくと、いきなり顔面にガスが吹き付けられるのを止められます。また目をつぶってもらっておくのも有効です。

【回路の接続】

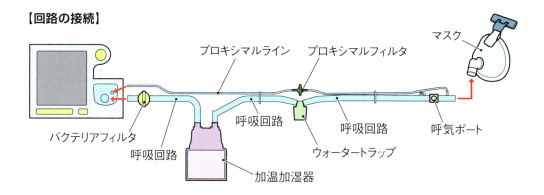

NPPVの標準的な初期設定

回路につないだら、モニターを確認しながら、換気モード（S・T・S/Tモード）、圧、酸素投与量、呼吸数などを設定していきます。患者がNPPVに馴染めるように、最初はごく控えめに設定します。

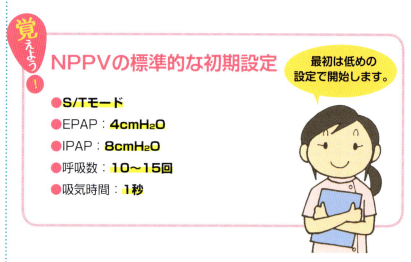

覚えよう！

NPPVの標準的な初期設定

- S/Tモード
- EPAP：**4cmH$_2$O**
- IPAP：**8cmH$_2$O**
- 呼吸数：**10～15回**
- 吸気時間：**1秒**

最初は低めの設定で開始します。

〈換気モード〉

酸素化を改善するのか、換気補助も必要かなどの評価を行い、モードを選択します。**圧補助だけならCPAPモード、換気補助も必要ならS/Tモード**で開始し、同調性や快適性によりSモードやTモードを検討すればいいでしょう。

〈圧設定〉

SpO_2の値をもとにPEEPあるいはEPAPを調整します。換気補助が必要な場合は補助圧（＝IPAP－EPAP）として4cmH_2O程度上乗せしたIPAPから開始し、胸郭の動きなどで換気の増加を評価しながら補助圧を調整します。最終的には**動脈血ガス分析**を行い確認します。NPPV専用機の場合、ディスプレイ上に表示される換気量は**器械が吸気に対し送気したガス量であり、いわゆる換気量ではない**ので注意してください。

〈酸素濃度・投与量〉

低酸素が著しい場合、あるいはPEEP（EPAP）だけでは不十分な場合に使用します。機種によりF_iO_2が選択できる機種と、回路に酸素を付加する機種があります。後者では回路ガスの流量変化により酸素濃度が変動するので、回路リークを一定にする工夫が必要です。また、あまり高い酸素濃度にすることはできません。

パルスオキシメータでSpO_2をモニタリングしながら、**$SpO_2>90\%$**を目指して十分な量の酸素を流します。

〈呼吸数（S/TあるいはTモードの場合）〉

呼吸回数は背景病態と患者の自発呼吸を考慮して設定します。一般的には呼吸不全の原因が**拘束性**ならば多めに、**閉塞性**ならば十分に呼気を行わせるために少なめに設定します。呼吸回数や呼吸音、自発呼吸との同調性はもちろん、胸郭・呼吸補助筋の動き、自覚症状、回路リークの程度などを総合的に観察し、設定を調整していきます。急性呼吸不全では**頻呼吸の改善（呼吸数の減少）**はNPPV開始早期の評価項目として重要です。呼吸数は画面表示を見るのではなく、**必ず自分の目と耳を使って測定**する癖をつけてください。

◆NPPVの1回換気量
挿管人工呼吸では呼気1回換気量が測定され表示されるが、NPPV専用機では呼気側の回路がないため呼気量は測定できない。

◆パルスオキシメータ
78、139ページ参照。

◆拘束性と閉塞性
拘束性換気障害は肺や胸郭が硬くなり、肺を膨らませることができない状態。閉塞性換気障害は気道に空気が通りにくい状態をいう。

NPPVでの加温加湿

回路リークのあるNPPVでは、回路流量が多いために回路内ガスの加湿が不十分になりがちです。対策として、回路内に加温加湿器を組み込みますが、加温加湿器の効果は侵襲的陽圧換気よりは低いため、**鼻や口、喉の粘膜の乾燥**が起こりやすいことを忘れないでください。口腔粘膜の**保湿剤**を口腔ケアの際に使用すると効果的です。回路リークを極力減らす努力も続けましょう。

定期的に、効果を評価する

NPPVの利用に際しては、患者の不快感を減らし、患者の協力が得られるようにケアしていくことが看護師の役割です。定期的にその効果を評価・判定しますが、患者自身がNPPVの実施によって**「楽になった」と感じているかどうか**が、一番の指標になります。侵襲的陽圧換気と違い、患者は使用した感想を伝えることができます。よく意見を聞いたうえで、血液ガスやパルスオキシメータなどの客観的なデータも用いて、調整していきます。

特に急性期で、目的とした効果がなかなか得られなかったり、NPPVの禁忌事項がみられた場合には、時期を逃さず**気管挿管に移行**する判断も必要です。気管挿管が遅れると、かえって予後を悪化させ、最悪の結果をもたらすこともあるからです。

また、在宅の患者に対しては、機器の作動状況やアラーム設定、マスクのフィッティングなどを含め、NPPVがきちんと実施できているかどうかを定期的にチェックすることも大切です。

◆気管挿管への移行
アシドーシスの進行、$PaCO_2$レベルや酸素化の改善度、意識状態の悪化などを指標に検討する。

【NPPV導入時の評価のポイント】

気道	気道分泌物の量、喀痰状況
動脈血ガス	導入した30分後に採血し、以後、定期的にチェック
呼吸	呼吸回数、胸郭の動き、呼吸音、呼吸パターン
循環その他	循環動態（心電図、心拍数、血圧） 換気動態（1回換気量、分時換気量、リーク量、気道内圧）
NPPV	呼吸補助筋の動き、NPPVと患者の同調性、呼吸困難感、血液ガス、グラフィックモニタ、設定モード、加温加湿
マスク	不快感、痛み、圧迫感、乾燥、皮膚の発赤、びらん、眼の乾燥
精神状態	意識レベル、不穏、せん妄、恐怖感、ストレス

NPPV開始直後は患者に付き添い勇気づける

NPPV開始後は、定期的に訪問し、装着の状態を確認するとともに、快適性について質問します。急性低酸素性呼吸不全の場合は、**30分から60分は観察を続ける**必要があります。

マスク装着による不快感の訴えが聞かれるほか、治療効果が少ない症例ではマスク装着拒否などの行動がみられ始めるからです。不安の強い患者では装着後しばらくの間、そばにいて励ましましょう。呼吸が同調するまで付き添い、不快感や恐怖感の出現がないか観察します。換気改善の効果が観察できたら、「呼吸が安定してきていますよ」「よく頑張りましたね」など、患者の協力によって改善が得られたことを伝えます。スタッフが自信をもって使用する姿勢が何より患者を安心させます。

また、マスクは定期的にはずし除圧を図り、その都度、接触部に発赤がないか観察・記録します。

一方、せん妄や不穏で装着が困難な場合は、デクスメデトミジンなどの鎮静薬の使用を検討する場合もあります。NPPV導入時は設定圧を低めにして極力不快感を減らすとともに、患者の不安を取り除くためのメンタルケアを行うなど、鎮静薬を用いなくてすむように努力しましょう。

呼吸状態の確認や口腔ケアも重要

NPPVの評価の際に何より重要なのが**患者の呼吸状態の観察**です。侵襲的陽圧換気と違い、NPPVではリークが前提なので、送気したガスが確実に患者に届くとは限りません。つまり**「モニターが示す送気量＝患者に届く送気量」ではない**のです。換気状態を把握するためには、**送気されるシューという音と、患者の胸が上がるリズムを目で観察**し、設定した補助換気が行われているのかを確認する必要があります。

また、リークが多いと医師の判断で圧を上げる場合も少なくありませんが、その結果ガスの流量が増え、口腔内の乾燥などのトラブルを招くことも考えられます。特に長期にNPPVを利用する際には、口腔トラブルが起きやすいことを覚えておき、マスクをはずしたときに保湿剤を使用するなど、**口腔ケア**にも配慮しましょう。

◆乾燥時の口腔ケア
スプレータイプ、洗口タイプ、ジェルタイプなどの人工唾液や保湿剤を用いてケアを行う。

NPPVでは「モニターが示す送気量」＝「患者に届く送気量」ではないことを忘れないで！

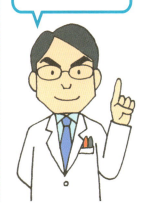

第2章 人工呼吸器の仕組み

【NPPV導入時の主なトラブルと対応】

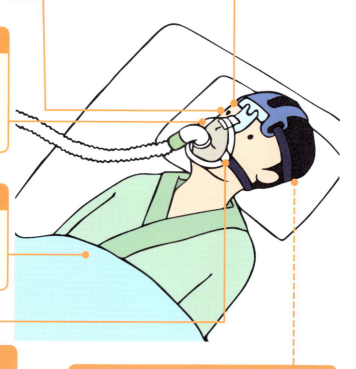

皮膚トラブル（発赤、疼痛、びらん、潰瘍）
- マスクフィッティングに注意する（強く締めすぎない）
- マスクの種類やサイズの調節
- 皮膚保護剤の使用
- 回路の重みがかからないよう調節
- 定期的にマスクをはずす
- 皮膚を清潔に保つ
- マスクの洗浄・消毒を行う
- マスクからのリークの有無を確認

眼球の乾燥・充血
- マスクからのリークの有無を確認
- マスクの種類やサイズの変更
- 加温加湿器の加温加湿レベルの検討
- 点眼薬を投与

口腔・鼻腔内の乾燥
- マスクからのリークの有無を確認
- 加温加湿器の加温加湿レベルの検討
- 口腔ケア（保湿剤などの使用）
- 設定圧の調整
- 換気量の減少、IPAP圧の低下も検討

腹部膨満
- 排気（胃管の挿入、げっぷをさせる）
- 設定圧の調整
- マスクからのリークの有無を確認
- 腹部マッサージ、便通調節

圧迫・不快感
- ストラップの調節（強く締めすぎない）
- マスクの種類やサイズの調節
- マスクからのリークの有無を確認
- 設定圧の調整
- マスクの洗浄・消毒を行う

不安・恐怖など
- 患者のそばに付き添い、励ます
- 症状が改善できていることを伝える
- 苦痛の原因があれば、できる限り取り除く
- 訴えには真摯に応え、信頼と安心を得る

第3章
アセスメントとケアの流れ

人工呼吸器ケアの流れ
超急性期のケア
安定初期のケア
安定期のケア
回復期のケア

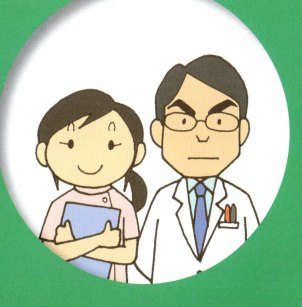

第3章　アセスメントとケアの流れ

人工呼吸器ケアの流れ

人工呼吸のマネジメントで何より大切なのは、
開始から離脱までの標準的な流れを把握したうえで、
得られた情報から症例に合わせたケアを立案し、
目的に応じた対応ができるようになることです。

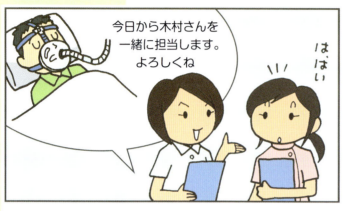
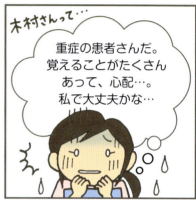
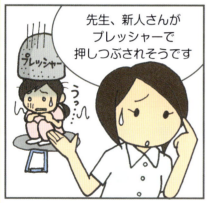
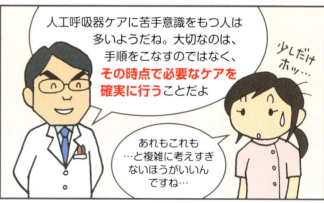
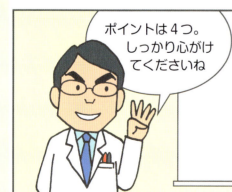
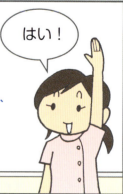

人工呼吸の基本的管理

どんなときも一定レベルの呼吸管理を行う

人工呼吸器ケアで最も大切なことは、**「いつでもどんな患者に対しても、一定レベルの標準的な呼吸管理ができること」**です。

軽症患者で計画どおりのケアが実施できないようでは、重症患者を治療できるはずがありません。また、特別なケアに興味が向きすぎて、標準的なケアが省略されたり、不完全に行われたりしては困ります。新たなケアの追加により手順が増加し複雑になった結果、一つひとつのケアが雑になるのは感心できません。呼吸管理においては**必要最小限（minimum requirement）**のケアを明確に区別し、確実に遂行できる知識と技術が求められます。

◆minimum requirement（ミニマム・リクアイアメント）要求されるもののうち必要最小限のこと。集中治療においては、ある臓器に対する治療が他の臓器にマイナスに働くことがある。また、特殊な治療を行うことで治療が複雑化するだけでなく、合併症やリスクが増すことも考えられる。治療者は常に必要最小限の治療で、効果をあげる選択を行う必要がある。

標準となるケアの流れを、スタッフ間で共有しておく

人工呼吸患者には、さまざまな背景（急性／慢性、原因疾患、合併症の有無など）があり、治療計画も症例ごとに異なります。多様な患者に対し効果的かつ円滑にケアを行うためには、医療チーム全体で状況を把握し方針を共有しなければなりません。

人工呼吸患者に対するケアを、なぜ、いつ、どうやって行うか、それぞれ理由があるはずです。個々の症例でその理由が当てはまれば、ケアを実施する強い根拠となります。**標準となるケアの流れ（ロードマップ）**をつくり、スタッフ間で共有しておけば、患者に応じた調整（カスタマイズ）が可能となります。もちろん、標準どおりに進まないこともあります。その場合も、標準から何が外れたか認識し、チームで対応策を考え、ロードマップを調整していきます。この経験を蓄積すれば次の症例に活用できます。

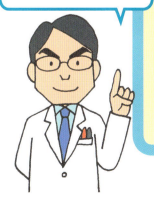

医療チームで情報を共有し、開始から離脱までのロードマップを描いておこう。

Doctor's One Point

医療チームで共有するべき情報のポイント

❶なぜ人工呼吸が開始されたのか（肺が原因か、否か）。
❷どのような呼吸機能を人工呼吸器で補助すればいいのか。
❸どのような状態になれば離脱できるのか。
❹離脱までおよそどの程度の期間を予定しておけばいいのか。

ケアの必要性や本質を考慮して、実施目的を明確にする

人工呼吸ケアの主な目的は、呼吸不全や原因疾患の治療、呼吸と循環の維持などです。しかし、「○○のときは××しなければならない」といった思い込みや、目の前の患者の状態を考慮しないマニュアルどおりの対応は、時としてケアの本質から外れてしまうことがあります。

たとえば重症低酸素血症の急性期では吸引により気道内圧が低下して肺胞が虚脱するのを避けるために、一定期間、気管吸引を中止することがあります。人工呼吸が開始されたら定期的に気管吸引をするというのは、好ましくない結果を導くことにつながる場合があるからです。気管吸引は何のために行うのか、気管吸引がもたらす状況が患者にどういう影響を与えるのか、メリットとデメリットを比較し、判断しなければならない症例が現実にあります。

このように臨床現場では、ケアの必要性や本質を考慮して、実施目的を明確にすることが大事です。**「何のためのケアなのか」「そのケアは、今、患者の役に立っているのか」を常に意識して行動しましょう**。そのうえで不要なケアに時間を費やすことなく、本当に必要なケアを選択し実施しましょう。

【ロードマップ例】

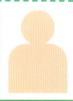

患者状態
生来健康な64歳男性、身長170cm・体重72kg。入院歴なし。
数日前から風邪気味で寝込んでいたが、呼吸困難を訴え来院。
呼吸数増加、体温38.9度。胸部レントゲン上右大葉性肺炎。
血圧112/70、心拍数114（普段は130/80、65）。
大気吸入下でPaO_2=58mmHg、$PaCO_2$=28mmHg。意識清明。

患者評価	背景因子なし。多臓器不全なく、自力呼吸が可能。
必要な呼吸補助	酸素化のみ。
人工呼吸適応	酸素療法で改善しないため、NPPV導入。
気管挿管適応	喀痰排出困難、酸素化改善なし、バイタルサイン悪化の場合、あるいはNPPV禁忌または長期施行の場合（7日以上）。
監視項目	バイタルサイン（意識レベルを含む）、呼吸数とパターン、SpO_2、血液データ、マスク受容性。
気管挿管の適応	多臓器不全が進行した場合。 収縮期血圧低下（＜70）、呼吸数＞38で挿管。
予想される人工呼吸期間	3～5日（ICUデータに基づく）
NPPV離脱基準	酸素化の安定（口腔ケア時、NPPVをはずした際にチェックする）、呼吸の安定。

患者の呼吸状態を、興味をもって観察・解析する

人工呼吸ケアは「患者に与えるだけのもの」ではなく、「患者にあわせてカスタマイズするもの」です。

患者のニーズを的確につかみカスタマイズしていくためには、**人工呼吸管理中の患者の呼吸状態を、興味をもって観察・解析すること**が、看護師の業務の中心であるといっても過言ではないでしょう。なぜなら、人工呼吸器とは、呼吸不全の治療過程を提示することができる、モニタリング装置そのものであり、人工呼吸器を通して、刻々と変化する患者の呼吸状態を評価することができるからです。

治療開始から常に、より患者のニーズにあった呼吸ケアを行うためには、常に観察し、解析することを心がけましょう。観察した内容を評価・分析していくことから、患者が必要としている換気設定やケアの内容に反映できることがたくさんあります。

動脈血ガスデータだけに頼るのでなく、**胸郭運動、呼吸パターン、人工呼吸器のグラフィック波形、換気量、呼吸／換気回数**などをリアルタイムで観察します。また、定期的にその経過を評価していくことが、より重要です。

そして、呼吸状態に変化が見られたら適宜**ミニカンファレンス**を開き情報を共有します。そのうえで、丁寧に管理方法を調整していくことが大切です。変化を見逃さないよう、いつも人工呼吸ケアにおける看護師の役割が重要であることを意識して行動してください。

◆カンファレンス
事例検討会。患者の状態の変化や新しい課題や問題点などがないか、適切な治療が提供されているかどうかについて、医療チームで話し合う。

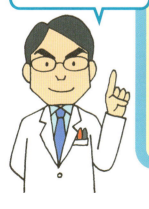

変化がみられたら、ベッドサイドでも即時にカンファレンスを開きましょう。

Doctor's One Point 人工呼吸器マネジメントのポイント

❶ 病態にあった開始から離脱までの標準的なロードマップを描く。
❷ 患者の呼吸状態をリアルタイムで観察・解析し、ケアやロードマップの内容に反映する。
❸ 医療チームで随時ミニカンファレンスを開いて、情報を共有する。
❹ 必要に応じて、病態変化に応じた管理方法を調整していく。

人工呼吸に関する成績やデータを蓄積・共有する

最後に重要なのは、その**施設での人工呼吸に関する成績やデータを、チーム内で蓄積・共有**することです。

人工呼吸の分野には評価が定まっていない治療やケアも数多くあり、当たり前のように行われているケアが、実際は効果をあげていない例も珍しくありません。

たとえば、以前まで人工呼吸治療中の患者に対しては安全に治療を進めるために鎮静薬が投与されていましたが、過剰な鎮静は予後を悪化させることがわかり、現在ではアセスメントを行ったうえで、必要なときだけ行う方向に修正されています（176ページ参照）。

ですから、漫然と症例を重ねるのではなく、ケースに関しては記録を残し、何がよかったのか悪かったのかを分析し、現場にフィードバックしていくことが、治療成績向上のポイントになります。さらには、不要なケアをなくし**minimum requirement**を実現していくきっかけにもなるはずです。

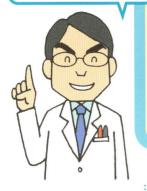

データを蓄積することが、治療成績向上のポイントになります。

Doctor's One Point

収集し、蓄積したいデータ

❶対象疾患、年齢　　❷換気設定（F_IO_2、モード、PEEP）
❸挿管期間、人工呼吸期間、ICU入室期間
❹死亡率、合併症発生率　など

上記のようなデータを収集し、チーム内で共有します。思い込みと実際の成績に大きな違いがあることに気づくことでしょう。

最近では人工呼吸患者の早期離床のためのリハビリテーションが注目されていますので、関連するデータを蓄積するのもケアの向上に有効でしょう。

さまざまな換気モードや最新の治療薬などの知識を取り入れていく前に、新しいものを受け入れていくことができる土台づくりをしっかりと行うことが重要なのです。

重症度とケアの流れ

早期離脱を進めるためには、観察・評価が重要

人工呼吸療法は患者を守る一方で、痛みやリスクを伴う処置でもあります。人工気道を留置した換気であること、陽圧換気であること、体動を制限されることなど、非生理的な環境を強いられるため、感染症、気胸、廃用による筋の萎縮など**人工呼吸に関連するさまざまな合併症の発生には常に注意**する必要があります。

また、重症患者においては**人工呼吸器関連肺傷害（VALI）**の発生にも注意が必要で、発生回避に重点を置いた**肺保護換気戦略**が行われています。人工呼吸が長引くと肺炎の発生やICU滞在期間の延長など医学的にも医療経済的にも不利益が出るため、できるだけ**早期に離脱**を試みる必要があります。

一方で、早すぎる**ウィーニング**では患者が自力で呼吸できる準備ができていないために再度呼吸状態の悪化を招き、再挿管された場合には逆に死亡率やICU滞在期間が増えると報告されています。

人工呼吸器からの離脱時期を的確に判断するためには、人工呼吸開始直後から患者の呼吸状態を観察して、課題をあげ、どうすれば課題が解決していけるのか、毎日継続的に議論していくことが重要です。

◆人工呼吸器関連肺傷害（VALI）
44ページ参照。

◆肺保護換気戦略（はいほごかんきせんりゃく）
人工呼吸により肺が傷害されることが証明され、肺を傷害しない愛護的な換気設定の総称をいう。1回換気量や気道内圧を制限する方法が提唱されている。

◆ウィーニング
63ページの注を参照。

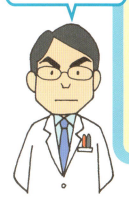

早期離脱のためには、日々の観察・評価の積み重ねが重要です。

Doctor's One Point 人工呼吸器からの離脱時期を判断するための流れ

❶ 患者が自力で呼吸するのを妨げる原因は何なのか。
❷ どうすればその問題が解決するのか。
❸ 解決策により問題はどの程度改善したのか。
❹ 解決策は継続していいのか、改良すべきか。

人工呼吸からの離脱はある日突然開始するものではなく、日々の評価の積み重ねであることを肝に銘じてください。

第3章　アセスメントとケアの流れ

人工呼吸療法は4つのステージに分けられる

人工呼吸療法とそのケアは治療時期により、概ね**超急性期**、**安定初期**、**安定期**、**回復期**の4つのステージに分けることができます。それぞれのステージにおける治療ならびにケアの目的と具体的目標が何であるのかを理解したうえで、目的に応じ計画した必要最小限の介入を行い、その経過を観察し目標が達成されたかを客観的に評価する必要があります。

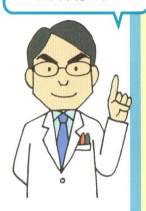

治療の流れと、各ステージのポイントを理解したうえで、患者の経過を観察することが大事です。

Doctor's **One Point**

治療の流れ

人工呼吸療法はステージにより異なる

- **超急性期：余分な負荷を減らし呼吸不全の悪循環を断つ**
  - ・人工呼吸療法の導入、深鎮静
  - ・血行動態の安定化（循環負荷を減らす）
- **安定初期：負荷を開始するための準備段階**
  - ・呼吸循環の安定を確認
  - ・深鎮静からの離脱、軽度の体動開始、経腸栄養開始
- **安定期：負荷を徐々に増やす**
  - ・覚醒、人工呼吸離脱開始、早期リハビリ
- **回復期：治療介入の整理**
  - ・抜管、ICU退室の準備期間、呼吸器からの完全離脱

基本の換気モードは、A/C→SIMV→CPAP

換気モードは、呼吸不全の重症度と上記のステージに応じて選択します。急性呼吸不全の場合、通常は100％換気運動を補助する**A/C**モードで開始します。重症例では特殊な換気モードも使用することがあります。呼吸循環動態が安定し運動負荷を容認できる安定期に入ったら部分的換気補助に移行します。

部分的補助換気の代表的なモードが**SIMV**です。SIMVモードでは強制換気回数を段階的に減らして使用し、最終的に強制換気をゼロにして**CPAP**にバトンタッチします。つまり、「強制換気回数がゼロのSIMV＝CPAP」と考えることもできます。SIMVで換気中は、強制換気による補助を受ける自発吸気と受けない吸気が発生します。自発呼吸が弱く、

何の補助もないと十分な呼吸運動にならない場合には、**PSV**や**チューブ補償（TC）**といった補助換気を併用します。

　CPAPモードになったらPEEPや補助換気のレベルを最低限に下げ、最後に**SBT（自発呼吸トライアル）**を行って離脱させるのが一般的な経過です。術後患者は人工呼吸期間が短く、手術のために人工呼吸を始めることがほとんどなので、上記の経過を省略した形で管理することも可能です。

　人工呼吸器から離脱させるウィーニングでのポイントは、①鎮静からの離脱→②人工呼吸器によるサポートからの離脱→③人工気道からの離脱の3段階に分けられます。

◆SBT
自発呼吸トライアル。ウィーニングによって増大する呼吸仕事量に対応できるかを評価し、実際に抜管が可能かどうか判断するためのテスト。154ページ参照。

◆PSV
62ページ参照。

◆チューブ補償
71ページの注を参照。

【肺疾患の経過と人工呼吸の流れ】

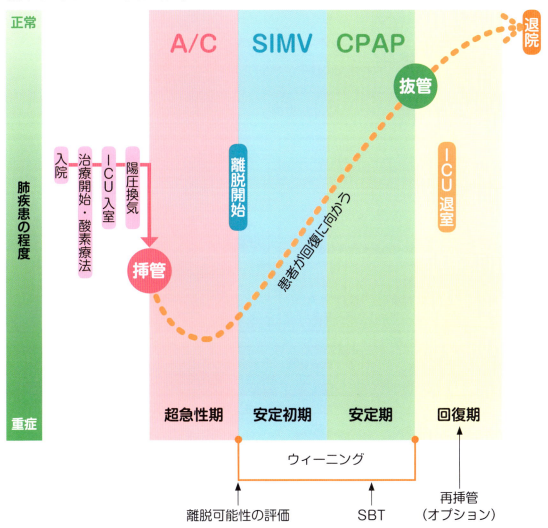

第3章　アセスメントとケアの流れ

超急性期のケア

超急性期のケアは、その後の経過に大きく影響するため、人工呼吸管理の中でも最も緊張を要する部分であり、医師との強い連携が求められます。重篤で高いリスクにさらされている臓器機能を即時に見極め重要度の高い処置から順に的確に対処できる、確かなスキルが必要です。

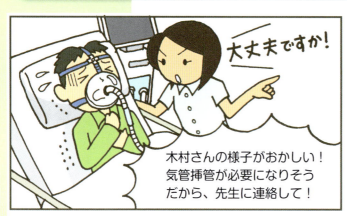
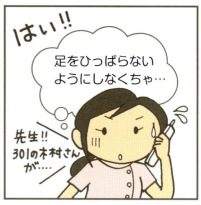
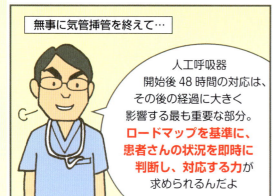
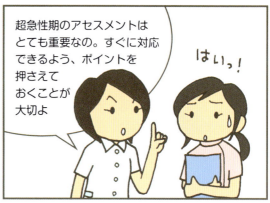
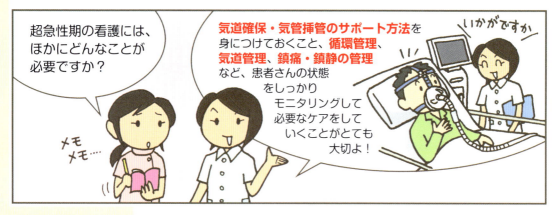

超急性期 ➡ 安定初期 ➡ 安定期 ➡ 回復期　超急性期のケア

超急性期のアセスメント

超急性期には、高いアセスメント能力が要求される

　人工呼吸療法は、**超急性期→安定初期→安定期→回復期**のステージで進行します。それぞれ治療と看護のポイントが異なりますが（116ページ参照）、**特に人工呼吸開始後48時間の対応**はその後の経過に大きく影響するため、最も重要な部分です。重篤で多様な病態を示す患者の状況を即時に判断し、対応する力が求められます。

　アセスメントは基本的に医師の責任で行われますが、医療チームのスタッフは**積極的にアセスメントに参加し、情報を共有**しておかなければなりません。特に看護師は、患者の呼吸状態を把握したうえで、**リアルタイムのモニタリング**により経過を見守り、変化があれば医療チームに報告する役割を担います。

　たとえば、救急車で搬送されてくる患者や、救急外来から緊急でまわされてきた患者については、看護師が初めて接触して短時間で得た視覚的な情報から、看護がスタートすることもあるため、高いアセスメント能力が要求されます。慢性疾患の急性増悪、外科術後の呼吸管理でも、医療チームの調整役としてタイムリーに情報を収集・アセスメントし、看護の側面からの問題点・目標・ケア内容を抽出するよう心がけましょう。超急性期のアセスメントと看護は、以下のプロセスをたどります。

◆フィジカルアセスメント
問診・打診・視診・触診などを通して、実際に患者の体に触れながら、症状の把握や異常の早期発見を行うこと。日本語で「身体診察技法」ともいう。

Check Point 超急性期の対応

❶ 事前情報や初期接触時に得た患者の状態をもとに、緊急性、臓器障害の程度や今後起こりうる状態を予測し、優先順位を踏まえて医師と共有する。

❷ ほかの医療スタッフと密にコミュニケーションを図り協働しながら、緊急処置・検査などの準備と心構えをしておく。

❸ フィジカルアセスメントを用いて検査・処置の必要性を判断し、患者・家族の不安軽減、苦痛緩和を図りながら実行する。

❹ 患者の訴えや画像所見、検査結果、初期対応やケア提供後の効果などの情報を絶え間なく収集し、その都度、目標・ケア内容の見直しを行う。

看護師は医療チームの調整役として、タイムリーに情報を収集し、経過を観察します！

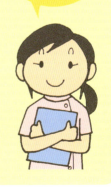

重要な臓器の機能を評価し、緊急性を判断

　超急性期では急速に進行する病態をとらえ、生命維持に必要な処置から順に手際よく達成していけるとよいでしょう。

　特に、臓器の状態は予後を左右します。超急性期の治療ゴールは、生命維持ができる状態まで臓器機能をもちあげ、安定させることです。なかでも、**中枢神経系と循環系の治療が最優先**されます。

　症状が軽い患者ではこの過程は省略します。逆にいえば、治療開始時にすべての重要な臓器の機能を評価し、医療介入の緊急性を判断し、おおまかな治療方針を共有しておくことが必要になります。

　特に救急の場合は、主訴、年齢、病歴、季節などから、緊急性や見逃してはならない病態を念頭に置き、時間的な余裕があれば、あらかじめ準備を進めておきます。

視覚的に状態をとらえ、準備を進める

　初期観察で重要なのは、事前情報から推論した疾患の症状があらわれているのかどうか、あらわれているならその程度（重症度）はどうなのかを**視覚的に確認する**ことです。最初に目に飛び込んできた患者の様子を短時間でとらえ、優先度や救急処置・初期対応などを要する状態か瞬時に判断するためには、臨床経験の積み重ねが必要です。過去の経験で得た病態・治療・ケアのプロセスを参考にしながら対応します。

　さらに、**患者の身なり、家族歴、生活歴（喫煙・飲酒の有無）**なども、呼吸不全にかかわる因子を推定し治療方針を決めるために大事な情報となるため、できるだけ確認しておくことが重要です。また、早期治療・介入に向けて、**付き添いの有無、キーパーソン、関係性**なども把握しておきましょう。

　外科手術後や慢性期の急性増悪などですでに患者の基礎情報が引き継がれている場合は、情報の真偽を確認したうえで、「自力での去痰が可能か」「嚥下状態は良好か」など人工呼吸ケアに必要な追加の項目や、現在の様子を確かめます。他の医療スタッフと密にコミュニケーションを図りながら、必要視される初期対応、緊急処置・検査を事前に準備します。他のスタッフの経験を共有するために普段からカンファレンスを行うことも大切です。

問診や検査によって病状を把握し、救急処置を行う

　問診により、**呼吸困難感の有無、呼吸器症状（咽頭痛、咳、喀痰の有無、**

◆去痰
気道にたまった分泌物を除去すること。

◆嚥下
食物を咀嚼し、口腔から咽頭、食道、胃へ送り込む機能のこと。

超急性期 ➡ 安定初期 ➡ 安定期 ➡ 回復期　　**超急性期のケア**

発熱など)、**呼吸器以外の症状(消化器症状や関節痛など)の発症時期と経過**、最近の生活内容や過去の病歴・内服薬を把握します。同時に、**バイタルサイン(意識レベル、血圧、心拍数、呼吸数、体温、SpO₂)、フィジカルアセスメント**を行い、**12誘導心電図**や**血糖測定**、**簡易尿検査**などによって、必要な情報を収集します。その過程で、**酸素療法、用手換気、気道確保、心肺蘇生、除細動**など救急処置による即時介入の必要性や緊急度を判断する必要があります。

患者とコミュニケーションをとれる状態であれば、丁寧に説明し、不安軽減を図りながら、必要な措置を進めていきます。

◆除細動(じょさいどう)
心室細動・心房細動などによる拍動異常を抑えて、正常な調律に戻す治療法。電気刺激や薬剤を用いて行う。

> 問診や検査から、しっかり病状を把握していきましょう！

Doctor's One Point

問診と検査の内容

❶症状とその発症時期、進行の程度
❷基礎疾患と常用薬・内服薬の有無
❸併発症の有無　　❹ベースのADL
❺病歴、生活内容(海外渡航歴を含む)
❻加わった侵襲(手術など)
❼身体所見(意識レベル、バイタルサイン、呼吸状態)
❽検査値(血液ガス、一般採血、簡易迅速検査など)
❾呼吸管理の内容(酸素投与、気道確保、人工呼吸器など)
❿放射線検査(胸部X線、CTなど)や超音波検査

呼吸管理に関するアセスメント

これまで収集した情報を手がかりに呼吸管理に関するアセスメントを行います。特に重要なポイントは以下の4点です。

◆ADL
148ページの注を参照。

Doctor's One Point

アセスメントのポイント

❶酸素化を妨げている原因は何か。
❷換気の状態に問題はないか。
❸人工呼吸器を使用している場合、設定は指示どおりか。
❹呼吸管理の円滑な進行を阻害する要因はないか。

気道確保と気管挿管

気管挿管により気道を確保する

アセスメントにより、必要なモニタリングと処置の内容が決定され、それにより治療にあたる部署も決まります。方針が確定するまでの間は、その部署で可能な**酸素療法**（34ページ参照）や**NPPV**（96ページ参照）などでフォローします。集中治療室など、より高度な治療の必要度を判断するために、**A-DROPシステム**が使われています。

痰、血液、異物などによって気道閉塞状態にある場合は緊急処置が必要です。酸素をマスクで投与しつつ、吸引などにより異物除去を試みます。意識消失や呼吸停止、嘔吐や吐血など、NPPVでは治療が困難な場合には、ただちに**気管挿管**が行われます。

気管挿管は緊急的に行われることが多いので、医師にとってストレスのかかる処置です。円滑に進めていくためには、看護師は迅速に過不足なく必要物品を準備し、適切な介助を行わなければなりません。また、挿管後のケアを理解し、患者の安全・安楽を守るのも看護師の役割です。

◆気管挿管
41ページの注を参照。

【A-DROPシステム】

A：年齢（Age）	男性70歳以上、女性75歳以上
D：脱水（Dehydration）	BUN 21mg/dL以上、または脱水あり
R：呼吸（Respiration）	SpO_2 90%以下、またはPaO_2 60mmHg以下
O：意識（disOrientation）	意識障害あり
P：血圧（Pressure）	収縮期90mmHg以下

【A-DROPによる治療場所】

スコア	重症度	治療場所
0	軽症	外来
1	中等症	外来または入院（一般病棟）
2	中等症	外来または入院（一般病棟）
3	重症	入院（一般病棟）
4	超重症	入院（一般病棟）またはICU
5	超重症	ICU

（注）ショックがあれば1項目でも重症とする。
　　　意識障害に関しては、JCS 1桁程度なら認知症などで日頃から存在する場合があるため、肺炎による意識障害かどうかを検討する必要がある。

出所：日本呼吸器学会「成人市中肺炎診療ガイドライン」（2007年）を一部改変

一般的に行われているのは経口挿管

気管挿管には、**経口挿管**、**経鼻挿管**、**気管切開**の3つの方法があります。第一選択は経口挿管ですが、口からアクセスができない場合（外傷による浮腫や開口困難、解剖学的異常など）や長期の気道確保が必要な場合には、経鼻挿管や気管切開を行うこともあります。

気管挿管を行う前には、必ず患者や家族に対して、気管挿管の目的や今後の治療方針、気管挿管のリスクや、鎮痛・鎮静の必要性などを説明し、十分な理解と同意を得ておきます。

必要な物品は事前に準備・点検しておこう

気管挿管は緊急で行われることも多いため、いざというときに慌てないよう、常に必要な物品は準備しておきましょう。また、喉頭鏡は明るく点灯するか、カフの漏れや破損がないか定期的に点検しておきます。確実に使えるように、日ごろからトレーニングを積んでおきましょう。

【気管挿管に必要なもの】

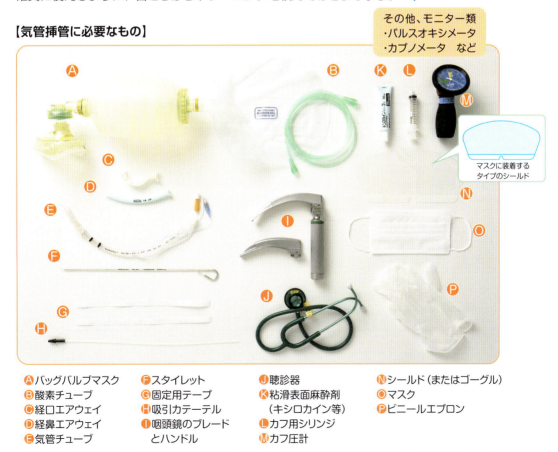

- Ⓐ バッグバルブマスク
- Ⓑ 酸素チューブ
- Ⓒ 経口エアウェイ
- Ⓓ 経鼻エアウェイ
- Ⓔ 気管チューブ
- Ⓕ スタイレット
- Ⓖ 固定用テープ
- Ⓗ 吸引カテーテル
- Ⓘ 咽頭鏡のブレードとハンドル
- Ⓙ 聴診器
- Ⓚ 粘滑表面麻酔剤（キシロカイン等）
- Ⓛ カフ用シリンジ
- Ⓜ カフ圧計
- Ⓝ シールド（またはゴーグル）
- Ⓞ マスク
- Ⓟ ビニールエプロン

その他、モニター類
・パルスオキシメータ
・カプノメータ　など

マスクに装着するタイプのシールド

（注）経鼻・経口エアウェイは気管挿管には使用しないが、気道確保の際に使用するため、ICUの救急カートに備えられている。

気管挿管の手順

必要な物品の準備ができたら、医師に確認し、気管チューブを選びます。気管チューブのサイズは成人男性で内径8〜8.5mm、成人女性で7〜7.5mmが適切です。ただし、喘息の患者、気道浮腫が疑われる場合などは、さらに0.5mm細いチューブを選択します。

❶ チューブを選んだら先端に粘滑表面麻酔剤をつけて、スタイレットの先が出ないように気管チューブに通しておきます。

Point
スタイレットは気管チューブにわん曲をつけ、チューブを誘導しやすくするために使う。

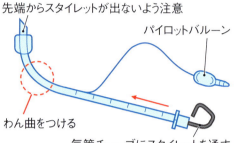

先端からスタイレットが出ないよう注意
パイロットバルーン
わん曲をつける
気管チューブにスタイレットを通す

❷ 咽頭部の視野を確保するため、タオルや枕を用いて頭部をやや高めにし、あごを挙上させた状態（スニッフィングポジション）で寝かせておきます。

Point
スニッフィングポジション（sniffing position）とは、頭部の下に枕を置いてあごを上げ、においを嗅ぐ姿勢をとること。口腔、咽頭、喉頭軸が一致し、手技者から声門が見える状態となる。肩や背中の下に枕を置くと声門が見えにくくなってしまうので注意。

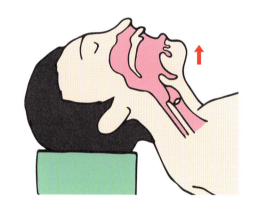

❸ 医師は、咽頭の表面麻酔を行い、必要に応じて、鎮静薬を投与します。バッグバルブマスクを使用し、十分に酸素を送り込みます。

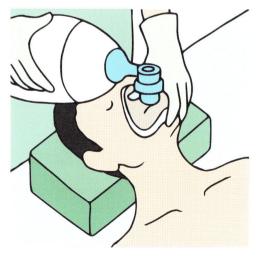

| 超急性期 | ➡ | 安定初期 | ➡ | 安定期 | ➡ | 回復期 | | **超急性期のケア** |

❹ 医師は喉頭鏡で喉頭展開を行います。助手は気管チューブ、吸引カテーテルなどを準備し、医師の傍ら（医師が右利きの場合は、医師の右側）に立ちます。

> **Point**
> 口唇がブレードに巻き込まれていないか確認する。また、歯を損傷しないよう注意する。

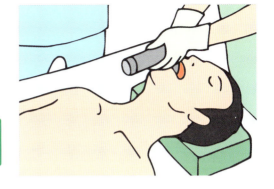

❺ 助手は医師の合図でチューブを渡します。このとき、気管チューブの先端が患者側を向いていることが肝心です。

> **Point**
> 気管チューブは、挿入する方向にあわせた状態で、確実に医師に手渡す。

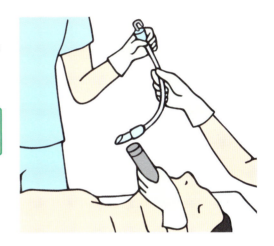

❻ 医師は気管チューブを挿管します。

> **Point**
> 助手は医師が声門を確認しやすいよう、右口角が矢印のほうに開くように介助する。
> 　医師はチューブの位置を決めたら、「右の口角で○cm」と声に出して、助手と情報を共有する。

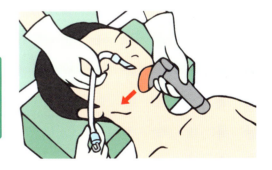

❼ 助手は医師の合図によりチューブを引っ張らないようにスタイレットを除去します。

> **Point**
> 気管チューブが抜けないようにチューブを手で支えながら、わん曲に沿ってスタイレットを引き抜く。

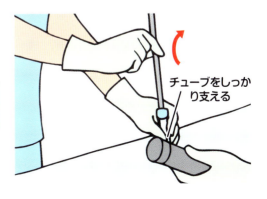

チューブをしっかり支える

第3章 アセスメントとケアの流れ

❽ 医師は口角で確実にチューブを固定しブレードを抜きます。人工呼吸回路をつなぎ、換気を開始してカフリークがなくなるまでカフに空気を入れます。カフ圧は25cmH₂O以下となるようにカフ圧計で調整します。

> **Point**
> 舌根沈下や唾液などによる気道閉塞がないか、胸部が十分膨らみ、換気されているかを確認する。

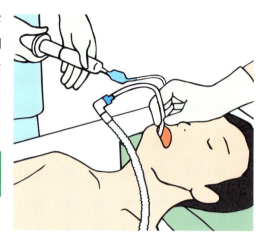

◆**舌根沈下（ぜっこんちんか）**
意識消失により筋肉が弛緩し、舌がそれ自体の重みで後方に落ち込んでしまう現象のこと。これにより上気道が閉塞されるので、窒息の危険性が生じる。

気管挿管の確認

挿管終了後は、人工呼吸回路を接続し換気を開始しつつ、呼気中のCO₂濃度が測定できるかどうかで、きちんと気管に挿管されているか確認します。

【気管チューブの先端位置】

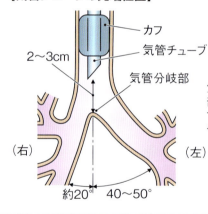

気管チューブの先端は、気管分岐部の2〜3cm手前（口腔側）。挿管するときには右側の気管支に入りやすいので、注意が必要。

気管挿管直後の確認事項

❶ CO₂波形を確認。
❷ 胸郭が上がっているか。
❸ 胸部両側壁で呼吸音が確認できるか。
❹ 人工呼吸器のグラフィックモニタで圧・流量・換気量の波形を確認。
❺ バイタルサインに異常がないか。

Nurse's Check Point
本当にしっかりと気管に挿管されているのかを確認しましょう！

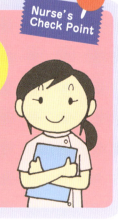

挿管が確認できれば、気管チューブを固定する

正しく挿管できていることが確認できれば、チューブの深さを確かめマーキングしたうえで、テープなどにより固定します。

チューブ固定後、最終的にチューブの深さをレントゲンで確認します（204ページ参照）。

❶ 正しく挿管できていることが確認できたら、必ず目盛りをチェックし、記録しておきます。

Point
通常は口角にあたる部分で確認する。

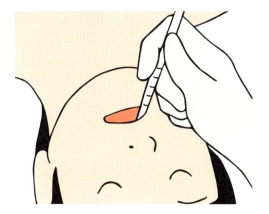

❷ 皮膚は清拭しておきます。挿入の深さを確認し、気管チューブをテープで固定します。まず、1本目のテープの上側を上唇に沿って貼り、下側のテープを気管チューブに巻きつけて固定します。

Point
上あごは動かないので、上あごでの固定が重要。

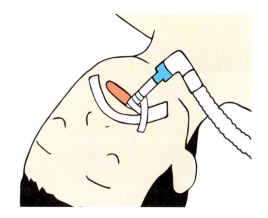

❸ 2本目のテープの下側を下唇に沿って貼ります。上側のテープを気管チューブに巻きつけて固定します。

Point
患者が気管チューブをかんでしまう可能性がある場合は、チューブ固定後に、バイトブロックを用いることがある。

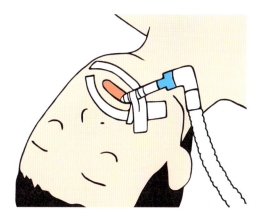

第3章　アセスメントとケアの流れ

合併症の予防にも、気管チューブの管理が重要

気管挿管により、気道の加温加湿、異物除去機能、免疫力などが低下します。

また、チューブ挿入に伴う発声困難、粘膜損傷、カフ周囲に貯留する**分泌物の誤嚥**、**口腔バイオフィルムの形成**、精神的ストレスなど合併症が起こるリスクも高くなるため、適切な管理が重要です。

〈口腔ケア〉

超急性期には低酸素血症により意識レベルが低下するほか、治療上、意図的に深い鎮静を用いることで、嚥下運動や咳嗽が減少します。そのため、気道の清浄化機能が低下し、無気肺や感染が生じやすくなります。できる限り定期的に**口腔ケア**を行い、上気道の清浄化を進めます。

〈気管吸引〉

気道分泌物が多い場合は**気道閉塞**の原因にもなります。酸素化の状況を考慮しつつ、必要な場合は気管の粘膜を傷つけないよう十分に配慮しながら**気管吸引**を実施します。

ただし、吸引中は人工呼吸器からのフレッシュガスも吸引されてしまうので、喀痰を取ろうと**長時間吸引することは逆効果となり危険**です。医師による気管支鏡を用いた吸引など、他の方法も検討しましょう。

さらに、重篤な低酸素血症の場合は、気道吸引が人工呼吸療法の妨げとなる場合があるので、病態を確認したうえで行います。気道分泌物が少ない場合は、定期的な気道吸引の必要はありません。

〈カフ圧の管理〉

気管チューブのカフには、陽圧換気時に送り込まれたガスがチューブの脇漏れを起こすのを防いで換気量を維持する役割があります。

同時に、口腔内からの垂れ込みも減らせますが、たくさん空気を入れても、垂れ込みが完全になくなることはありません。むしろ、過剰にカフ内圧を上げることにより気道粘膜に潰瘍を形成したり粘膜が壊死する危険性があるため、**カフ圧計**を用いて**適切な内圧（25cmH$_2$O以下）**を保ちましょう。

圧をこれ以上に上げないとカフ漏れが止まらない場合は、気管チューブの入れ替えの必要性について呼吸管理に詳しい医師と検討します。

◆**口腔バイオフィルム**
細菌などの微生物が集まって形成される膜状の構造体のこと。生物膜とも呼ばれる。肺炎などの原因になる。

◆**口腔ケア**
191ページ参照。

◆**吸引**
184ページ参照。

◆**カフ**
高容量低圧カフが用いられているが、口腔内の分泌物はカフ表面の皺をたどり気道内に侵入することがわかっており、カフによる垂れ込みの防止には限界がある。

【カフ圧】

カフ圧が低すぎる場合

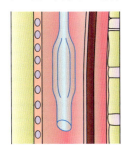

人工呼吸器で送り込んだ空気が漏れてしまう。また、口腔内の分泌物が気道内に垂れ込みやすくなる。

カフ圧が高すぎる場合

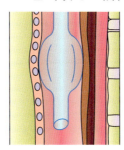

気道粘膜を圧迫し虚血を招くことで、粘膜に潰瘍を形成したり、粘膜が壊死する危険性がある。

〈加温加湿〉

気管挿管中は、乾いた医療ガスを送り込むことにより気道内が乾燥します。乾燥した状況では、気管支の粘膜から異物や分泌物（喀痰）をとりのぞく**線毛運動**が停止し、気道の清浄化ができなくなり、**肺炎や末梢気道閉塞などのリスク**が高まります。

またチューブ内にへばりついた分泌物が乾燥すると、チューブが詰まってしまい十分なガスを送れなくなります。**加温加湿**は十分に行いましょう。

〈感染予防〉

呼吸器感染が起こりやすい状態になっており、感染症のリスクは自然呼吸と比較して約7倍ともいわれています。**口腔ケアの徹底、手洗いの励行**のほか、分泌物がたまっている場合は吸引を行うなど、リスクマネジメントが重要です。

〈安全対策〉

気管チューブの圧迫やねじれなどのトラブルを避けるためにも周囲の危険物を除去し、安全な環境整備を行います。

また、万が一に備えて緊急時に使用する**バッグバルブマスク**などの物品は、定期的に補充・点検整備をしておきましょう。

◆線毛運動
17ページ参照。

◆末梢気道閉塞
内径が2mm未満の小気管支、細気管支が炎症を繰り返し閉塞した状態。炎症が慢性化するとともに周囲に進展し、進行すると慢性閉塞性肺疾患（COPD）に至る。

【バッグバルブマスク】

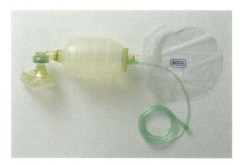

右上が酸素をためるリザーバー、右下の酸素チューブを酸素ボンベ等の医療ガス供給源につなぐ。

鎮痛と鎮静

過剰な鎮静にはデメリットがあることを理解する

人工呼吸中は、気管チューブの違和感や不快感、呼吸困難感、治療に対する不安などが精神的・肉体的苦痛となり、最悪のケースでは**自己抜管**などの医療事故につながるリスクもあります。患者の不快感を鎮め安全に治療を進めるために、**鎮静**は重要な手段と考えられ、これまで積極的な鎮静が行われてきました。

しかし近年、過剰な鎮静が**人工呼吸器関連肺炎（VAP）**や**せん妄**、**廃用性筋萎縮**の原因となり、人工呼吸期間延長や精神・運動機能の低下をもたらし、退院後の身体運動機能低下を起こしていることが明らかになり、鎮静には大きなデメリットもあることがわかってきました。一般的に、人工呼吸器療法の適応となった急性呼吸不全患者の社会復帰率は、他の循環器疾患よりも悪いことが知られています。

◆過鎮静
必要以上に薬物の鎮静効果が出てしまった状態。

◆廃用性筋萎縮
筋肉を長期間使わないことで、筋肉がやせおとろえること。

鎮静・鎮痛の目的とリスクを正しく理解しておきましょう。

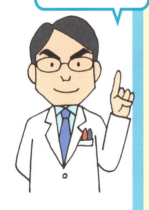

鎮静によるリスク

(1) 呼吸抑制や血圧低下
　・腸管麻痺、中枢神経障害

(2) 過剰鎮静
　・廃用性筋萎縮
　・褥創、深部静脈血栓症・肺梗塞のリスク増加
　・下側肺傷害を生じる
　・人工呼吸器関連肺炎（VAP）
　・抑鬱状態などの精神障害

(3) 過少鎮静
　・患者の快適性・安全が確保できない
　・酸素消費量・基礎代謝量の減少
　・換気の改善と圧外傷の減少が達成されない
　・不安やストレスの増大による、興奮・不穏状態

十分な鎮痛を行ったうえで、浅い鎮静状態を保つ

　一方で、集中治療中の患者の8割は何らかの痛みを感じているとの調査結果もあり、**鎮痛の重要性**はより認識されています。

　そこで、近年では**十分な鎮痛を行いながら、できるだけ浅い鎮静状態を安全に維持していく**という考え方に変わってきました。

　痛みは主観的なもので個人差が大きいことは皆さんご存知のとおりです。不安や恐怖は痛みを増長させる原因になります。また、痛みを完全になくすことは不可能ではありませんが、副作用も多いため、鎮痛を行う際には処置前後の痛みを客観的指標により評価して、鎮痛薬の効果を判定する必要があります（173ページ参照）。

　そして、鎮静のデメリットを理解したうえで、まず、鎮静薬を用いないで解決できる問題がないか、医療チームで検討してみることが重要です（176ページ参照）。そのうえで、どうしても鎮静が必要な場合には、**「鎮静・鎮痛の目的」**、**「目標とする鎮静深度」**を明確にし、ガイドラインなどに即した標準的な方法を厳守するとともに、適切に**鎮痛・鎮静の評価**を行っていくことが重要です（177ページ参照）。

◆ガイドライン
日本呼吸療法医学会が2007年に「人工呼吸中の鎮静のためのガイドライン」を作成している。

Doctor's One Point

鎮静・鎮痛の目的

(1) 患者の快適性・安全の確保
- ①不安を和らげる
- ②気管チューブ留置の不快感の減少
- ③動揺・興奮を抑え安静を促進する
- ④睡眠の促進
- ⑤自己抜管の防止
- ⑥気管内吸引の苦痛を軽減
- ⑦処置・治療の際の意識消失（麻酔）
- ⑧筋弛緩薬投与中の記憶消失

(2) 酸素消費量・基礎代謝量の減少

(3) 換気の改善と圧外傷の減少
- ①人工呼吸器との同調性の改善
- ②呼吸ドライブの抑制

出所：日本呼吸療法医学会・多施設共同研究委員会
「ARDSに対するClinical Practice Guideline 第2版」

初期設定とモニタリング

設定、患者の様子、モニターを確認する

超急性期の重症患者に使用される換気モードは通常A/Cモードです。初期設定（70ページ参照）が終わったら、人工呼吸器が設定どおりに動いているか患者の様子を観察し、グラフィックモニタで確認します。

グラフィックモニタの観察では、換気様式によりチェックポイントが異なります。VCVでは肺の状態により**気道内圧**が影響を受けるため、**圧波形を観察し圧外傷の発生を予防**しましょう。PCVでは**換気量**が変化するため、**換気量測定のもとになるフロー波形を監視**します（83ページ参照）。

気道内圧には最高圧（ピーク圧）、**プラトー圧、換気圧（ΔP）**、抵抗圧、弾性圧などの要素があります。この中で、まず注目したいのが**プラトー圧**です。プラトー圧は、肺胞に直接かかる圧であり、**ARDS**の死亡率と相関することが知られています。最大吸気圧が上昇（25cmH₂O以上）した場合には、プラトー圧を1日に数回チェックしましょう。**吸気終末休止時間**を0.2～0.5秒で設定すると、この間、呼気弁が閉じたままに保たれ、呼気の開始を遅らせます。気流が完全に停止していると、回路内は肺の中まで同じ圧になったことを意味します。つまり、このときの気道内圧（プラトー圧）は肺胞内圧と同じになります。プラトー圧は **25cmH₂O以下が目標**で、**30cmH₂O以上は危険**と考えられています。

また、最近、**換気圧（ΔP）**が注目されています。ΔPはプラトー圧からPEEPを引いた値、つまり換気により肺胞に直接加わった圧変化となります。

ΔPが15cmH₂Oを超えるとVALIのリスクが高まるという報告があり、世界的な臨床研究でも14cmH₂O以上のΔPで管理された患者群の死亡率は有意に高かったという結果が出ています。

◆**圧外傷**
何らかの肺疾患が存在し、人工呼吸による高い気道内圧と肺の過膨張が加わって生じる肺の損傷。気胸などが代表的。

◆**プラトー圧**
89ページの注を参照。

◆**抵抗圧**
患者の気道内での気流に対する抵抗のほか、人工呼吸回路、気管チューブに抵抗して発生する圧力のこと。

◆**弾性圧**
肺と胸壁の弾性、および送気ガス量によって生じる圧力。肺線維症などで肺が固くなったり、胸壁や横隔膜の可動域の制限などにより、弾性圧は上昇する。

【気道内圧の構成（VCVの場合）】

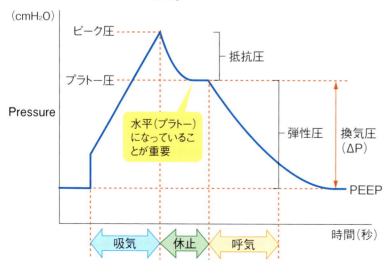

超急性期 ➡ 安定初期 ➡ 安定期 ➡ 回復期　　超急性期のケア

循環を監視し、必要に応じて対処する

　呼吸と循環は切っても切れない関係です。心不全の症状に呼吸困難感があること、心不全治療に人工呼吸器が用いられることを思い出してください。呼吸不全の原因の多くは感染症で、循環系にも影響を与えることがしばしばあります。また、重症呼吸不全では高いPEEPなど循環系に影響する換気設定も用いなければなりません。呼吸管理を行う場合は、必ず**循環を監視**し必要に応じて対処します。

グラフィックモニタ以外の所見もモニタリングする

　人工呼吸中のモニタリングの基本は、**バイタルサインの確認**です。意識状態、血圧、心拍数、体温、呼吸数、SpO_2、尿量が必須のチェック項目です。また、集中治療室では**$ETCO_2$**がモニタリングされます。これらに加えて、重要臓器の状態により各種臓器機能を評価するためのモニタリングが追加されます。

　常時血圧を監視するためには**観血的動脈圧測定**が行われます。人工呼吸中は**動脈血ガス分析**を行うので、多くの症例で使用されます。さらに重要な臓器にしっかり血液が送られているかどうかを推定するために、**心拍出量**の測定が追加されます。心拍出量と**中心静脈圧**や**動脈圧**を利用すれば、**血管抵抗**を計算することができます。また、酸素供給と需要のバランスを確認するために、**中心静脈の酸素飽和度**がモニタリングされます。特殊な装置を使用すると、肺水腫の状態を推定するための**血管外肺水分量**が測定できます。

　これらのモニターが使用されている場合は、表示される数値の持つ意味について確認しておきましょう。

◆**$ETCO_2$**
呼気終末二酸化炭素。カプノメータなどで測定している、呼気中の二酸化炭素濃度のこと。体内の循環機能が働いているかをみる重要な指標となる。$PETCO_2$は呼気終末二酸化炭素分圧。

◆**観血的動脈圧測定**
動脈に直接カテーテルを挿入して連続的に血圧を測定すること。

◆**中心静脈圧**
CVP（Central Venous Pressure）。右心に近い胸腔内の上下大静脈内圧のことで、正常値は5～12cmH₂O。循環血液量の過不足や心臓機能の低下、ショックや脱水などがないかなどを調べるためにも測定される。

◆**血管外肺水分量**
EVLW（Extravascular Lung Water）。肺炎などの感染や炎症で、肺が傷害されると本来のバリア機能を失ってしまい、普段は出て行かない量の水分が肺の外に排出されてしまうため、測定される。

Nurse's Check Point

人工呼吸中における、その他のモニタリング

- バイタルサイン（意識状態、血圧、心拍数、体温、呼吸数、SpO_2、尿量）
- $ETCO_2$
- 臓器機能の評価
- 観血的動脈圧測定、心拍出量、血管抵抗
- 動脈血ガス
- 血管外肺水分量

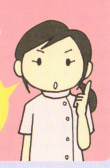

グラフィックモニタ以外のモニタリングも重要です。

第3章 アセスメントとケアの流れ

安定初期のケア

安定初期においてもモニタリングが重要です。
患者と接する時間の長い看護師は、
患者の様子を的確に観察・分析するとともに、検査値も把握し、
主治医や医療チームに必要な情報をパスしていかなければなりません。

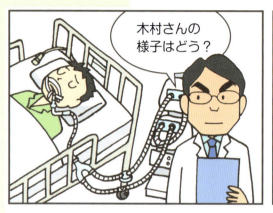

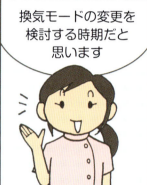

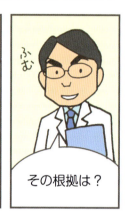

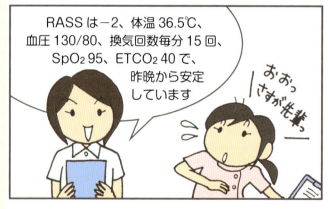

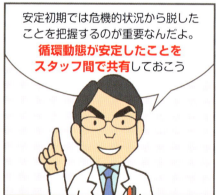

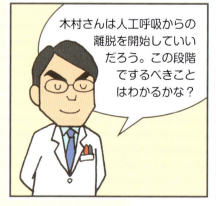

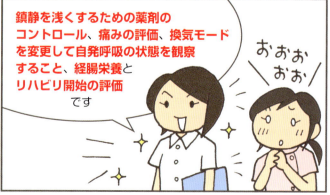

換気モード移行のポイント

病態と呼吸循環動態が安定したらA/CからSIMVに移行

　超急性期の治療により、人工呼吸を開始した背景にある病態が安定の兆しを見せ始め、循環動態も落ち着いてきたら、次のステップに移行することを考え始めましょう。

　酸素化が改善し十分な機能を示していれば、**換気モードをSIMVに変更**し自発呼吸を促します。そのためには鎮静レベルを浅くしなければなりません。SIMVは**ウィーニング**に利用される換気モードで、徐々に設定換気回数を減らし、自発呼吸回数を増やすことによって、人工呼吸器への依存度を減らし、抜管へ近づけることができます。

　安定初期では、安全に抜管が開始できるための準備と初期の調整を行います。また、超急性期でいったん停止した各種機能をもとどおりにするための準備も開始します。

◆ウィーニング
63ページの注を参照。

SIMVに移行するポイント

① 呼吸不全の原因がいくらかでも改善したという証拠がある。
② 血行動態が安定している（臨床的に重篤な低血圧がない）。
③ 吸気を行う能力がある。
④ 十分な酸素化とpHが維持されている。

呼吸循環が安定してきたら、医師に報告しましょう！

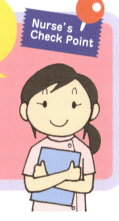

Nurse's Check Point

背景病態と循環動態の安定を確認する

　治療が開始されたばかりの超急性期には、呼吸不全と背景病態の治療が優先されますが、治療効果が発揮されると、呼吸循環動態が安定してきます。この過程を生体情報モニタで把握し共有します。たとえば、血液検査データが基準値に向けて改善傾向となり、血圧や心拍出量を維持するための薬剤も減量できるようになります。

　安定が確認できたら医師に報告し、次のステップに進むためのゴーサインをもらいましょう。

◆FiO2
69ページの注を参照。

◆PEEP
73ページ参照。

酸素化の安定・改善を確認し、離脱を開始する

　循環が安定すれば、次は低酸素状態がどれくらい改善されたかを評価します。一般には、「$PaO_2/F_IO_2 ≧ 200$」などが基準となります。酸素化が安定すればFiO2やPEEPが下げられるようになります。放射線画像は改善する場合も変わらない場合もあります。

　変化を的確に捉え、改善傾向が確認できれば、すぐに離脱に向けて準備を開始します。深い鎮静を行っていた場合は、**鎮静を浅く維持**していきます。筋弛緩薬を使用した場合は中止します。

　A/Cで調節換気を行っていた場合は、SIMVに変更し、換気回数を徐々に低下させ、**自発呼吸が出現するよう調整**します。患者の状態によってはA/Cを使わずに最初からSIMVでスタートする場合もあります。その場合も、同様に行います。換気様式は、最初に選択したPCVあるいはVCVで継続して構いません。人工呼吸期間を短縮するためには、この段階が超急性期についで重要となります。

【SIMVのグラフィックモニタ】

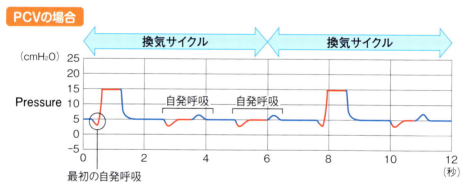

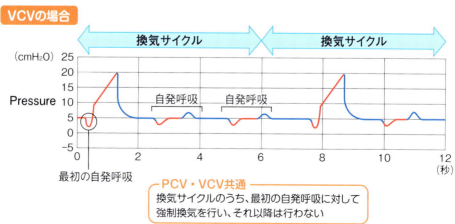

PCV・VCV共通
換気サイクルのうち、最初の自発呼吸に対して強制換気を行い、それ以降は行わない

超急性期 ➡ 安定初期 ➡ 安定期 ➡ 回復期　　安定初期のケア

離脱開始の第一歩は鎮静を浅くすること

　自発呼吸は、**鎮痛・鎮静薬・筋弛緩薬の量と投与期間の影響を受けます**。手術後の全身麻酔等の影響で呼吸が抑制されている間は、調節換気を続けなくてはなりません。そのため、深鎮静から浅鎮静に移行するためには、ときに薬剤の投与中止などの思い切った対応が必要です。

　筋弛緩薬は拮抗薬により中和させ、弛緩状態から体が動く状態に戻していきます。薬剤の効果が消失すると、患者の呼吸は徐々に増加し安定していきます。しかし、呼吸が安定せず、酸素化が不安定になるようであれば、調節換気に戻して問題点を整理します。対応策を実施し、効果がみられれば、再び離脱のための準備を開始します。

　人工呼吸の離脱では、たえずこのような**チャレンジを繰り返す**ことが大切です。離脱は「始めよう」と決心し行動にうつさなければ決して始まりません。条件を満たせば躊躇なく始める習慣を身につけてください。

◆**筋弛緩薬と拮抗薬**
骨格筋を弛緩させ気管挿管を容易にするために、筋弛緩薬が使用されるが、呼吸も抑制されるため、手術終了後には速やかな筋弛緩からの回復が求められる。一般的には、弛緩薬の濃度を減少させ弛緩効果を不活性化させるための拮抗薬を利用する。

SIMVでは換気回数の設定がポイント！

　前述のとおり、SIMVの設定換気回数が多すぎるとA/Cと同じ状況になり、患者の自発呼吸すべてを強制換気で同調してしまうため、いつまでたっても自発呼吸が出現してこないようにみえます。

　SIMVモードを使用する場合は、A/Cで分時換気量がどの程度で、総呼吸回数が何回であったかをあらかじめ記録しておき、SIMVの強制換気を行う回数とその結果強制換気により得られる分時換気量のいずれもが記録した数値よりも少なくなるように設定しておけば、比較的速やかに自発呼吸を確認できます。その場合、「患者が必要な分時換気量の何割をSIMVの強制換気で補助しているか」を常に念頭に置いて設定します。

設例

　A/Cでは1回換気量400mL、12回/分で換気していた場合、SIMVではどのような設定にすればよいでしょうか？

・分時換気量：400×12=4800mL、すなわち毎分4.8L
・血液ガス分析値：pH 7.40、PaO_2 90mmHg、$PaCO_2$ 38mmHg

次ページへ続く »

> **解説**
>
> 酸塩基平衡は正常範囲に維持されているので、**約5Lの分時換気量を維持**しておけばよいことになります。そこで**SIMVに変更する場合は、8割程度の分時換気量を維持できるように換気回数を設定します**。換気様式や1回換気量は変更する必要はありません。モードをSIMVとし、**換気回数を分時換気量が4.0～4.5Lとなるように、10回/分程度に設定**し、しばらく観察します。
>
> 鎮痛・鎮静薬の残存効果がなく、筋弛緩薬も拮抗されており、換気量が足りなければ自発呼吸が出てくるはずです。いきなり3～5割の分時換気量にあたる回数に下げることもできますが、自発呼吸が十分にできる状況になかった場合は、呼吸困難、不穏、SpO$_2$低下などがみられ、患者に苦痛を与えてしまいます。
>
> **SIMVの設定換気回数を徐々に減らすことで、人工呼吸器が受け持つ分時換気量を段階的に減らし、患者に過度の負担を与えずスムーズに移行できます**。患者の病態がさほど重症でなく、呼吸不全も軽い場合は、この過程を急速に進めることもできますし、場合によっては省略することも可能です。すべては**患者の呼吸状態を評価して決まる**のです。
>
> 強制換気が同期しない自発呼吸に対しては、気管チューブや呼吸回路による抵抗分の仕事量を補償するために**最低レベルのPSVか、チューブ補償と呼ばれる補助換気を併用**するといいでしょう。

◆PSV
62ページ参照。

◆チューブ補償
71ページの注を参照。

◆ファイティング
56ページの注を参照。

自発呼吸の変化やファイティングの有無をチェック！

換気設定の変更後は、しばらくの間、変化を見逃さないように患者から離れず観察します。その場合、設定変更により何が起こりえるか、どういう症状が注意すべき徴候かをあらかじめ確認しておきましょう。人工呼吸ケアでは予測と準備が重要であることを忘れないでください。

自発呼吸は出てきたものの、十分な換気量が保てず息苦しそうにしている場合などは、再びA/Cに切り替えておいて、原因を究明するほうがよいケースもあるので、医師に報告しましょう。

自発呼吸の回数・換気量ともに安定してくれば次の段階です。CPAPへの移行を検討します。

超急性期 ➡ 安定初期 ➡ 安定期 ➡ 回復期　　安定初期のケア

ウィーニングに向けての評価

循環動態、呼吸状態を評価する

　グラフィックモニタから推察される情報のほかに、**パルスオキシメータ**や**カプノメータ**の検査値なども確認し、**ウィーニング**に向けての評価を行います。確認が必要な項目は原因となっている疾患によっても違いますが、基本的には、**バイタルサイン**、**SpO₂**、**ETCO₂**などの連続モニターで状態を把握し、必要に応じ**動脈血ガス分析**を行います。医師への報告の際には、これらの数値もあわせて伝えるようにしましょう。

◆パルスオキシメータ
78ページの注を参照。

◆カプノメータ
140ページ参照。

〈バイタルサイン〉

　呼吸数、**心拍数**、**血圧**などの評価を行います。初期治療により、徐々に変動が少なくなってくるはずです。
　さらに、**視診・聴診・触診**など看護師としての五感をフルに活用し、変化や異常を早期にとらえる努力が大切です。**患者の表情を見ながら、呼吸音を聞き、胸郭や呼吸筋の動きを観察し、皮膚に触れて冷汗や浮腫の有無などを確認**します。頻呼吸や呼吸補助筋を使用した努力呼吸がみられる場合は、呼吸仕事量が増加しており、呼吸負荷が大きいことを示します。

〈パルスオキシメータでSpO₂を測定〉

　パルスオキシメータは、指や耳などにセンサーをつけるだけで患者の負担なく、**経皮的動脈血酸素飽和度（SpO₂：**血液中のヘモグロビンのうち酸素と結びついているヘモグロビンの割合）をパーセント（％）で表示してくれるほか、脈拍数も同時に測定表示します。
　急激に**90％以下になると、とても息苦しい状態**です。SpO₂は低酸素状態をスクリーニングするためのもので、異常がみられた場合は、**動脈血ガス分析**による確認が必要です。

【パルスオキシメータ（携帯型）】

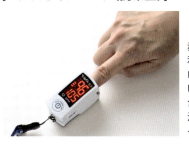

赤色・赤外の2種類の光を利用して、血液中のヘモグロビンのうち酸素と結びついているヘモグロビンの割合をパーセント（％）で表示する。携帯型とベッドサイド型がある。

第3章　アセスメントとケアの流れ

◆ 赤外線吸収法
ガスに複数の波長の赤外線を照射し吸収量を測定することで、二酸化炭素濃度を推測する。

◆ $ETCO_2$
133ページの注を参照。

◆ 動脈血酸素飽和度（SaO_2）
動脈血中に含まれるヘモグロビンの酸素結合度を動脈血ガス分析で測定したもの。パルスオキシメータで測定したSpO_2と区別する。

〈カプノメータ〉

　カプノメータは赤外線吸収法により、呼気中の二酸化炭素濃度を測ります。呼気の初期には回路内の新鮮なガスで希釈されたガスが採取されますが、終末部分は肺胞気に近い組成のガスが吐き出されます。呼気ガス中の二酸化炭素の割合（%）が**$ETCO_2$**として表示されます。カプノメータの機種によって、二酸化炭素濃度（%）または二酸化炭素分圧（mmHg）で表示するもの、もしくは両方の単位を切り替えて表示できるものもあります。分圧は、大気圧から水蒸気圧（47mmHg）を差し引いた値に割合を掛けて表示しています。

　$ETCO_2$の基準値は、肺などの呼吸器系に疾患がない患者で人工呼吸をしている場合には、**$PaCO_2$よりも3～5mmHg低い値**になります。

〈動脈血ガス分析〉

　パルスオキシメータや$ETCO_2$は非侵襲的に絶えずモニターできる方法で、呼吸不全の状態変化を集中監視するのに適しています。しかし、正確に評価するためには**動脈血ガス分析**を行います。細い注射針を使って手首の橈骨動脈、鼠径部の大腿動脈などから血液を採取し、採血した動脈血液を血液ガス自動分析装置にかけて分析します。pH（水素イオン指数）、PaO_2（動脈血酸素分圧）、$PaCO_2$（動脈血二酸化炭素分圧）、SaO_2（動脈血酸素飽和度）の4つの値がわかります。

覚えよう！　血液ガスの正常値

- pH（水素イオン指数）：**7.35～7.45**
- PaO_2（動脈血酸素分圧）：**80～100mmHg**
- $PaCO_2$（動脈血二酸化炭素分圧）：**35～45mmHg**
- SaO_2（動脈血酸素飽和度）：**95%以上**

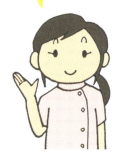

人工呼吸ケアでは、パルスオキシメータによるモニタリングと同時に、カプノメータによるモニタリングが不可欠です！

　酸素分圧（PaO_2）や二酸化炭素分圧（$PaCO_2$）に改善がみられなかったり、悪くなっている場合は、人工呼吸器の設定が患者にあっていないか、もしくは病状が悪化している可能性があり、早急に対応が必要です。

安定初期からの栄養管理

合併症に注意し、経腸栄養を開始

　安定初期に入ると、いよいよ**栄養管理**がスタートです。**栄養再開時期は、48時間以内**とされています。もちろん、例外はありますが、妨げる要因がなければできるだけ早期に開始しましょう。

　栄養管理の目的は、栄養欠乏を予防あるいは補正し、栄養不良の体への悪影響を最小にしながら、患者の予後を改善することです。薬物療法と同じくらい治療に大きな影響を与えるため、患者にとって最適な栄養管理ができるよう、医師や理学療法士、管理栄養士などと協力していかなければなりません。

　ほとんどのケースで優先的に選択される**経腸栄養**は、全身状態が落ち着けば人工呼吸器療法開始後24〜48時間以内に開始されます。

　経腸栄養に伴う合併症の予防は看護行為と密接に関連しており、適切な管理を行わないと嘔吐、誤嚥や下痢、腹部膨満などの合併症を生じます。投与時の体位、投与速度、胃管の太さや種類の選択など適切な方法を学んでおきましょう。

◆経腸栄養
鼻、胃瘻や腸瘻、あるいは口からチューブを胃腸に入れて、栄養を注入する方法。経管栄養ともいう。

経腸栄養はヘッドアップで！

　経腸栄養を行う場合、頭を高くするほうが嘔吐や誤嚥のリスクが少なく安全なことが知られています。頭位を高くすることで逆流を防ぐことができるからです。チューブを挿入する際には、まず患者を**ヘッドアップ**にすることが大切です。座位が難しい場合は少しでも上体を起こし、できれば注入後2時間程度、少なくとも30分はそのまま保つほうが望ましいでしょう。

◆ヘッドアップ
頭部位置を挙上すること。頭高位ともいう。推奨される挙上は30〜45°。

【ヘッドアップ】

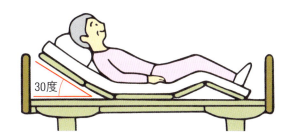

第3章 アセスメントとケアの流れ

経鼻栄養の場合の挿入方法を知っておく

一般的に行われているのは鼻からカテーテルを通じて栄養剤を投与する**経鼻栄養**です。使用する経鼻カテーテルは鼻先から耳朶と、耳朶から剣状突起までをあわせた長さで、細く柔らかいものを選択します。

◆経鼻カテーテル
シリコン製やポリウレタン製のものがある。成人では、鼻〜耳朶＋耳朶〜剣状突起の長さは約55cm。それに10〜15cm足して、65〜70cmが長さの目安。

【経鼻栄養】

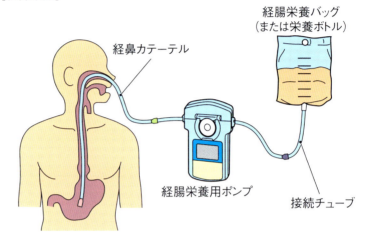

〈準備するもの〉

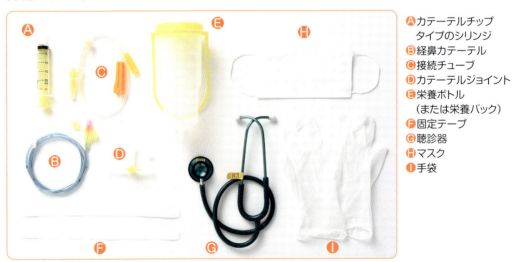

Ⓐカテーテルチップタイプのシリンジ
Ⓑ経鼻カテーテル
Ⓒ接続チューブ
Ⓓカテーテルジョイント
Ⓔ栄養ボトル（または栄養バック）
Ⓕ固定テープ
Ⓖ聴診器
Ⓗマスク
Ⓘ手袋

〈挿入方法〉

① 経腸栄養の目的や方法について、患者に説明し、同意を得る。挿入時の咽頭刺激や、咳嗽・悪心・嘔吐などの可能性についても事前に十分説明し、不安を取り除くように努める。

超急性期 → 安定初期 → 安定期 → 回復期　　安定初期のケア

❷ ヘッドアップ、もしくは座位に近い体位で行う。あごをひいた姿勢で、鼻腔から患者の嚥下運動にあわせてゆっくりと挿入。後咽頭に入ったら唾液を嚥下するように促す。

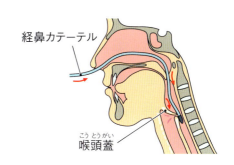

経鼻カテーテル

喉頭蓋（こうとうがい）

❸ 胃に挿入できたら、胃管チューブにシリンジを接続し、ゆっくりと吸引し、胃内容物が吸引できるか確認する。

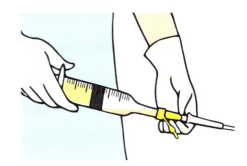

❹ シリンジで5〜10ml程度のエアーを送り、聴診器を用いて心窩部で音を確認する。

Point
誤って気管に挿入されていないか、必ずレントゲンで確認する。

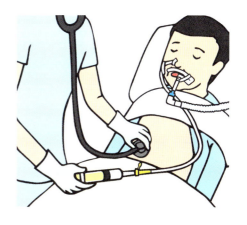

❺ カテーテルに少し緩みをもたせ、テープを用いて固定する。

Point
2か所以上を固定する。テープは毎日交換し、皮膚の状態をチェックする。

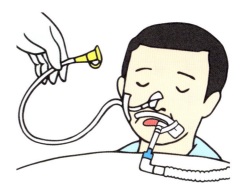

❻ 準備した栄養剤をカテーテルに接続し、適切な速度で注入する。

誤嚥防止のためには、観察が大事！

　栄養剤注入時の観察ポイントとして最も大切なことは、**誤嚥を予防**し、**人工呼吸器関連肺炎（VAP）などの合併症を防ぐ**ことです。人工呼吸器治療中の患者は、ドライマウス、免疫力低下などにより、**不顕性誤嚥**から**誤嚥性肺炎**を起こしやすい状態にあることを覚えておきましょう。

　経腸栄養剤注入時は、呼吸状態、腹部膨満の有無、姿勢、咳嗽・喘鳴の有無なども確認しましょう。重症患者に対する早期からの経腸栄養では**少量持続投与**を試してみましょう。経腸栄養専用のポンプを用いて**20〜40mL/hで24時間持続投与**します。腹部膨満や下痢、誤嚥を回避できます。

　また、大建中湯や六君子湯、ガスモチンのような消化管ぜん動を促進する薬剤の投与も有効です。

　栄養チューブは経腸栄養では必須ですが、一方で、不顕性誤嚥のリスクも高めます。チューブがあるかぎり、消化管からの逆流を完全に防ぐことはできません。しかし、栄養が定着すると免疫力が高まり、誤嚥があっても菌に打ち勝つ体力がつきます。

　呼吸不全患者に**栄養は必須**です。ですから、リスクを押してでも、経腸栄養は進めていく必要があります。

◆**不顕性誤嚥**
睡眠中などに、唾液や異物が気管に入ること。誤嚥しても咳反射がみられないため、サイレントアスピレーションとも呼ばれる。

◆**誤嚥性肺炎**
口腔内の唾液や分泌物、鼻腔・副鼻腔の分泌物、口腔鼻腔内の細菌などが気管内チューブを伝わって気管や肺に入ることで発生する。

Column

不顕性誤嚥の予防

　意識がある患者の場合は経腸栄養剤注入時に気道に入れば咳反射がみられるため、誤嚥に気づくことができます。しかし、睡眠中などに唾液や異物などが気管に入ってしまう「不顕性誤嚥」には注意が必要です。

　人工呼吸器治療中の不顕性誤嚥は、睡眠薬や鎮痛薬などの使用で嚥下反射の機能が低下したり、異物に対する上気道の反射が弱まったりすることにより生じます。特に70歳以上の高齢者の場合は、加齢とともに喉頭の位置が下がり飲み込む力が弱まっているためリスクが高いといわれています。

　不顕性誤嚥によって発症する肺炎を予防する最も簡単な方法は、頭の位置を少し高く上げておくヘッドアップです。その他、口腔ケア（191ページ参照）の徹底はもちろん、感染を助長する脱水への対策なども重要です。院内感染防止マニュアルの再確認をして、人工呼吸器関連肺炎（VAP）を予防しましょう。

超急性期 → 安定初期 → 安定期 → 回復期　　安定初期のケア

安定初期のケアのポイント

安静状態が続くリスクを理解し、チャレンジを行っていく

　超急性期では、患者は一人で生命維持ができない状態です。もちろん、起きて体を動かす余裕はありません。生命の危機から脱するために、深い鎮静状態におき、救命処置を行ってきました。

　しかし、循環と酸素化が安定したら、徐々に体を動かす練習をしてもらい、元の生活に戻していかなければなりません。深鎮静で動かない状態を続けると、**Post-ICU症候群**とも呼ばれる**廃用性症候群**のデメリットが退院後まで継続し、社会復帰を著しく遅らせてしまいます。元に戻すスピードは患者の状態により決まります。大切なことは、注意深くチャレンジして評価し、次のチャレンジにつなげていくことです。

循環動態の安定を確認し引き続き観察する

　人工呼吸からの離脱では、呼吸運動が増加していくため、一方で呼吸仕事量が循環系への負荷として加わっていきます。安定初期は、このプロセスで循環系に過剰な負荷がかかっていないかを見極め、さらなる離脱を進められるかどうかを評価する重要なステージとなります。

　ですから安定初期のケアの中では、**循環動態の観察・確認**が最も大切なポイントの1つです。超急性期で使用した循環作動薬は徐々に減量できているはずです。輸液量も通常の管理となり、急性腎障害がなければ利尿もついてきているはずです。これらの改善に加え、循環系の指標を用いて状態を共有しましょう。循環動態の変化は、血圧、心拍数といった従来のバイタルサインだけでなく、超急性期で使用した心拍出量やSVV（1回拍出量変動）などのモニタリング指標を引き続き利用します。このステージでは、さらなる改善よりも安定し低下しないことを確認していきます。安定していれば、モニタリングも減らしていきましょう。

◆Post-ICU症候群（しょうこうぐん）
Post-ICU Syndrome（PICS）。ICUで治療された患者にICU退室後に生じるさまざまな神経・筋症状をいう。ICUでの治療中の無動化が原因の1つとされる。

◆廃用性症候群（はいようせいしょうこうぐん）
安静状態が長期にわたって続くことによって起こる、筋萎縮、関節拘縮、褥瘡、括約筋障害（便秘・尿便失禁）など、心身の機能低下をいう。

> 循環動態を観察・確認しながら、さらなるチャレンジに向けて準備を進めましょう！

Doctor's One Point

循環と酸素化安定後のケアのポイント

- 鎮静薬を減らし覚醒レベルを上げていく。
- 廃用性症候群を予防し、早期リハビリを開始する。

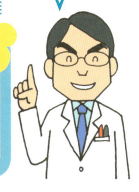

鎮静薬を減量し、覚醒レベルを上げていく

近年では、従来の「一日中眠らせる」鎮静から、「日中は目を開け意思表示が可能な鎮静状態をつくり、夜は快適な眠りを提供して、生活リズムをつくっていく」という方向に変わってきています。早期離脱を目指すためには自発呼吸ができる環境に変更していき、生活のリズムを考慮した鎮静管理を開始することが望まれます。つまり安定初期に入ると、**患者が覚醒している時間を徐々に増やしていく**努力をしなければなりません。

頻繁な声かけを行い患者とのコミュニケーションをとり、十分な鎮痛に配慮しながら鎮静レベルを確認し（177ページ参照）、**必要最小限の投与量**に調節します。日中の覚醒レベルを上げていきつつ、夜間、入眠が困難な場合は、安眠を保つために不足分を補うのが一般的です。

鎮静にはデクスメデトミジン、プロポフォール、ミダゾラムなどが利用されていますが、人工呼吸器離脱が近いと思われる場合では、作用時間の長いミダゾラムよりも短時間作用型のプロポフォールやデクスメデトミジンが用いられる傾向があります。

◆**鎮静薬の特徴**
デクスメデトミジンとプロポフォールのほうがミダゾラムより鎮静レベルの調節性が良好で、人工呼吸器の離脱時間が短いとして有用性が示されている。180ページ参照。

VAPなどを予防するため感染対策に留意する

繰り返しになりますが、人工呼吸を必要とする重症患者は免疫力低下の状態にあることが多く、**人工呼吸器関連肺炎（VAP）などの新たな感染症にかかりやすい**ことが知られています。感染は予後不良因子となるため、安定初期においても感染予防は重要な看護のポイントです（210ページ参照）。

感染の原因には、自浄作用のある**唾液の分泌抑制**、**口腔ケアの不足**、**口腔内分泌物の垂れ込み**のほか、加温加湿器の水やネブライザの薬液などを扱う際の**不潔な操作**や、**気管吸引や回路内の細菌汚染**などがあげられます。

予防のためには、人工呼吸機器や各種カテーテルの管理に注意し、十分かつ頻繁に洗浄・消毒・滅菌・乾燥などを行い、衛生管理を徹底する必要があります。さらに看護師も手指衛生を習慣にし、手袋の着用を心がけるなど、**標準的接触感染対策の励行**を心がけましょう。

加温加湿の管理に気をつけよう

　加湿が不十分だと気道の**線毛運動**が低下するなどの危険があるため、十分に加温加湿されているか常に確認しましょう（95ページ参照）。また、回路内の結露は患者側へ流入しないように除去します。

　人工鼻を使用している患者で喀痰の排出が困難な場合は、加湿が十分にできていない可能性が高いので、加温加湿器への変更を検討しましょう。

体位ドレナージなどで排痰ケア

　喀痰がたまってしまうと気道の閉塞、無気肺を引き起こし、感染の温床となる危険があります。聴診して喀痰がある場合、**排痰ケア**により促します。**体位ドレナージ**などの呼吸理学療法や、状態が許せば**カフアシスト（気道粘液除去装置）**の使用などが考えられます。

　喀痰の排泄を促すうえで呼吸理学療法は欠かせません。まずは体位ドレナージ（182ページ参照）により排痰を補助します。患者自身による喀痰の排出が困難な場合は**吸引**を行います（185ページ参照）。

　カフアシストは主に、ALSや筋ジストロフィー、高位頸髄損傷、SMA（脊髄性筋萎縮症）などの神経筋疾患の患者に適応されていましたが、現在ではCOPD（慢性閉塞性肺疾患）などの肺疾患の患者にも使用されています。

◆体位ドレナージ
体位排痰法ともいわれる。重力によって痰の排出を促す方法。

◆カフアシスト（気道粘液除去装置）
陽圧で肺に空気をたくさん入れた後に、陰圧で吸引するように息を吐き出させ、咳の介助をする器械。

【排痰の3要素と吸引】

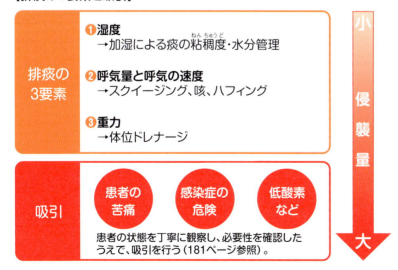

第3章　アセスメントとケアの流れ

モビライゼーションの開始時期を探る

人工呼吸患者の退院後の**ADL**を改善するためには、呼吸管理の一方で、**早期離床のためのリハビリテーション（モビライゼーション）**を進めておくことも重要です。患者の状態にあわせて、四肢の運動、能動的な体位交換、端座位、立位、車椅子移乗、歩行などを行っていきます。体を動かすことでより酸素が必要になり、換気量の増加が見込まれます。モビライゼーションにより、以下のことを期待できます。

◆**ADL（日常生活動作）**
Activities of Daily Livingの略。日常生活能力ともいう。起立、歩行、食事、着替え、トイレ、入浴など、日常生活を営むために必要な動作や、それを行う能力のこと。

◆**モビライゼーション**
ベッド上での手足の運動や、半座位、立位、歩行など体を動かすことを総称して、モビライゼーションと呼ぶ。早期リハビリテーションの重要な概念。

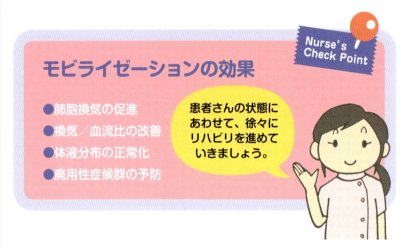

モビライゼーションの効果
- 肺胞換気の促進
- 換気／血流比の改善
- 体液分布の正常化
- 廃用性症候群の予防

Nurse's Check Point
患者さんの状態にあわせて、徐々にリハビリを進めていきましょう。

特に、関節拘縮を防ぐために、**関節可動域を維持**することを目的にした**受動運動**は、できるだけ早期から開始するのが大切です。

まずは、VAPを予防し、重力に対して姿勢を保持できるように**ヘッドアップ**からスタートします。その後は、患者の負担を考慮しながら早期モビライゼーションの開始時期を探っていきます。

段階的に背中を90°まで起こしていき、起こせるようになれば1回の時間を延ばしていきます。このときに体が左右に倒れる場合は、枕などを利用して体を支え、自力で体位保持ができるのを待ちましょう。体を支えるのは、人工呼吸を受けてきた患者にとって重労働であり難しい仕事です。理学療法士とも連携し、安全に配慮しつつ効果的なリハビリを進めます。

ヘッドアップで問題がない場合は、患者の状態が安定しているときを確かめて、モビライゼーションに移行します。**モビライゼーションプロトコル**があれば、それに従い進めましょう。

まずは、理学療法士と相談しながらベッド上での手足の運動や、**長座位**や**端座位**を試します。上肢がふらつくようであれば、そばで介助しま

◆**関節可動域**
体の各関節が生理的に運動することができる範囲（角度）のことを示す。

◆**受動運動**
患者が自発的に行わない運動のこと。

◆**ヘッドアップ**
141ページ参照。

◆**モビライゼーションプロトコル**
確実に実行するための手順をまとめたものをプロトコルという。最近では、モビライゼーションのプロトコルを導入する施設も増えている。

しょう。下肢を下げることで血圧が低下し頻脈になりやすくなるので、血圧・心拍数チェックが必要です。

【長座位と端座位】

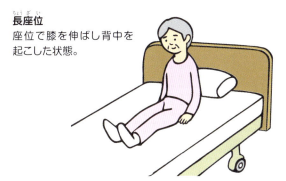

長座位
座位で膝を伸ばし背中を起こした状態。

ベッドから背中を起こし、自分で上半身の姿勢を保持することで運動負荷がかかる。さらにバランスをとるために体幹筋を使うことが、初期のリハビリとなる。

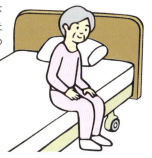

端座位
ベッドから下肢を下げた状態や、背もたれのない椅子に座った状態の座位。

腰で体を支えてバランスをとるため、足や背中に、さらに運動負荷がかかる。長座位ができるようになり、安定期に入っていくころのリハビリ。

リハビリ中は、特に気管チューブが抜けないように注意しつつ、循環動態の安定を確認しながら行うことが重要です。看護師と理学療法士は互いに声をかけ合い進めましょう。

また、リハビリの中止基準を決めておき、患者に異変があった場合は即座に中止し、医師と情報共有しましょう。

Check Point 運動療法中の中止基準例

- 呼吸困難：Borgスケール7〜9
- その他の自覚症状：胸痛、動悸、疲労、めまい、ふらつき、チアノーゼなど
- 心拍数：年齢別最大心拍数の85％に達したとき、不変ないし減少したとき、<u>新たな不整脈の発生</u>
- 呼吸数：30回以上／分
- 血圧：高度に収縮期血圧が下降したり、拡張期血圧が上昇したとき
- SpO_2：90％未満になったとき

注：年齢別最大心拍数＝220－年齢
　　Borgスケールとは、運動中の呼吸困難の程度を1〜10の数字で表した尺度

出所：日本呼吸ケア・リハビリテーション学会、日本呼吸器学会、日本リハビリテーション医学会、日本理学療法士協会編『リハビリテーションマニュアル――運動療法（第2版）』p.55、照林社（2012）を引用し改変
　　下線部は引用者による加筆

第3章 アセスメントとケアの流れ

安定期のケア

安定期になると、いよいよ本格的なウィーニングが
治療・ケアの中核になります。
ウィーニングの手順（ウィーニングプロトコル）や内容を学び、
適切にサポートできるように理解しておきましょう。

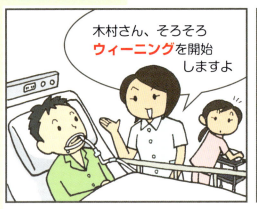

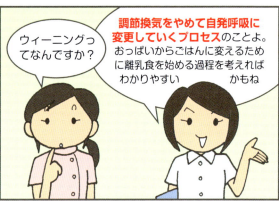

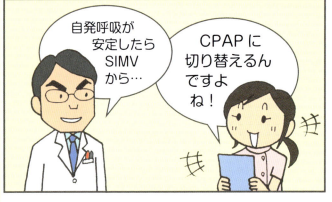

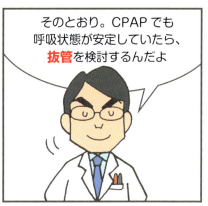

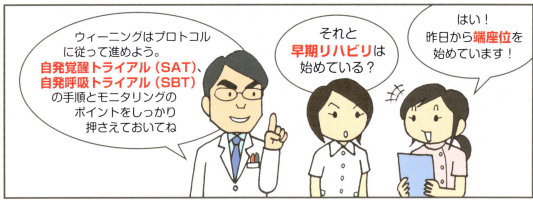

安定期のモニタリング

自発呼吸が安定したらSIMVからCPAPへ

　自発呼吸が安定したら**SIMV**から**CPAP**に切り替え、段階的に患者の負荷を高くしていきます。CPAPは患者の自発呼吸にPEEPを付加したモードで（64ページ参照）、多くの場合に**PSV**を追加して患者の自発呼吸をサポートします。

　CPAPは**強制換気を行わないモード**なので、万が一、自発呼吸がなくなったときのために**分時換気量下限アラーム**や**無呼吸アラーム**がしっかり設定されており、バックアップが入るかどうかを確認しておく必要があります。また、患者の呼吸仕事量が増えることにより予想以上の負荷がかかっていないかを評価するために、苦しそうな様子がないか、頻呼吸になっていないかなどを観察することが重要です。

◆努力呼吸
24ページの注を参照。

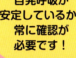
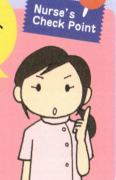

CPAP時の観察のポイント

- 自発呼吸（1回換気量、分時換気量）が保たれているか
- 努力呼吸の有無
- 自発呼吸の状態
  （呼吸困難感、パターンの変調、シーソー呼吸の有無）
- 無呼吸アラーム等の設定の確認

自発呼吸が安定しているか、常に確認が必要です！

【換気モードの変更によるウィーニング方法と呼吸仕事量】

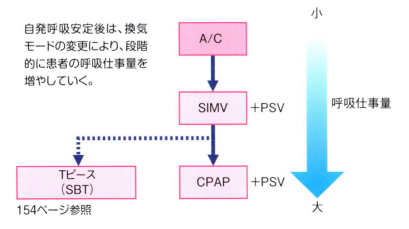

自発呼吸安定後は、換気モードの変更により、段階的に患者の呼吸仕事量を増やしていく。

154ページ参照

◆シーソー呼吸
息を吸うときに腹部が持ち上がって鎖骨周辺や喉が落ち込むこと。奇異呼吸ともいう。

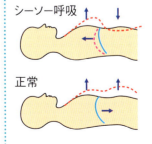

CPAPで安定したら、ウィーニングを意識

CPAPになったあとは、PEEP、F_iO_2、PSのレベルを調整します。PSを下げることで離脱に向かいますが、呼吸回路の構成により、PSの最低レベルは異なります。**F_iO_2は0.3〜0.4**、**PEEPは5〜7cmH$_2$O**、**PSは5〜10cmH$_2$O**が最低レベルです。

ウィーニングプロトコルに従い、早期離脱を目指す

PEEPやPSの低下に成功し、呼吸状態が安定したら、いよいよ本格的に**抜管**に向けての準備をスタートします。

ウィーニングの開始時期が早過ぎると、呼吸不全の原因となった原疾患の悪化、呼吸状態の悪化などの起因となり、再挿管に至ることとなります。再挿管になると人工呼吸器装着期間が延長されるという報告もあるため、細心の注意が必要です。一方で遅すぎるとVAPや気道損傷の発生率が増加します。それだけにウィーニング開始のタイミングは重要で、開始の前提となる条件をしっかり検討していかなければなりません。**患者の状態を観察し、ウィーニング開始のタイミングをはかる**のは看護師の大切な仕事の1つです。

多くの施設ではウィーニングは**ウィーニングプロトコル**に従って進められます。各施設でプロトコルを共有することにより、集中治療室のみならず、人工呼吸器離脱に携わる多職種（医師、看護師、臨床工学技士、理学療法士、薬剤師、栄養士）が医療チームとしてスムーズに連携し、**早期離脱**をはかることが推奨されています。

条件が整えば、自発覚醒トライアルを開始

呼吸器のサポート条件を変更しても患者の状態が安定しており、安全基準を満たしていれば、**自発覚醒トライアル（SAT：Spontaneous Awakening Trial）**、**自発呼吸トライアル（SBT：Spontaneous Breathing Trial）**に進みます。

自発覚醒トライアルとは、鎮静薬を中止または減量し、自発的に覚醒が得られるか評価する試験のことです。鎮痛薬は中止せずに継続し、気管チューブによる苦痛を最小限にすることも考慮します。観察時間は30分から4時間程度を目安とし、**鎮静スケール**を用いて覚醒の程度を評価します（177ページ）。

◆ウィーニングプロトコル
ウィーニングに関する手順書。日本集中治療医学会・日本呼吸療法医学会・日本クリティカルケア看護学会が「人工呼吸器離脱に関する3学会合同プロトコル」を発行しており、各施設でプロトコルを作成することが推奨されている。

◆鎮静スケール
多くの施設ではRASSが用いられている（177ページ）。

超急性期 ➡ 安定初期 ➡ 安定期 ➡ 回復期　　安定期のケア

SAT開始安全基準（15歳以上）

以下の状態でないことを確認する。基準に該当する場合は、SATを見合わせる。

- 興奮状態が持続し、鎮静薬の投与量が増加している
- 筋弛緩薬を使用している
- 24時間以内の新たな不整脈や心筋虚血の徴候
- 痙攣、アルコール離脱症状のため鎮静薬を持続投与中
- 頭蓋内圧の上昇
- 医師の判断

SATの成功基準

❶❷ともにクリアできた場合を「成功」、
できない場合は「不適合」として翌日再評価とする。

❶ RASS：-1〜0
- 口頭指示で開眼や動作が容易に可能である。

❷ 鎮静薬を中止して30分以上過ぎても、以下の状態とならない
- 興奮状態
- 持続的な不安状態
- 鎮痛薬を投与しても痛みをコントロールできない
- 頻呼吸（呼吸数≧35回/分 5分間以上）
- SpO_2＜90％が持続し対応が必要
- 新たな不整脈

出所：日本集中治療医学会・日本呼吸療法医学会・日本クリティカルケア看護学会
「人工呼吸器離脱に関する3学会合同プロトコル」

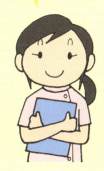

SBTに進む前に自発的に覚醒できるかどうかをチェックします！

◆Tピース
気道チューブにつなぎ、T字の一方から酸素などを流し、もう一方を大気解放することで、呼気を排出する。

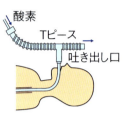

自発呼吸トライアルにより離脱可能かを評価する

自発呼吸トライアル（SBT）とは、人工呼吸器からのサポートが最小限の状態、あるいはサポートがない状態（Tピース）で患者の自発呼吸を評価するテストです。人工呼吸器から離脱しても大丈夫かどうかを判断するために行われています。

Check Point
SBT開始安全基準（15歳以上）

原疾患の改善を認め、❶〜❺をすべてクリアした場合、SBTを行う。それ以外はSBTを行う準備ができていないと判断し、その原因を同定し対策を講じたうえで、翌日再度の評価を行う。

❶酸素化が十分である
- $F_IO_2≦0.5$かつ$PEEP≦8cmH_2O$のもとで$SpO_2>90\%$

❷血行動態が安定している
- 急性の心筋虚血、重篤な不整脈がない
- 心拍数≦140bpm
- 昇圧薬の使用について<u>投与量が一定であれば少量</u>は容認する（DOA ≦5μg/kg/min、DOB ≦5μg/kg/min、NAD ≦0.05μg/kg/min）

❸十分な吸気努力がある
- 1回換気量＞5mL/kg　　●分時換気量＜15L/分
- Rapid shallow breathing index
  （1分間の呼吸回数/1回換気量［L］）＜105回/min/L
- 呼吸性アシドーシスがない（pH＞7.25）

❹異常呼吸パターンを認めない
- 呼吸補助筋の過剰な使用がない
- シーソー呼吸（奇異性呼吸）がない

❺全身状態が安定している
- 発熱がない　　● 重篤な電解質異常を認めない
- 重篤な貧血を認めない　● 重篤な体液過剰を認めない

出所：日本集中治療医学会・日本呼吸療法医学会・日本クリティカルケア看護学会「人工呼吸器離脱に関する3学会合同プロトコル」
下線部は引用者による加筆

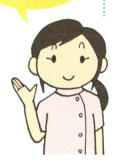

安全基準を満たしていれば、自発呼吸トライアルを開始します！

SBTの方法

　SBTは一般的に1日1回30〜120分実施します。1日複数回SBTを行ってもメリットは少なく、呼吸筋である横隔膜は一度筋疲労を起こすと回復するのに24時間以上かかるという報告があるからです。SBT時には看護師が、開始直後、5分後、15分後、30分後、終了時など、決められたタイミングでアセスメントを行います。

　30分間耐えられなければ、SBT前の条件設定に戻し、不適合の原因について検討し、対策を講じてから、翌日再度挑戦します。3か月間は離脱の可能性があると考えて、SBTを続けましょう。

　SAT、SBTに成功したら、**抜管後上気道狭窄**や**再挿管のリスク**を評価したうえで、抜管を検討します（159ページ参照）。

Check Point

SBTの方法

患者が以下の条件に耐えられるかどうかを1日1回、評価する。

条件：吸入酸素濃度50％以下の設定で、CPAP≦5cmH$_2$O（PS≦5cmH$_2$O）またはTピースを30分間継続し、以下の基準で評価する（120分以上継続しても、さらなる効果は期待できない）。耐えられなければ、SBT前の条件設定に戻し、不適合の原因について検討し、対策を講じる。

SBT成功基準

- 呼吸数＜30回/分
- 開始前と比べて明らかな低下がない
  （たとえばSpO$_2$≧94％、PaO$_2$≧70mmHg）
- 心拍数＜140bpm、新たな不整脈や心筋虚血の徴候を認めない
- 過度の血圧上昇を認めない
- 以下の呼吸促迫の徴候を認めない
  （SBT前の状態と比較する）
    ①呼吸補助筋の過剰な使用がない
    ②シーソー呼吸（奇異性呼吸）
    ③冷汗
    ④重度の呼吸困難感、不安感、不穏状態

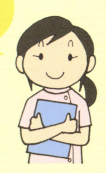

SBTの実施には、丁寧なモニタリングがかかせません！

出所：日本集中治療医学会・日本呼吸療法医学会・日本クリティカルケア看護学会
「人工呼吸器離脱に関する3学会合同プロトコル」
下線部は引用者による加筆

第3章　アセスメントとケアの流れ

ADL維持のためのリハビリ

安定したら離床時間を増やしていく

◆ADL
148ページの注を参照。

◆ヘッドアップ
141ページ参照。

◆長座位
両足を伸ばした状態で座る体位。心臓や肺への負担が減少するが、上半身の体重が臀部に集中しやすい。149ページも参照。

◆端座位
ベッドなどに腰かけ、足を下ろした体位。車椅子などに移動する際のステップとして活用されることが多い。149ページも参照。

◆立位訓練
一人で立っている状態を保持できるよう、少しずつ慣らしていくトレーニング。

　人工呼吸器を装着しているからといって安静にしているのではなく、積極的に取り組んでいくことが望まれます。安定初期から**ヘッドアップ**を始めますが、安定期では浅鎮静が確立され、意思疎通が取れる状態になっています。

　次のステップはベッドから背中を離し、重力がしっかり体にかかる状態にして、**体位を保持**するための訓練となります。さらに、その先にはベッド上で座る（**長座位**）、足を下ろして座る（**端座位**）、ベッドから立ち上がる、と段階的に進めていきます（149ページ参照）。

　この間、呼吸機能の評価も行い、呼吸運動が自立していれば、人工呼吸補助を減らしていきます。患者の回復にあわせてリハビリの内容を調整していきます。リハビリチームと呼吸管理のチームが情報を交換し、負担のないリハビリメニューを作ります。

　最初に**立位訓練**を行う際は、血圧の変動により、めまいを訴える患者が多いことを知っておきましょう。また、足腰の筋肉が弱っていてふらつきがある場合などは、足踏み訓練などを行い下肢の筋肉を鍛えてから、立位に挑戦する準備を整えていきます。

　状態が安定したら日中はできるだけ車椅子上で30分〜2時間ほど過ごすようにし、離床時間を増やしていきます。

【足踏み訓練】

端座位での足踏み訓練　　　立位での足踏み訓練

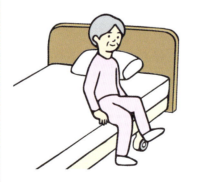
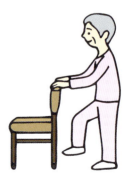

最初は端座位で脚を上下し、次に立位で行う。

超急性期 ➡ 安定初期 ➡ 安定期 ➡ 回復期　　回復期のケア

回復期のケア

SBTに成功したら、いよいよ抜管です。
抜管に成功し、人工呼吸器から完全に離脱できたら
患者の回復をサポートしつつ、
ICU退室の準備を行いましょう。

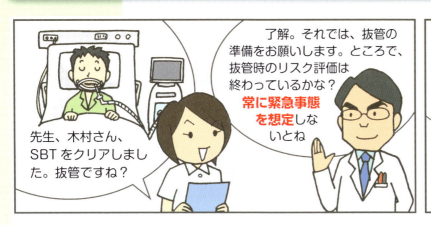
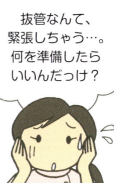
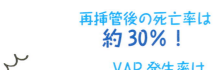
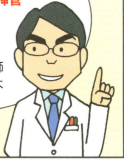
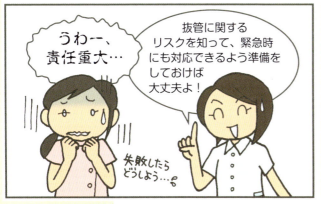
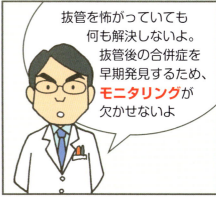

第3章 アセスメントとケアの流れ

抜管前のモニタリングと評価

ウィーニングに成功したら、いよいよ抜管！

気管挿管したチューブを抜去することを**抜管**といいます。**SAT**、**SBT**に成功したら、そのほかの条件を確認し、抜管を検討します。ただし抜管時は導入時と同様にさまざまな合併症が起こりやすい状態であるということを認識し、呼吸・循環動態、意識状態、気道状態などのモニタリングに十分注意を払わなければなりません。

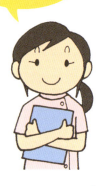

抜管の条件が整っているか、医師に報告できるようになっておきましょう。

Nurse's Check Point

抜管の条件

- SATおよびSBTをクリアしている
- 咳反射と嚥下反射がある
- 自力排痰が可能である
- 抜管後、気道狭窄や閉塞のリスクが少ない

SATやSBTは人工呼吸器の助けなしに呼吸ができることを評価するものです。気管チューブが留置されている部分に狭窄や閉塞があれば、チューブを抜くことは患者を危険にさらすことにほかなりません。抜管には、**抜管後上気道狭窄**や**再挿管**のリスクが伴うため、事前にそのリスクを把握しておくことも必要です。

◆抜管後上気道狭窄（はっかんごじょうきどうきょうさく）
気管チューブによる粘膜の圧迫が浮腫を発生させる。抜管しなければ症状はなく気づかれない。

抜管後上気道狭窄のリスクを把握しておこう

以下の5項目が、抜管後上気道狭窄の危険因子といわれています。危険因子の存在が明白、あるいは複数存在する場合には、念のため抜管後の対応を検討しておきましょう。

Check Point

抜管後上気道狭窄の危険因子

- 長期挿管（>48時間）
- 女性
- 大口径の気管チューブ
- 挿管困難
- 外傷症例　など

出所：日本集中治療医学会・日本呼吸療法医学会・日本クリティカルケア看護学会「人工呼吸器離脱に関する3学会合同プロトコル」

超急性期 ➡ 安定初期 ➡ 安定期 ➡ 回復期　　回復期のケア

再挿管の危険因子について評価を行う

抜管の基準を十分に満たしている場合でも、呼吸筋の疲労などに伴う呼吸状態の悪化により、再挿管が必要となることがあります。どんなに状態が安定しているようにみえても、抜管後に呼吸状態が悪化する可能性があることを理解しておきましょう。

再挿管後の死亡率は約30%にも及び、**VAP**の発生率は大幅に高まるという報告もあるため、再挿管の危険因子については十分な検討が必要です。リスクの大きさにより、**「超高リスク群」「高リスク群」「低リスク群」**の3つに分けて考えます。

◆カフリークテスト
カフのエアを注入した状態の呼気1回換気量と、脱気した状態での呼気1回換気量の差を調節換気あるいはSIMVの強制換気時に比較し記録する。差が110mL未満ならカフリークが少ない、すなわち上気道浮腫のリスクが高い、として陽性と判定する。

超高リスク群、高リスク群では、十分な準備が必要です。

Doctor's One Point

再挿管の危険因子についての評価

●**超高リスク群：主に上気道に問題があり抜管直後の再挿管を想定する場合**
喉頭〜上気道の浮腫残存が否定できない場合や、気道アクセス制限、気道確保困難症などが含まれる。
（例）上気道（口鼻耳咽喉部）手術術後、頸部手術術後出血、両側反回神経麻痺、開口困難、頸椎術後頸部伸展困難、短頸、小顎、挿管困難の既往歴、カフリークテスト陽性など

●**高リスク群：抜管後呼吸不全が徐々に進行し再挿管が危惧される場合**
気道分泌物クリアランスの低下、呼吸筋疲労、PEEP依存などが含まれる。
（例）COPD、慢性呼吸不全、気管支炎、低栄養、肥満、水分過多など

●**低リスク群：上記のどのリスクもない場合**
ただちに抜管可能と判断される。

出所：日本集中治療医学会・日本呼吸療法医学会・日本クリティカルケア看護学会
　　　「人工呼吸器離脱に関する3学会合同プロトコル」

第3章 アセスメントとケアの流れ

抜管前の準備は、分類したリスクに応じて対応する

リスクを評価したら、抜管の準備を行います。特に超高リスク群では抜管に向けて十分に計画し準備して、再挿管リスクを減らす努力が求められます。たとえ低リスク群であっても、**万一に備え再挿管の準備**は行っておかなければなりません。

〈超高リスク群〉

主に上気道が問題となっていることから抜管前から喉頭浮腫の軽減を図り、必要に応じてステロイド投与も考慮します。気道確保に熟練した医師の立ち会いも必要です。

具体的対応

- 喉頭および周辺組織の浮腫の評価：画像評価、喉頭鏡・ファイバースコープによる直接観察を考慮する
- 頭部挙上
- 利尿による浮腫軽減
- ステロイド投与(抜管12時間前から開始)
- 再挿管のための特殊な器具の準備（緊急気管切開セットを含む）
- 抜管時の麻酔科医の立ち会い
- 予防的非侵襲的陽圧換気の準備
- 抜管時のチューブエクスチェンジャーの使用　など

〈高リスク群〉

抜管前に咳嗽反射の有無や排痰能力、換気予備能を評価します。長期間の人工呼吸では、呼吸筋疲労の評価も必要です。

具体的対応

- 排痰促進のための胸部理学療法・ポジショニング
- 呼吸リハビリテーション
- 再挿管の準備
- 予防的非侵襲的陽圧換気の準備
- 抜管時のチューブエクスチェンジャーの使用　など

上記具体的対応の出所：日本集中治療医学会・日本呼吸療法医学会・日本クリティカルケア看護学会「人工呼吸器離脱に関する3学会合同プロトコル」。下線部は引用者による加筆

◆咳嗽反射
喉頭や気道に異物が入った時に、咳き込むことにより、異物を除去する反射運動。

◆換気予備能
換気には、最大能力と日常の活動に必要な能力があり、予備能力とはこの2つの差を指す。

◆チューブエクスチェンジャー
気管内チューブ交換用カテーテル。浮腫等で、抜管後気道閉塞の恐れがあるときにガイドとして使用する。

抜管の準備と手順

必要な器具を揃え、万が一の再挿管に備えて準備を行う

抜管前に口腔内と気管内を十分に吸引しておき、**加圧しながら抜管**します。抜管する際には、**再挿管に備え必要な人手と機材を確保**しておきます。

万が一に備え、筋弛緩薬、鎮痛薬など再挿管に必要な薬剤なども用意しておきます。

また、気管チューブは使用中のチューブと同じサイズのものだけではなく、0.5～1mm細めのサイズのものやチューブエクスチェンジャーも準備しておきます。**抜管後上気道狭窄**の場合には、細めのサイズのチューブでないと挿入できない可能性があるからです。

◆加圧抜管
人工呼吸器に接続し換気モードをCPAPに設定したまま、カフの空気を抜いて気管チューブを抜去する方法。かつてはアンビューバッグやジャクソンリース回路に付け替えて行われたが、加圧の程度が不安定となるため人工呼吸器を用いたほうが確実である。

Check Point

抜管のために準備しておくもの

- カフ用シリンジ
- カフ上部吸引（190ページ参照）、口腔内吸引に必要な物品
- 酸素マスク
- 聴診器

再挿管に備えて準備しておくもの

- 気管挿管に必要な物品（123ページ参照）に加え、以下のものを準備する。
- 筋弛緩薬、鎮痛薬などの薬剤
- 気管チューブ（使用しているものと同じか0.5～1mm細いもの）
- チューブエクスチェンジャー（必要に応じて）

困難が予想される場合は、気道確保に熟練した医師に立ち会いを依頼すること。

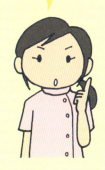

万が一の再挿管にも、しっかり備えておきましょう。

手順を覚えて、手際よく抜管をサポート！

加圧抜管は、**人工呼吸器を使用**して行います。

換気設定はSBTを行ったときと同じでかまいません。抜管のために人工呼吸回路をはずし、用手換気にする必要はありません。また、直前のリクルートメントも必要ありません。

また、抜管時には循環動態の変動や呼吸トラブルが起きやすいので、全身状態を観察し、急変時に迅速に対応できるよう準備しておかなければなりません。特に医師が抜管の処置に集中しているときには、循環状態の変化を見逃さないよう、看護師がより注意深くモニターや患者の観察を行う必要があります。

◆リクルートメント
無気肺など虚脱した肺胞を再開通させガス交換ができるようにすることをいう。リクルートメントのためには25cmH$_2$O以上の最大圧が必要といわれている。

Check Point 抜管の手順

① 2時間前から禁食とする。
② 患者に処置の内容を説明しておく。
③ 30〜45°のヘッドアップ。
④ 抜管前にカフ上部、口腔内の吸引を行う。
⑤ SBTを行った条件で継続する。F$_I$O$_2$は高めに設定してよい。
⑥ 挿管チューブのカフを抜く。
⑦ チューブを抜き、酸素マスクに切り替える。
⑧ 患者に深呼吸と発声をしてもらう。気道閉塞音や呼吸音の聴診、呼吸回数とパターン、呼吸困難の有無の観察を行う。必要に応じて血液ガスを確認。

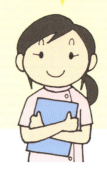

人工呼吸器を使用すれば安全な加圧抜管ができます。

超急性期 ➡ 安定初期 ➡ 安定期 ➡ 回復期　回復期のケア

抜管後の看護

合併症の早期発見・予防のためのモニタリングが重要

　抜管による合併症には、**上気道閉塞**、**低酸素血症**、**無気肺**などがあります。抜管後のケアのポイントは、これらを念頭に置きながらモニタリングを行い、合併症の早期発見・予防を図り、再挿管を回避することです。

　特に、抜管直後に急速に呼吸困難症状が起こる場合は、気管挿管により問題が隠されていた可能性があり、重大なトラブルにつながるかもしれません。最後まで気を抜かずに介助しましょう。

　抜管直後は、聴診よりもまず**視診で呼吸パターンを観察**し、いち早く異常をみつけることが重要です。重大な問題を発見した場合は、まず、スタッフを集めることから始めます。**15分間はベッドサイドから離れない**ようにしましょう。

　抜管後1時間は15分ごとに下表（血液ガスを除く）の項目を評価します。超高リスク・高リスク群については、抜管後30分の時点で**動脈血ガス分析**を行います。

◆低酸素血症
26ページ参照。

◆無気肺
45ページの注を参照。

【抜管後チェックリスト】

観察項目	抜管前	抜管後	15分後	30分後	45分後	60分後	120分後
呼吸数・SpO$_2$							
心拍・血圧・意識							
呼吸困難感							
呼吸様式							
咳嗽能力・誤嚥							
聴診（頸・胸部）							
嗄声・喘鳴							
血液ガス							

※上記（血液ガスを除く）は目安となるチェック項目およびそのチェック間隔であり、患者状態や各施設の必要度に応じて、チェックの項目および間隔を変える。
出所：日本集中治療医学会、日本呼吸療法医学会、日本クリティカルケア看護学会「人工呼吸器離脱に関する3学会合同プロトコル」

第3章　アセスメントとケアの流れ

特に、超高リスク群と高リスク群は抜管直後から呼吸状態が安定するまでは**ベッドサイドで患者の状態を注意深く観察**し、1時間は丁寧なモニタリングが必要です。低リスク群でも容態が急変する可能性があるため定期的なチェックを怠らないよう心がけましょう。

〈上気道閉塞の早期発見〉

最も注意したいのが、**喉頭浮腫などによる上気道の閉塞**です。浮腫の発生時期には個人差があり、抜管直後から生じる人もいれば、数時間後に生じる人もいます。**胸部の動き、努力呼吸の有無**や**呼吸数**などから換気の異常を示す所見がないことを確認します。頸部の聴診で**狭窄音**が聞かれる場合は、すぐに医師に報告しましょう。

〈気道内クリアランスの確認〉

高齢者では挿管により喉頭機能や嚥下機能が低下し、唾液の**誤嚥**も高頻度でみられます。十分な**咳嗽反射**がないと、唾液や気道分泌物が除去できず、**気道内クリアランス**が低下します。吸引や体位ドレナージなどで気道内クリアランスの援助を行います。

◆気道内クリアランス
気道内の痰などの貯留物を排出する能力のこと。

〈疼痛の評価〉

人工呼吸中は**鎮痛が最も重要**ですが（173ページ参照）、術後症例では全身麻酔の効果残存のため疼痛評価ができず不十分な場合があります。自制できないほどの痛みは呼吸・循環動態に悪影響を及ぼします。医師と相談のうえ、鎮痛薬を投与しましょう。

〈呼吸状態の観察〉

患者の中には呼吸筋力が低下している人も含まれます。抜管後しばらくして呼吸筋が疲労してくると、**呼吸補助筋（特に胸鎖乳突筋）の使用**、**シーソー呼吸**などが出現します。呼吸回数＞30回/分、SpO_2＜90％の状態が5分以上続く場合は、呼吸不全のサインです。

◆呼吸補助筋
24ページ参照。

◆シーソー呼吸
15ページの注を参照。

〈循環状態の観察〉

呼吸は一種の運動です。過剰な運動は**心臓の負荷**となり循環動態に影響します。また**低酸素血症**も交感神経系を刺激し循環動態の変化としてあらわれます。心拍数、血圧、尿量、末梢の温度なども注意深く観察しましょう。

第4章
人工呼吸器装着時の看護のポイント

人工呼吸器装着時の看護のポイント
気管チューブ・回路管理
鎮痛・鎮静
喀痰管理
口腔・スキンケア
聴診
レントゲン
グラフィックモニタ
感染予防
アラーム対応
トラブル対応
早期離脱のためのケア

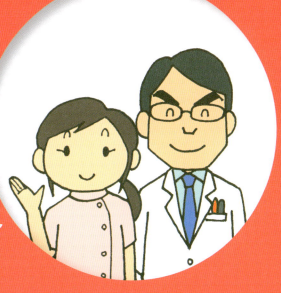

人工呼吸器装着時の看護のポイント

誰より患者と身近に接する機会の多い看護師が、
患者の様子をよく観察し、臨機応変にケアを行うことで、
早期離脱につながります。
看護のポイントを知っておきましょう。

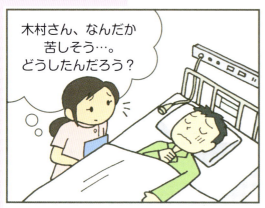
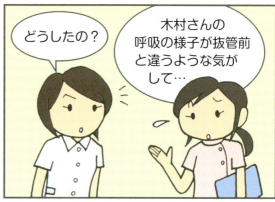
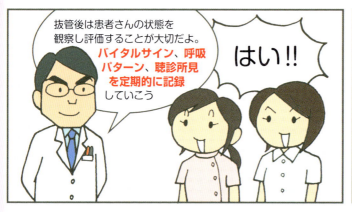
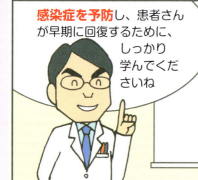
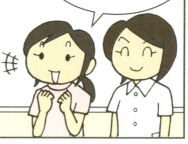

気管チューブ・回路管理…①
合併症のリスクを予防
**挿管中は、適切な気管チューブ管理が何より大切！
合併症・トラブルの予防と早期発見に努めよう**

　人工呼吸管理中の看護では、適切に気管チューブを管理し、合併症やトラブルを予防しながら、早期離脱を目指すことが目標です。

　合併症やトラブルはさまざまなものがありますが、気道・回路（気管チューブ、気管切開チューブ）に関連するもの、人工呼吸器の換気設定に関連するもの、人工呼吸器関連肺炎（VAP）に関連するもの、患者肺の状態に関連するもの、体動制限や臥床によるもの、精神的ストレスに関連するものに分類できます（下の表を参照）。

　合併症・トラブルを予防するためには、処置やケアを行う「ついで」ではなく、患者の様子を観察しコミュニケーションをとるために看護の時間を割くことが重要です。可能な限り医師を含む複数のスタッフで毎日観察し得られた情報を交換・整理します。同じ状態の患者をみても、その評価は意外に異なるもので、新たな視点で観察することができます。

　看護のポイントとしては、①**気管チューブ・回路管理**、②**鎮痛・鎮静**、③**喀痰管理**、④**口腔・スキンケア**、⑤**アセスメント（聴診、レントゲン、グラフィックモニタ）**、⑥**感染予防**などがあげられます。また、⑦**アラーム対応**や⑧**トラブル対応**についても熟知しておき、いざというときにスムーズに動けるように準備しておかなければなりません。

　もう一度、看護のポイントをしっかりとおさえておきましょう。

【人工呼吸器の使用による合併症・トラブル】

気道・回路（気管チューブ、気管切開チューブ）に関連するもの	事故抜管、リーク、回路はずれ、回路閉塞、カフの異常、片肺挿管、気道損傷、咽頭喉頭浮腫など
人工呼吸器設定に関連するもの	高濃度酸素による中毒、圧外傷（気胸・皮下気腫）、内因性PEEP、血圧低下、人工呼吸器関連肺傷害（VALI）など
口腔ケア、回路内汚染、気管吸引などのケアに関連するもの	人工呼吸器関連肺炎（VAP）など
肺の状態に関連するもの	肺コンプライアンス低下、気道内圧上昇、呼気延長など
体動制限や臥床に関連するもの	過鎮静、褥瘡、廃用性症候群など
精神的ストレスに関連するもの	苦痛、不眠、睡眠リズム、せん妄、不穏など

第4章　人工呼吸器装着時の看護のポイント

気管チューブ・回路管理…②
気管チューブは確実に固定
事故抜管防止、感染症予防のためにも
気管チューブの正しい固定方法をマスターしよう

　事故抜管や感染症を防ぐために、特に**安全な気管チューブ管理**は重要な看護のポイントです。テープがはがれないようにしっかり固定することはもちろん、チューブの深さが変わらないように注意しなければなりません。深すぎると**片肺挿管**のリスクがあり、浅すぎると**事故抜管**につながります。同時に患者にとって不快感や痛みがないよう注意します。

　固定方法は、歯並び、骨格、年齢、体の動きの活発さなどにあわせて、さまざまな工夫が必要です。毎日の**口腔ケア**のやりやすさにも影響します。基本の固定方法をマスターしたうえで、その患者にあった対応ができるようになっておきましょう。

●固定方法の基本

① しっかり皮膚を清浄し、水分を拭き取ります。汚れや水分が残るとテープの粘着性が低下します。皮膚トラブルがある場合には、ドレッシング材で保護します。

② 20cmに切った粘着テープを2本準備します。角を丸く切り、4分の3（15cm）くらいまで切り込みを入れておきます。

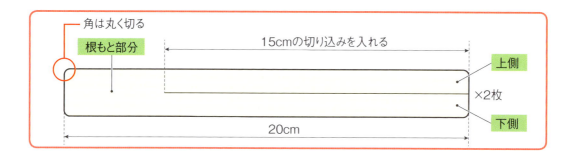

③ チューブが適正な位置にあることが確認できたら、必ず目盛りをチェックし、記録するか、マジックで印をつけておきます（通常は口角にあたる部分で確認します）。

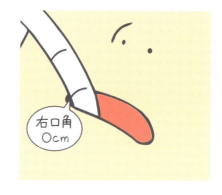

気管チューブ・回路管理

④ チューブを右または左の口角に固定し、1本目のテープの根元を口角にあわせて貼り、上側を上唇に沿わせて貼ります。唇に貼らないように注意しましょう。

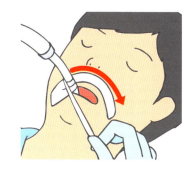

⑤ テープの下側は、チューブの位置がずれないように、数回巻きつけて固定します。テープを貼る際は、伸ばしたり、引っぱったりしないよう注意します。

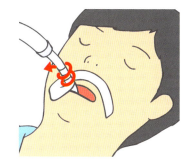

⑥ 2本目のテープも根元を口角にあわせて貼り、下方はチューブの下側を下唇に沿わせて貼ります。テープの上方は、チューブに巻きつけて固定します。

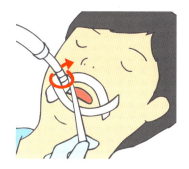

⑦ 口腔ケアとあわせて1日1回はテープを貼りかえ、口角や口唇、鼻翼のスキントラブルの観察を行いましょう。また、粘着テープが唾液等ではがれてきたら、必ず皮膚を清浄してから、新しいテープに貼りかえます。

また、アンカーファストなど、安全かつ簡便にチューブを固定するための器具も、一般的に利用されています。

アンカーファスト

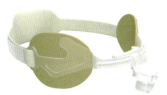

画像提供：株式会社ホリスター

第4章　人工呼吸器装着時の看護のポイント

気管チューブ・回路管理…③
万が一の事故抜管に備える
事故（自己）抜管の原因やリスクを学び、日ごろからシミュレーションを行っておこう

挿管チューブが意図せず抜けてしまうことを**事故抜管**といいます。体位変換や不十分な固定方法で抜けてしまうこともありますが、せん妄状態も含め自分でライン類を抜いてしまう**自己抜管**も多く、どんなに注意していても、リスクがあることを覚えておかなければなりません。もしものときに落ち着いて対応できるよう、日ごろからシミュレーションを行っておきましょう。

●事故（自己）抜管への対応

❶すぐに応援を呼ぶ。緊急時は院内緊急コールを使用する。
　ただちに再挿管や蘇生処置が行えるように救急カートを準備する。
❷聴診、視診、モニターにより呼吸状態を確認する（SpO₂の低下の有無や自発呼吸の有無）。
　バッグバルブマスクによる酸素投与を開始する。
❸自発呼吸が弱いまたは呼吸がない場合は、気道確保を行い、バッグバルブマスクによる用手換気を行う。
❹再度、聴診、視診、モニターにより呼吸状態を確認する。
　・気道確保と用手換気が必要な場合は、再挿管を行う。
　・気道確保が不要であれば酸素療法あるいはNPPVで経過を観察する。
　・気道確保も換気補助も不要で呼吸状態に問題がなければ、酸素療法で対応する。
❺再挿管した場合は、呼吸・循環および全身状態を観察する。
❻カンファレンスを行い、事故抜管の原因をチームで共有する。

事故（自己）抜管のよくある原因

患者側：せん妄、チューブの不快感、呼吸困難、疼痛、不安による混乱、不眠（昼夜逆転）
医療側：チューブの固定不良、チューブのねじれや長さの問題、体位変更、人工呼吸器の移動、鎮静薬や鎮痛薬でのコントロールが適正でない、抑制のアセスメント不足、抑制方法の不備、抜管の遅れ、観察不足

　超急性期の事故抜管は命への危険が伴うため早急な対処が必要ですが、安定期や回復期に入っていれば落ち着いて観察する時間的猶予があるはずです。もしかしたら、そのままウィーニングを開始するチャンスになるかもしれません。患者の状況にあわせて対応できるようになっておきましょう。

気管チューブ・回路管理

> 気管チューブ・回路管理…④
> # 抑制・拘束は可能な限り避ける
> 患者の安全が確保できない場合のみ
> 抑制・拘束の実施を検討する

　患者の安全保持と治療、看護上の必要性による運動制限の目的で、布、ひもなどを用いて患者の行動を制限することを**抑制・拘束**といいます。可能な限り避けるべきですが、事故（自己）抜管のリスクが高い場合は、命に危険を及ぼす可能性もあります。抑制・拘束が必要なのか十分にアセスメントし、カンファレンスを実施したうえで、適切に対応しましょう。

●実施の手順

❶ 抑制の必要性のアセスメントを行う
- 患者がせん妄状態かどうか評価する。意識レベルや既往（認知症など）も確認。術後の場合は、覚醒状態も確認する。
- せん妄評価にはスケールを使用する（→CAM-ICUあるいはICDSC、177ページ参照）。
- 抑制以外の他の方法がないか検討したうえで、患者の状態にあわせた身体拘束方法を選択する。

❷ 家族の同意書をとる
- あらかじめ必要であることがわかっている場合には、事前に患者および家族に必要性を説明し、同意を得ておく。緊急の場合においては、処置後に家族に説明する。

❸ 抑制を行う
- 抑制帯をしっかりと巻く。ひもを使用する場合は、タオルや皮膚保護のスポンジなどを使用する。
- 抑制後ドレーン類に手が届かないのを確認する。
- 必要に応じ、抑制帯に加えミトンなどを使用する。

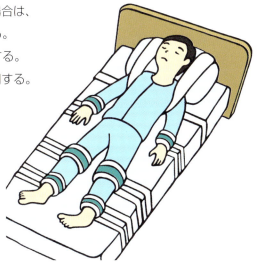

❹ 観察・アセスメント
- しっかりと抑制できているか、しびれ、擦過症、精神的苦痛などがないか確認する。
- 定期的に抑制解除を行い、皮膚トラブルや循環状態を観察し、抑制の必要性の評価を行い、早期に解除する。

第4章　人工呼吸器装着時の看護のポイント

> 気管チューブ・回路管理…⑤

トラブルを予防

人工呼吸回路関連の主なトラブルを知っておき、
定期的にチェックしよう！

　意外に忘れがちなのが**呼吸回路（蛇管）**で、ベッド柵を下ろしたときやベッドを頭高位から仰臥位に倒したときなどに回路を挟んで損傷する事例は少なくありません。また、ウォータートラップの水を捨てた後、しっかりと締めこまないと回路リークの原因となります。

　呼吸回路が意外に重いのは知っていますか？ きちんと**ホルダーで支えて**おかないと、重さが気管チューブにかかって**事故抜管**の原因になります。逆に、体位変換時に呼吸回路を患者と一緒に動かさなかったために、気管チューブごと引っ張られ、事故抜管しそうになった経験はありませんか？

　加温加湿器に給水した後、しっかりと接続しましたか？ 回路はずれは起きていませんか？ 最近では自動給水できるタイプも普及しています。医療安全の観点から、トラブル回避のための工夫をしておきましょう。

　人工鼻を使っている場合、間違って加温加湿器を併用してしまうと、人工鼻が加湿され水浸しとなって**気道閉塞**の原因となります。人工鼻使用患者と加温加湿器の使用患者が共存している場合は、十分注意しなければなりません。

Check Point

呼吸回路に関するトラブルを予防するためのチェックポイント

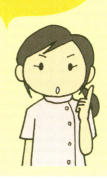

トラブル予防のため、これらの点に十分注意しましょう。

- ウォータートラップの水を捨てたあと、しっかり締め込んだか。
- 呼吸回路をきちんとホルダーで支えてあるか。
- 体位変換時やベッドの移動時などに、呼吸回路に注意しているか。
- 加温加湿器に給水した後、しっかりと接続したか。回路はずれは起きていないか。
- 人工鼻を使っているのに、間違って加温加湿器を併用していないか。

鎮痛・鎮静…①
疼痛には十分な鎮痛を行う
**鎮静薬を使用する前に、疼痛スケールを用いて、
適切な鎮痛が行われているか、鎮痛薬の効果も評価する**

鎮痛・鎮静は**「疼痛」「興奮・不穏」「せん妄」**の3つをコントロールするために行われます。

176ページのガイドラインにもあるように、疼痛については**十分な鎮痛を図った後に鎮静を行う**べきです。適切な鎮痛を行うことで患者のストレスが軽減され、鎮静の必要性を少なくできるからです。

人工呼吸中の多くの患者は気管チューブ留置による疼痛を感じているとする報告があり、コミュニケーションがとれない場合は、体動、表情、姿勢などの患者の行動と、心拍数、血圧、呼吸数などの生理学的パラメータを通して疼痛レベルを評価します。鎮痛スケールとしては、「しかめ面などの表情」「上肢の状態」「人工呼吸器との同調性」の3つをスコア化した**BPS**（Behavioral Pain Scale）と、挿管患者と抜管された患者のどちらにも用いることのできる**CPOT**（Critical-Care Pain Observation Tool）が推奨されています。

一方、コミュニケーションがとれる場合はVAS（視覚アナログ尺度：Visual Analogue Scale）、NRS（数値評価スケール：Numeric Rating Scale）などを用いることもあります。

鎮痛薬の利用を開始した場合にも、これらの指標の変化で、鎮痛薬の効果を評価しましょう。

【BPS】

項目	説明	スコア
表情	穏やかな	1
	一部硬い（たとえば、まゆが下がっている）	2
	全く硬い（たとえば、まぶたを閉じている）	3
	しかめ面	4
上肢	全く動かない	1
	一部曲げている	2
	指を曲げて完全に曲げている	3
	ずっと引っ込めている	4
呼吸器との同調性	同調している	1
	時に咳嗽、大部分は呼吸器に同調している	2
	呼吸器とファイティング	3
	呼吸器の調節がきかない	4

第4章　人工呼吸器装着時の看護のポイント

【CPOT】
全く痛みがない（0点）〜最も激しい痛み（8点）で評価する。

指標	状態	説明	点
表情	筋の緊張が全くない	リラックスした状態	0
	しかめ面・眉が下がる・眼球の固定、まぶたや口角の筋肉が萎縮する	緊張状態	1
	上気の顔の動きと眼をぎゅっとするに加え固く閉じる	顔をゆがめている状態	2
身体運動	全く動かない（必ずしも無痛を意味していない）	動きの欠如	0
	緩慢かつ慎重な運動・疼痛部位を触ったりさすったりする動作・体動時注意を払う	保護	1
	チューブを引っ張る・起き上がろうとする・手足を動かす／ばたつく・指示に従わない・医療スタッフをたたく・ベッドから出ようとする	落ち着かない状態	2
筋緊張（上肢の他動的屈曲と伸展による評価）	他動運動に対する抵抗がない	リラックスした状態	0
	他動運動に対する抵抗がある	緊張状態・硬直状態	1
	他動運動に対する強い抵抗があり、最後まで行うことができない	極度の緊張状態あるいは硬直状態	2
人工呼吸器の順応性（挿管患者）または、発声（抜管された患者）	アラームの作動がなく、人工呼吸器と同調した状態	人工呼吸器または運動に許容している	0
	アラームが自然に止まる	咳きこむが許容している	1
	非同調性：人工呼吸の妨げ、頻回にアラームが作動する	人工呼吸器に抵抗している	2
	普通の調子で話すか、無音	普通の声で話すか、無音	0
	ため息・うめき声	ため息・うめき声	1
	泣き叫ぶ・すすり泣く	泣き叫ぶ・すすり泣く	2

Column

BPS・CPOTとVAS・NRSの違い

医師や看護師が客観的に疼痛の評価を行う場合は、前述したBPSやCPOTを用います。一方、VASやNRSは、下記のスケールを指し示すことで患者自らが痛みの度合いを申告するので、主観的なスケールといえます。集中治療系の現場では、BPSやCPOTを用いることがほとんどです。

〈VAS〉

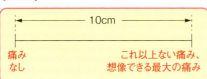

〈NRS〉

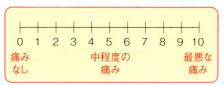

鎮痛・鎮静…②
不安・苦痛の緩和が大事！
精神状態悪化の原因をつきとめ、まずは環境整備に努めよう

　挿管に伴う不快感や疼痛、環境の変化に伴う不安感や孤独感により精神状態が悪化し、多くの人に、興奮・不穏状態がみられるほか、見当識障害や認知障害、せん妄などが生じるリスクがあります。興奮・不穏状態にあると安静が保たれないだけでなく、気管チューブの自己抜管など事故の原因ともなるため、**抑制・拘束**（171ページ参照）や**鎮静薬の使用**を含め対応を検討しなければなりません。けれども前述したとおりリスクもあるため（130ページ参照）、安易に鎮静薬を投与するのではなく、その原因をさまざまな角度から検討し対応を試す姿勢が望まれます。また、興奮・不穏状態の原因は、過少鎮静のみならず、重篤な合併症による場合もあるため注意を要します。

　特に、せん妄については近年、鎮静薬投与がせん妄発症と関連することも示されているため、注意が必要です。看護師は、コミュニケーション手段の検討や不安・苦痛の緩和、環境整備に努めることが重要です。

　ただし、もともと精神疾患をもち、無鎮静・浅鎮静での精神状態悪化が予想される患者や、頭蓋内圧コントロール目的に過換気が必要な患者、くも膜下出血の脳動脈瘤再破裂期（来院から初回脳外科的介入までの超早期）の患者などでは、十分な鎮静が必要となります。

Check Point
興奮・不穏状態の原因

- 疼痛
- せん妄（ICUにおける興奮・不穏状態の原因として最も多い）
- 強度の不安
- 鎮静薬に対する耐性、離脱（禁断）症状
- 低酸素血症、高二酸化炭素血症、アシドーシス
- 頭蓋内損傷
- 電解質異常、低血糖、尿毒症、感染
- 気胸、気管チューブの位置異常
- 精神疾患、薬物中毒
- 循環不全

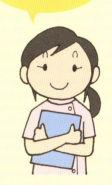

患者さんの痛みや不安をやわらげるのも、看護師の大切な仕事です！

第4章 人工呼吸器装着時の看護のポイント

鎮痛・鎮静…③
鎮静は最小限に！
鎮静を行う前に、
医療チームで、できることを検討する

　鎮静を行う前に、まず、鎮静薬を用いないで解決できる問題がないか、医療チームで検討します。患者に最も接触する機会の多い看護師は、**鎮静のアセスメント**においても重要な役割を担います。また換気条件設定がその患者にとって適切なものか観察し、必要であれば修正します。そのうえで、必要であれば鎮静の目的に応じた鎮静薬を選択して投与します。

人工呼吸中の鎮静を行う前に考慮すること

a. **患者とのコミュニケーションを確立する。**
　非言語的コミュニケーション技術（筆談・読唇術・文字ボードなど）を用いて、患者の意思やニードを明らかにする。

b. **患者の置かれた状況の詳しい説明を行う。**
　患者の理解度に合わせ、現状の説明や処置・ケアについて説明を行い、現状が理解できるように働きかける。「期間」「予定」など具体的に説明を行うことは、患者の目標や励みになる。また、人工呼吸器装着による弊害（声が出ない、気管チューブ留置による違和感、器械による換気のイメージ）および鎮静薬の使用が可能であることなどを説明する。

c. **安静による苦痛を取り除くため、体位交換、除圧マット類などを用いることによって体位を調節する。**

d. **気管チューブによる疼痛や術後疼痛など、疼痛はスケールによる評価を行い、積極的に取り除く。**
　〈解説〉人工呼吸中の患者は、気管チューブそのものによる疼痛や人工呼吸器装着による不快感、気管内吸引や体位変換にともなう苦痛、創部痛などさまざまな苦痛を感じている。それらの苦痛を軽減させる鎮痛を行うことは、患者のストレス反応を減少させ、咳嗽や深呼吸を容易にし、呼吸器合併症の予防にもつながる。適切な鎮痛が行われれば、鎮静を行う必要性も少なくなり、過度の薬物投与を避けることができる。

e. **ベッド周辺の環境を整える。**
　音・照明の調節、プライバシーへの配慮を行う。医療者の足音や話し声にも配慮を行う。医療スタッフとの人間関係（信頼関係）も重要な環境のひとつである。

f. **日常生活のリズムと睡眠の確保を行う。**
　日時を伝え、光の調節や睡眠リズムを整える。

g. **患者家族の面会を延長し、家族とともにいる時間を多くする。**

出所：日本呼吸療法医学会「人工呼吸中の鎮静のためのガイドライン」

鎮痛・鎮静…④
鎮静レベルの評価を行う
早期離脱のためにも、
定期的な評価を行い、共有する

鎮静の必要性や鎮静状況を適切に評価することにより、人工呼吸器装着日数やICU在室期間、入院期間の短縮が得られ、気管切開の頻度も減少することがわかっています。

必要とされる鎮静のレベルは、患者に加わるストレスの強さや処置時に医療者が必要とする麻酔深度、せん妄や興奮などの患者の精神状態により異なるため、症例に応じた鎮静の目標やエンドポイントを医療チームで共有することが大切です。

鎮静スケールにはさまざまなものが活用されていますが、下に掲げた**RASS**（Richmond Agitation-Sedation Scale）が最も一般的です。そのほか、**CAM-ICU**（Confusion Assessment Method for the ICU）と**ICDSC**（Insensive Care Delirium Screening Checklist）も、鎮静レベルの評価に使われています。

【RASS】

ステップ1
30秒間、患者を観察する。
→これ（視診のみ）によりスコア0〜＋4を判定する。

ステップ2
❶ 大声で名前を呼ぶか、開眼するように言う。
❷ 10秒以上アイ・コンタクトができなければ繰り返す。
　→以上2項目（呼びかけ刺激）によりスコア−1〜−3を判定する。
❸ 動きが見られなければ、肩を揺するか、胸骨を摩擦する。
　→これ（身体刺激）によりスコア−4、−5を判定する。

スコア	用語	説明	刺激
4	好戦的な	明らかに好戦的な、暴力的な、スタッフに対する差し迫った危険	
3	非常に興奮した	チューブ類またはカテーテル類を自己抜去、攻撃的な	
2	興奮した	頻繁な非意図的な運動、人工呼吸器ファイティング	
1	落ち着きのない	不安で絶えずそわそわしている、しかし動きは攻撃的でも活発でもない	
0	意識清明な	落ち着いている	
−1	傾眠状態	完全に清明ではないが、呼びかけに10秒以上の開眼およびアイ・コンタクトで応答する	呼びかけ刺激
−2	軽い鎮静状態	呼びかけに10秒未満のアイ・コンタクトで応答	
−3	中等度鎮静状態	呼びかけに動きまたは開眼で応答するがアイ・コンタクトなし	
−4	深い鎮静状態	呼びかけに無反応、しかし、身体刺激で動きまたは開眼	身体刺激
−5	昏睡	呼びかけにも身体刺激にも無反応	

第4章　人工呼吸器装着時の看護のポイント

　その施設で用いる**鎮静スケール**を患者のカルテあるいはチャートに綴じ込むなどして、誰でもその患者の決定された鎮静レベルが一目で分かるようにしておくようにしましょう。そのうえで、定期的な評価は必ず記録に残し、必要に応じて患者および家族とも協議・設定し、見直さなければなりません。

【CAM-ICU】

Step 1　RASSによる評価：
- RASSが-4か-5の場合、評価を中止し、後で再評価する
- RASSが-4より上（-3〜+4）の場合、次のステップ2に進む

Step 2　せん妄評価：CAM-ICUせん妄評価フローシート

1. 急性発症または変動性の経過
   ＋
2. 注意力欠如
   ＋
3. 意識レベルの変化　または　4. 無秩序な思考

1　急性発症または変動性の経過（所見1）
基準線からの精神状態の急性変化？　または患者の精神状態が過去24時間で変動したか？
→ いいえ：せん妄なし　終了
→ はい：次へ

2　注意力欠如（所見2）
次の10個の数字を開いて「1」のときだけ握りしめるよう指示する　「2314571931」

スコア　エラー：1のときに握りしめなかった回数
　　　　　　　　1以外のときに握りしめた回数

→ エラー3回未満：せん妄なし　終了
→ エラー3回以上：次へ

3　意識レベルの変化（実際のRASS）（所見3）
RASSが0の場合、次のステップへ
→ RASS 0以外：せん妄あり　終了

4　無秩序な思考（所見4）
1. 石は水に浮くか？（葉っぱは水に浮くか？）
2. 魚は海にいるか？（象は海にいるか？）
3. 1グラムは2グラムより重いか？
　（2グラムは1グラムより重いか）
4. 釘を打つのにハンマーを使うか？
　（木を切るのにハンマーを使うか？）

指示　2本の指を上げてみせ、同じことをさせる。反対の手で同じことをさせる。

→ エラー2問以上：せん妄あり　終了
→ エラー2問未満：せん妄なし　終了

【ICDSC】

1. 意識レベルの変化

(A) 反応がないか、(B) 何らかの反応を得るために強い刺激を必要とする場合は評価を妨げる重篤な意識障害を示す。
もしほとんどの場合 (A) 昏睡あるいは (B) 昏迷状態である場合、ダッシュ (―) を入力し、それ以上評価は行わない。
(C) 傾眠あるいは、反応までに軽度ないし中等度の刺激が必要な場合は意識レベルの変化を意味し、1点である。
(D) 覚醒、あるいは容易に覚醒する睡眠状態は正常を意味し、0点である。
(E) 過覚醒は意識レベルの異常と捉え、1点である。

0、1

2. 注意力欠如

会話の理解や指示に従うことが困難。外からの刺激で容易に注意がそらされる。話題を変えることが困難。これらのいずれかがあれば1点。

0、1

3. 失見当識

時間、場所、人物の明らかな誤認。これらのうちいずれかがあれば1点。

0、1

4. 幻覚、妄想、精神障害

臨床症状として、幻覚あるいは幻覚から引き起こされていると思われる行動（たとえば、空をつかむような動作）が明らかにある。現実検討能力の総合的な悪化。これらのうちいずれかがあれば1点。

0、1

5. 精神運動的な興奮あるいは遅滞

患者自身あるいはスタッフへの危険を予測するために追加の鎮静薬あるいは身体抑制が必要となるような過活動（たとえば、静脈ラインを抜く、スタッフをたたく）。活動の低下、あるいは臨床上明らかな精神運動遅滞（遅くなる）。これらのうちいずれかがあれば1点。

0、1

6. 不適切な会話あるいは情緒

不適切な、整理されていない、あるいは一貫性のない会話。出来事や状況にそぐわない感情の表出。これらのうちいずれかがあれば1点。

0、1

7. 睡眠・覚醒サイクルの障害

4時間以下の睡眠。あるいは頻回な夜間覚醒（医療スタッフや大きな音で起きた場合の覚醒を含まない）。ほとんど一日中眠っている。これらのうちいずれかがあれば1点。

0、1

8. 症状の変動

上記の徴候あるいは症状が24時間の中で変化する（たとえば、その勤務帯から別の勤務帯で異なる）場合は1点。

0、1

合計点が4点以上であればせん妄と評価する。

鎮痛・鎮静…⑤
薬剤の特徴を知っておく
過鎮静を防ぎ安全に利用するため、
副作用や注意点を理解しておこう

　鎮静薬の中には**副作用が強かったり、呼吸抑制を起こしたり、依存性が強いものもあるので使用に注意が必要**です。比較的、安全に使用できる薬剤として、デクスメデトミジンやプロポフォールが知られています。過鎮静を防ぐためにも鎮痛薬を上手に活用しながら、患者の不快感をケアすることが求められます。

　人工呼吸療法中に使われる主な鎮痛薬としては、フェンタニル、モルヒネ、ブプレノルフィン（レペタン）、ペンタジソン（ソセゴン）、NSAIDs（ボルタレン、ロキソニンなど）があります。

【主な鎮静薬】

薬剤名	投与方法、特徴など	副作用と注意点
デクスメデトミジン（プレセデックス®）	・半減期が短いため通常持続静注 ・急速飽和では 6μg/kg/hr の速度で10分間 ・0.2〜0.7μg/kg/hr 程度で調節	・唯一、記憶や認知機能を障害しない ・呼吸抑制はほとんどない ・血圧低下、徐脈、負荷投与時の血圧上昇
プロポフォール（プロポフォール®、ディプリバン®）	・短時間作用性 ・原則的に持続投与で 0.5mg/kg/hr より開始 ・5〜10分ごとに 0.5mg/kg ずつ増量 ・維持量（0.5〜3mg/kg/hr）とする	・低血圧、呼吸抑制 ・血中脂質レベル（トリグリセリド）の上昇 ・筋融解や代謝性アシドーシス、心不全、不整脈などの全身症状 ・小児への投与は禁忌
ミダゾラム（ドルミカム®）	・ワンショット投与 0.03〜0.06mg/kg ・長時間の鎮静を行う場合には持続静注 ・0.03mg/kg/hr から開始し、適宜増減する	・48〜72時間以上の持続投与を行うと、覚醒が遷延する場合があるので、使用はできるだけ短時間とする
ジアゼパム（セルシン®、ホリゾン®など）	・2〜10mg を間歇静注 ・呼吸抑制は比較的少ない	・局所の疼痛や静脈炎 ・作用時間が長く調節性が悪い ・長期間の連用で覚醒遅延を生じる
ハロペリドール（セレネース®など）	・作用発現は 2〜5分、血中半減期は 2時間 ・1〜10mg を緩徐に間歇静注	・パーキンソン病様の筋硬直 ・錐体外路症状、QT延長 ・呼吸抑制や循環変動は比較的少ない ・まれに悪性症候群

喀痰管理…①
分泌物のアセスメントを行う
まずは、吸引しようとしているものが、本当に痰なのかを確認しよう

　意識のない患者や超急性期で深い鎮静を行っている場合は、分泌物の排出が滞りがちです。過去には頻繁な吸引が熱心に行われていましたが、最近は見直され、患者への負荷が低い**呼吸理学療法**が推奨されるようになりました。

　ここで質問です。皆さんが吸引しているものは、本当に痰でしょうか？

　痰は気道の奥深くで産生される、気道の感染に関連したものです。慢性気管支炎の患者では、数か月にわたり喀痰が分泌されますが、急性炎症の場合、初期治療の中で適切な抗菌療法が行われれば、翌日には喀痰は消失するはずです。治療開始から連日、喀痰培養検査（肺炎球菌、インフルエンザ菌、結核菌、真菌などの菌を検出する検査）を行っていればこのことは体験済みでしょう。

　では、皆さんが吸引しているものは何でしょうか？　人工呼吸中に吸引しているものの多くは**口腔内分泌物**の垂れ込んだもの、わかりやすくいえば唾液です（下の**Miller-Jones分類**を参照）。気管挿管や鎮静によってうまく嚥下運動ができなくなっていたり、高齢のためにもともと嚥下ができなかったりした結果、喉頭にたまった分泌物がカフをすり抜けて気道内に侵入したものです。カフは喉頭と気道を完全に分離することはできません。このような**不顕性誤嚥**は頻繁に起きているのです。

　しかし、嚥下の訓練、過剰な水分バランスの調整、口腔内吸引、体位の工夫などによって垂れ込む量や頻度を減らすことは可能です。患者に負担の大きい吸引ばかりに着目するのではなく、**過剰な分泌を減らす努力**も気道管理では大変重要であることを忘れないでください。

　加温加湿が不十分な場合、垂れ込んだ分泌物が乾燥し、チューブ内壁にへばりつくことによって狭窄や閉塞イベントを生じることもあります。空調を使用し大気が乾燥する冬場には特に注意が必要です。チューブの狭窄や閉塞は「吸引カテーテルがスムーズに入らなくなった」という看護師からの報告で発見されることも少なくありません。

　喀痰管理ではその意味をよく理解し、**必要最低限**となるようケア全体を見直すことも大切です。

【喀痰の肉眼的評価：Miller-Jones分類】

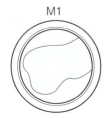
M1
唾液、膿を含まない完全な粘性痰

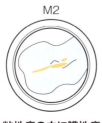
M2
粘性痰の中に膿性痰が少量含まれる

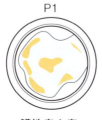
P1
膿性痰1度、膿が1/3以下

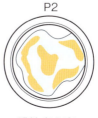
P2
膿性痰2度、膿が1/3〜2/3

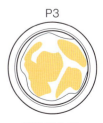
P3
膿性痰3度、膿が2/3以上

第4章　人工呼吸器装着時の看護のポイント

> 喀痰管理…②

呼吸理学療法で痰の排出をサポート
自力での痰の排出が困難な場合は、体位ドレナージなどで喀出を促す

　明らかに痰があり、患者自身が咳嗽により気道まで喀出することが困難な場合、まずは十分に加温加湿を行ったうえで、**体位ドレナージ**などの呼吸理学療法で痰を誘導します。患者の状態によっては禁忌となる体位もあるので、事前に確認しておきましょう。

● 体位ドレナージ

　胸部X線や聴診などで分泌物がたまっている部位を特定したら、気道の走行をイメージしながらその部位が上になるような体位をとり、重力により近位に誘導します。効果判定は、聴診所見の変化により行います。患者の状態によってはいきなり極端な体位をとると循環動態に影響が出ることがあるので、慎重にモニタリングを行いながら、段階的に体位を変えていきます。また、体位ドレナージが終わったら、気道分泌物の除去によって肺胞の換気が改善しているか、呼吸音は改善しているか、PaO_2またはSpO_2が改善しているかなどのアセスメントを行います。

【肺の区分】

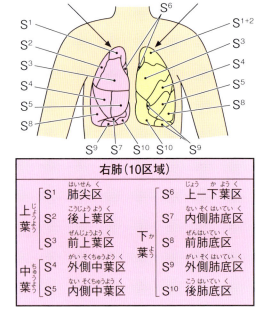

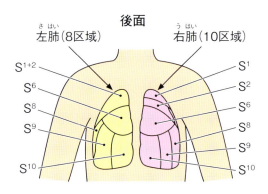

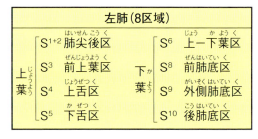

【痰の貯留部位と体位ドレナージ】

痰の貯留部位が特定できたら、気道の走行をイメージしながら、その部位が上になるような体位をとり、重力により痰を誘導する。患者の状態を慎重にモニタリングしながら行う。

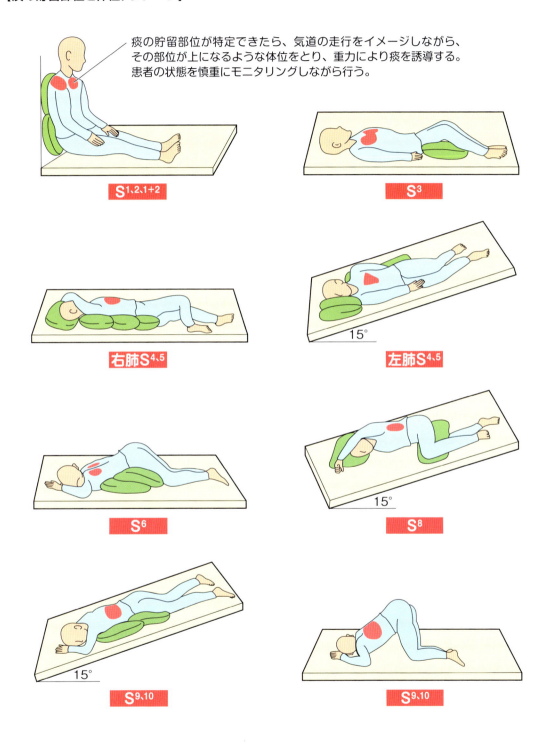

第4章　人工呼吸器装着時の看護のポイント

> 喀痰管理…③
> # 吸引の前にアセスメントを行う
> 気道トラブルを減らし、
> デメリットを理解したうえで、吸引を検討

気管吸引は一般的に知られている処置ですが、**患者の不快感や苦痛、低酸素や感染症などの合併症**といったリスクも伴います。また、気管吸引は人工呼吸患者にとって「最も不快で苦痛の多い処置」であることが報告されています。その一方で、直視下で行わない以上、確実な除去効果は期待できません。吸引チューブで到達できる深さは限られていますが、喀痰が産生されるのは末梢気道なので、そもそも吸引チューブが届く部位ではないのです。安易に選択せず、デメリットも理解したうえで、丁寧にアセスメントを行い、必要性を十分に確認してから実施するべきです。吸引を行う前には、視診、聴診、打診・触診など**フィジカルアセスメント**の技法を活用し、患者の状態を観察・評価します。

吸引の適応

Ⅰ）適応となる患者（被吸引者の条件）
・気管切開、気管挿管などの人工気道を有している成人の患者。
・患者自身で効果的な気道内分泌物の喀出ができない場合。

Ⅱ）適応となる状態
1) 患者自身の咳嗽やその他の侵襲性の少ない方法を実施したにもかかわらず喀出困難であり、以下の所見で気管内または人工気道内に分泌物があると評価された場合。
　ⅰ）努力性呼吸が強くなっている（呼吸仕事量増加所見：呼吸数増加、浅速呼吸、陥没呼吸、補助筋活動の増加、呼気延長など）。
　ⅱ）視覚的に確認できる（チューブ内に分泌物が見える）。
　ⅲ）胸部聴診で気管から左右主気管支にかけて分泌物の存在を示唆する副雑音（低音性連続性ラ音：rhonchi）が聴取される。または、呼吸音の減弱が認められる。
　ⅳ）気道分泌物により咳嗽が誘発されている場合であり、咳嗽に伴って気道分泌物の存在を疑わせる音が聴こえる（湿性咳嗽）。
　ⅴ）胸部を触診しガスの移動に伴った振動が感じられる。
　ⅵ）誤嚥した場合。
　ⅶ）ガス交換障害がある。
　　　動脈血ガス分析や経皮酸素飽和度モニターで低酸素血症を認める。
　ⅷ）人工呼吸器装着者：
　　　a）量設定モード使用の場合：気道内圧の上昇を認める。
　　　b）圧設定モード使用の場合：換気量の低下を認める。
　　　c）フローボリュームカーブで、特徴的な"のこぎり歯状の波形"を認める。
2) 喀痰検査のためのサンプル採取のため。　　出所：日本呼吸療法医学会「気管吸引ガイドライン2013」より要約

喀痰管理…④
吸引を行う場合、事前準備が肝要
患者や家族に説明したうえで、
安全を確保するため丁寧に準備を行う

　できるだけ安全に、患者の苦痛を軽減しながら吸引を実施するためには、患者や家族の同意を得ることはもちろん、丁寧に準備を行っておくことが大切です。ここでは、**閉鎖式吸引**について説明します。

●吸引の準備

❶ 患者に説明する

　意識レベルにかかわらず、患者に気管吸引の必要性と実施について説明します。意識がある場合は、苦痛が強いときの合図（手を挙げるなど）も決めておきましょう。拒否が強い場合は、無理に行わず、たとえば処置にあわせて一時的に鎮静度を深くできるか、医師と相談してみましょう。

❷ 必要物品を準備する

　閉鎖式吸引では、専用の閉鎖式気管吸引システムを使用します（写真Ⓐは、エコキャス™閉鎖式サクションセット）。

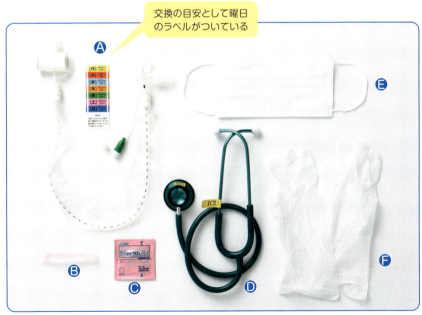

交換の目安として曜日のラベルがついている

Ⓐ閉鎖式吸引システム
Ⓑシリンジタイプワッサー（滅菌蒸留水）
Ⓒアルコール綿
Ⓓ聴診器
Ⓔマスク
Ⓕ手袋

第4章 人工呼吸器装着時の看護のポイント

Check Point 準備のポイント

- 手袋、マスクは、吸引を実施する人が痰による汚染を受けないためにも必要です。吸引による分泌物の飛散が、周囲への感染の原因となりうるリスクを覚えておきましょう。
- 万が一のときの安全を守るために、用手換気装置、酸素投与装置、心電図モニタなども忘れずに用意しておきます。

③ 患者の状態を観察する

SpO_2、循環動態を確認します。また、気管チューブがしっかり固定されているかをチェックします。

④ 酸素化を改善しておく

吸引中は低酸素状態のリスクを伴います。重症呼吸不全患者では吸引前に吸入酸素濃度を上昇させるなどして、低酸素を回避する努力をしておきます。

Check Point サクションボタンの使用

- 人工呼吸器にはサクションボタンと呼ばれる吸引時に使用できる機能ボタンがあり、設定を変更することなく2分程度、100%酸素を供給することが可能です。設定変更し吸引を行う場合は、吸引後、設定を戻すのを忘れてしまうと、高濃度酸素が長時間投与されるリスクがありますが、サクションボタンであれば自動的に酸素濃度が元に戻るため便利です。

⑤ あらかじめ口腔内やカフ上部を吸引しておく

気道吸引時の陰圧によりカフは引き込まれ縮小します。もし口腔内やカフ上部に分泌物が貯留していると、分泌物が気道内に侵入する原因をつくることになります。そこで、気道吸引の前に、口腔内やカフ上部を十分に吸引しておきましょう（190ページ参照）。

⑥ 適正な吸引圧に設定する

推奨されている吸引圧は最大で150mmHgです。過度な吸引圧は、無気肺や肺胞虚脱など合併症のリスクになるので注意しましょう。また、過小の吸引圧では痰が引けません。

喀痰管理…⑤
吸引の手順をマスターする
**できるだけ患者の苦痛を軽減するため、
スピーディーに処置し、10秒以内で終わらせる**

呼吸回路を開放して行う**開放式吸引**と、人工呼吸器を装着したまま実施する**閉鎖式吸引**があります。急性呼吸不全に対しては、吸引中も酸素濃度と気道内圧が管理しやすい閉鎖式吸引が主流です。

● 吸引の実施

① 吸引処置を行うことを患者に伝えます。自発呼吸がある場合、吸気とタイミングをあわせ、気管チューブに吸引カテーテルを挿入します。

② 吸引の陰圧がかからないように、カテーテル先端が気管分岐部に当たらない位置までゆっくり挿入します。もし分岐部に当たった場合は（患者は咳をするはずです）カテーテルを少し引き戻してから陰圧をかけ始めます。痰を吸引している音の変化を確認しながら吸引することがポイントです。

Check Point 吸引カテーテル挿入のポイント

- 吸引カテーテルを進める深さは、カテーテル先端が気管分岐部に当たらない位置までです。カテーテルの先端が気管分岐部より奥まで入ってしまうと、分岐部の粘膜を損傷するなど合併症のリスクが高くなります。あらかじめカテーテルを挿入する長さを決めておきましょう。
- 奥にたまっている痰については、まず体位ドレナージなどにより移動させてから吸引にとりかかります。
- カテーテルの挿入時間は7秒以内がベスト、長くても10秒以内にとどめましょう。吸引時間が長いと、患者に苦痛を与える原因になり、合併症のリスクも高くなります。

【吸引カテーテルの挿入位置】

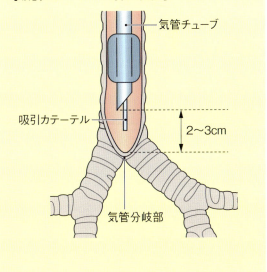

③ 吸引中は吸引した分泌物の観察とともに、SpO₂の変化や患者の状態を観察します。

喀痰管理…⑥
吸引後のアセスメントも重要
吸引後は、痰や分泌物を観察し、吸引前のアセスメントが的確だったのかを確認する

吸引を行った後のアセスメントは、吸引前のアセスメントと同じくらいに重要です。まずは患者の状態を観察し、吸引前に認められた所見が改善していることを確認しましょう。それから、吸引した痰や分泌物を観察し、吸引前のアセスメントが的確だったのかどうかを評価します。何か気になることがあった場合は、必ず医療チームにフィードバックを行い情報を共有しておきましょう。

Check Point
吸引後のアセスメントなど

❶ 患者の観察
低酸素状態になっていないか、吸引前に認められた所見は改善されているかなど、目視で確認します。

❷ 痰の性状（色、量、粘稠度など）の観察
吸引された分泌物を観察することで、その性状から気道や肺の状態を推察できます（181ページ参照）。吸引前のアセスメントと照らし合わせて、患者の状態を把握しましょう。
培養検査に提出した場合は、その結果も把握しておきましょう。ポイントは、菌の有無、白血球の有無と活動性、貪食像の有無などです。

❸ 吸引カテーテルを洗浄する
閉鎖式回路の場合、滅菌蒸留水を吸引して、カテーテル内を洗浄します。
開放式の場合は、吸引カテーテルは一連の吸引が完了するたびに廃棄します。

❹ カフ圧を確認する
吸引が終了したら、圧が落ちていないか、カフ圧を確認します。

❺ 患者の状態をアセスメント
バイタルサインを確認し、呼吸音の聴取を行います。特に、吸引前と吸引後の肺雑音の変化を聴取し、吸引の効果を測定することが大切です。

喀痰管理…⑦
痰が固い場合は加温加湿を検討
痰が固くて吸引できない場合は、水分不足を考え、加温加湿の強化を！

痰の粘稠度が高くてなかなか吸引できないケースもあります。喀痰の性状は、吸い込んだほこりやウィルスなどの種類や量によって変化します。通常の痰は、無色透明からやや白っぽく、やや粘り気があり、においはありません。ウィルスなどに感染している場合には、濁りが強く、黄色や緑色がかって粘り気があり、においのある痰が多くなります（181ページ参照）。

また、呼吸回路内の加湿状態は、気道内にある分泌物の乾燥状態に影響を与えます。加湿が不十分だと分泌物は乾燥して固くなり、チューブ内壁にこびりついて取り除くのが困難になります。こびりついた分泌物にさらに分泌物がこびりついて徐々に成長します。**気道閉塞**を起こすこともあるので、注意が必要です。

医療ガスは湿度がほぼゼロの状態で配管から供給されるので、**加温加湿**には十分に配慮しましょう。急性呼吸不全患者は、入院前の食欲不振や発熱などにより、**脱水状態**になっていることも多く、このことがいわゆる「固い痰」の原因にもなります。

Check Point アセスメントのポイントと加温加湿

●アセスメントのポイント
・脱水の有無（皮膚の乾燥など）
・脱水のリスク（経口摂取できない、高齢者、発熱の既往）
・体温、尿量　など

●加温加湿の方法
・気管挿管中の場合 → 人工呼吸回路の加温加湿器の設定を検討します。
・人工鼻の場合 → 加温加湿が不十分であれば加温加湿器への変更を検討します。
・脱水が疑われる場合 → 点滴量を検討します。

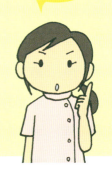

分泌物の乾燥は気道閉塞の原因にもなるので注意が必要です。

第4章 人工呼吸器装着時の看護のポイント

喀痰管理…⑧

カフの管理も忘れずに！
カフ上部吸引も行い、
吸引後は圧の確認（25cmH₂O以下）

　カフには、**人工呼吸中のガスリークや誤嚥を防止**する役割があります。気道内に留置した気管チューブのカフを膨らませることによって気道とチューブの隙間を減らし、換気量を確保すると同時に誤嚥の頻度や程度を減らします。

　しかし、気道の断面の形はさまざまで、ホースのような円形とは限りません。カフを膨らませても、カフ表面にできたしわを伝って液体は気道の奥へと垂れ込んでいくことがわかっています。また、カフ上部にたまった分泌物も、時間とともに気管壁とカフの隙間から下気道に少しずつ落ちていってしまうので、そうなる前に**カフ上部吸引**を行います。カフ上部吸引は、気管吸引を行う前に実施します。

　カフ上部吸引は、気管チューブについているカフ上部吸引ポートからカフシリンジで行う方法と、低圧持続吸引器を用いる方法があります。

●カフは膨らませすぎず、適切なカフ圧で管理する

　気道とチューブの隙間からの流れ込みが顕著な場合、もっとカフを膨らませることで、隙間を減らせばいいのではないかと思うかもしれません。しかし、カフを膨らませすぎると、気道粘膜を圧迫して血流を阻害し気管粘膜障害を起こすリスクがあるので、適切な**カフ圧管理**が大切です。

　吸引や口腔ケアなどの処置を行った後には、必ずカフ圧を確認しましょう。カフ圧は**25cmH₂O以下**で管理します。以前までは「耳たぶの固さで」などといわれていたこともありましたが、カフ圧の管理にはカフ圧計を用います。

【カフ上部吸引】

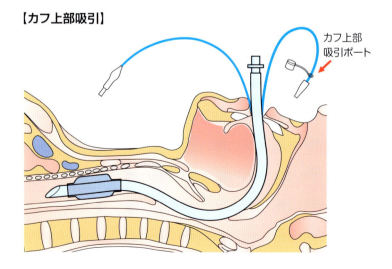

カフ上部吸引ポート

【カフ圧計】

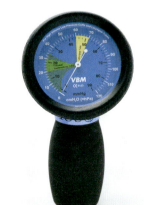

口腔・スキンケア…①
口腔ケアの基本を理解しておく
清潔を保持し、嚥下機能の回復を促すだけでなく、呼吸器感染症予防にとっても重要

挿管中は、唾液の分泌低下や咀嚼嚥下運動の消失などにより、清浄化機能が低下し、細菌が繁殖しやすくなってしまいます。**口腔ケア**は口腔内の清潔を保持するという目的だけではなく、**呼吸器感染症を予防**するためにも、とても重要なケアです。また、嚥下機能の回復を促す効果もあります。

患者の状態や生活リズムにあわせて、1日にブラッシングケアを1～2回、維持ケアを4～6回実施します。

●口腔ケアの準備

❶ 必要な物品を準備する。口をあけ続けるのが難しい患者の場合はバイトブロックなども必要。

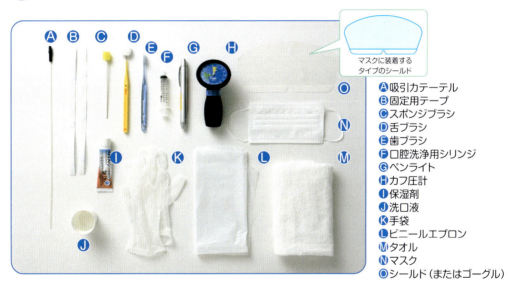

マスクに装着するタイプのシールド

Ⓐ 吸引カテーテル
Ⓑ 固定用テープ
Ⓒ スポンジブラシ
Ⓓ 舌ブラシ
Ⓔ 歯ブラシ
Ⓕ 口腔洗浄用シリンジ
Ⓖ ペンライト
Ⓗ カフ圧計
Ⓘ 保湿剤
Ⓙ 洗口液
Ⓚ 手袋
Ⓛ ビニールエプロン
Ⓜ タオル
Ⓝ マスク
Ⓞ シールド（またはゴーグル）

❷ 患者の状態を確認し、口腔ケアが行える状態かどうかを判断する。

❸ 患者に口腔ケアを行うことを説明する。意識状態に応じて対応し、会話が困難なケースでも必ず声かけを行う。

❹ カフ圧の確認を行う。25cmH$_2$O以下が望ましい。必要であればエアーを足し、カフ上部吸引・気管吸引も行っておく。

❺ モニター類は作業を行いながら見える位置に移動しておく。

第4章 人工呼吸器装着時の看護のポイント

❻ 誤嚥を防ぎ、スムーズに作業できるよう体位を整え、顔を横に向ける。水分の気管流入を避けるため、側臥位が望ましい。

Point
可能であればヘッドアップする。あごが上がると誤嚥しやすくなるので注意。

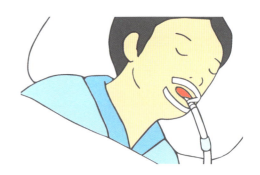

❼ 気管チューブと下あごを固定するテープをはがし、口角上あご側で固定する。

Point
こうすることで、口が開けやすくなる。バイトブロックを使用する場合は、口腔内を傷つけないよう注意する。

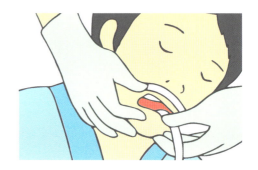

❽ 口腔内の観察を行う。初回はOAG（Eilers口腔アセスメントガイド）などのアセスメントツールを用いて評価する。

Point
口腔内が乾燥している場合は、口腔ケアの前に保湿しておくと、汚れがやわらかくなって取りやすくなる。

●観察項目
・口腔内の状況（乾燥、びらん、出血、汚れ）
・口唇・口角の異常（乾燥、潰瘍、裂創）
・歯肉の状態（色、出血）
・歯の状態（齲歯、歯のぐらつき）
・舌の状態（舌苔、乾燥、汚れ、萎縮）
・唾液の分泌状態　・口臭の有無
・痰や分泌物の状態

●口腔ケアの実施

❾ 痰などの汚れをスポンジブラシで取り除いてから、歯ブラシで1本ずつブラッシングする。

Point
1人が気管チューブを口角で固定するように持つ。歯ブラシはヘッドがコンパクトなものが使いやすい。

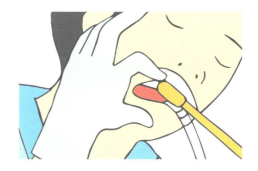

⑩ スポンジブラシを潤し、歯肉、口蓋、口唇・頬の内側、気管チューブについた汚れをマッサージしながら取り除く。舌苔には舌ブラシを使う。

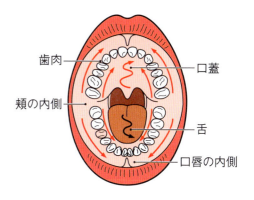

Point
スポンジブラシに汚れが付着したら、それを取り除いてから作業を続ける。

⑪ 排唾管で吸引しながら、シリンジに入れた洗口液で少しずつ口腔内を洗浄する。

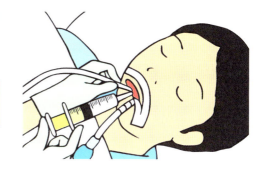

Point
誤嚥しないよう体位を再確認する。水は少量ずつ使用し、使用のたびに確実に吸引する。

⑫ 必要に応じて、乾燥防止のための保湿剤を口腔内に塗布する。口唇にはワセリンやリップクリームを塗る。

Point
口腔内が乾燥すると、細菌の温床であるバイオフィルムが形成されやすくなったり、虫歯や歯周病、口臭が悪化しやすくなる。

⑬ 気管チューブを下あごにも固定する。患者を安楽な体位に整え、カフ圧や全身状態を確認する。

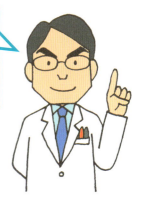

挿管中の患者の口腔内は唾液分泌の低下や開口状態などにより、トラブルが起こりやすい環境にあります。特に多くみられる症状は、乾燥、歯垢、舌苔、潰瘍・口内炎などです。口腔内の状態が悪いときは、医師にも相談しながら、より慎重に口腔ケアを行ってください。

口腔・スキンケア…②
予防的スキンケアが重要
皮膚障害のメカニズムやリスクを知り、予防のためのスキンケアを強化しよう

気管チューブの事故抜管は患者の生命にかかわるため、確実な固定が必要です。一方で長期間、同一部位で固定を行うことで、**皮膚障害**のリスクが高くなります。全身状態が悪化している患者の場合、治癒しにくいことで重篤な皮膚障害に発展しやすく、皮膚障害が全身状態のさらなる悪化を招く悪循環に陥りやすいため、**予防的スキンケア**が重要です。

皮膚障害のメカニズムやリスクを知ったうえで、リスクを最小限に抑えるよう心がけましょう。挿管中の皮膚トラブルには、主に**浸軟**、**角質・表皮剥離**、**緊張性水泡**、**炎症**、**皮膚発赤**、**圧迫潰瘍**などがあります。

●浸軟

テープにより、皮膚がふやけた状態。この状態が続くと、細菌が増殖しやすくなるとともに、角質層のバリア機能が阻害され、わずかな刺激で皮膚障害を生じやすくなってしまいます。

●角質・表皮剥離

テープをはがす際には皮膚表面の角質がはがれてしまいます。強い力で一気にはがしたり、同じ部位で剥離を繰り返したりすると表皮まで剥離することもあります。特に高齢者は、皮膚の代謝機能の低下や細胞の減少により、皮膚剥離のリスクが高くなっています。角質・表皮が剥離されると皮膚が赤くなり、真皮が露出すると疼痛が生じ、感染リスクも高まります。

●緊張性水泡

緊張性水泡とは、皮膚の表面に強い力が連続してかかることでできる水ぶくれのことです。テープ貼付部の端部にできやすく、テープを強く引っ張って貼付したときにテープが元に戻ろうとする力や、顎関節にかかる力が原因となって生じます。

●炎症、皮膚発赤、圧迫潰瘍

気管チューブやバイトブロックの圧迫や刺激により、皮膚に負担がかかり、かぶれたり、場合によっては潰瘍ができることがあります。また、化学的刺激によりアレルギー性接触皮膚炎などが起こることもあります。

口腔・スキンケア

【さまざまな皮膚障害】

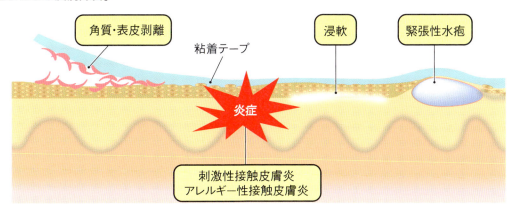

皮膚障害を予防するためには、①病歴・治療歴、②発汗・分泌物、③栄養状態、④浮腫、⑤免疫、⑤出血傾向などのアセスメントを行ったうえで、リスクを予測し、患者の状態に応じて、予防的なスキンケアを強化します。

Check Point 予防的スキンケア

- 皮膚に負担がかからず、化学的刺激の少ないテープを選択する（テープ貼り換えの頻度も考慮して、テープの強度を選ぶ）。
- テープを貼付するときに引っ張らない（皮膚の凹凸にあわせ、引っ張らないで貼ると、皮膚に緊張がかかりにくく、確実に固定できる）。
- 中心部から両端へ、指で優しく馴染ませるように貼付する（下図）。
- 屈曲部はあらかじめ屈曲させた状態で貼付する（またはテープに切り込みを入れる）。
- はがす際は、剥離刺激を減らすためにテープを折り返し、皮膚を押さえながらゆっくりはがす（下図）。
- 涎が多くテープの貼り換えが頻繁な場合や、皮膚が脆弱な場合などは、皮膚保護のための被膜剤や剥離剤を使用する。

【テープの貼り方】
番号順に中心部から両端へテープを貼ることで皮膚に緊張がかかりにくくなる。

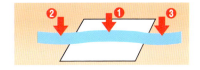

【テープのはがし方】

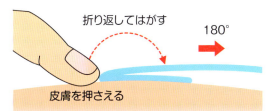

> 口腔・スキンケア…③

体位変換で合併症を予防
体位変換は、褥瘡予防だけでなく、
合併症の予防や呼吸状態の改善のためにも重要

　人工呼吸器装着患者の場合、**体位変換**の目的は、**褥瘡予防**だけではありません。体位変換を行うことで、気道分泌物の体位ドレナージ、誤嚥性肺炎、低酸素血症や肺胞虚脱などの**合併症の予防**や改善も期待できます。

　体位変換を行う際には、特に循環動態の不安定な超急性期では、**バイタルサイン**に変動がないかどうか、チェックが欠かせません。変動が大きい場合は、対応策を行ってから再度チャレンジします。まずは、VAPバンドルである、ヘッドアップで30°以上上半身を起こすことから始め（141ページ参照）、患者の状況を観察しながら、側臥位も試しましょう。

　同時に、ルート管理が重要です。体位変換によって気管チューブや中心静脈カテーテルが抜けたり、屈曲したり、閉塞したりしてしまうと、生命にかかわるアクシデントになってしまいます。安全確保のため、できる限り2名以上で協力して行うことが望ましく、気管チューブの保持に気を配りつつ、患者に負担がかからないよう丁寧に行います。

●側臥位への体位変換

❶ 周囲の環境を整える
　作業は看護師2人で行う。体位変換前に、モニターや点滴・ドレーン類や尿道カテーテルなどの位置を確認し、患者への声かけを行う。

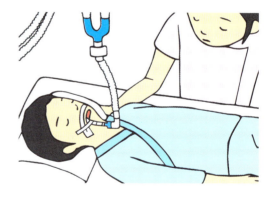

Point
体位を変えることで気管チューブが引っ張られる位置になっていないか、絡まっていないか、ねじれていないかなどを確認。

❷ ベッドの端まで患者を移動する
　ドレーン類に気をつけながら、向かせたい側とは反対側のベッドの端まで患者を移動する。

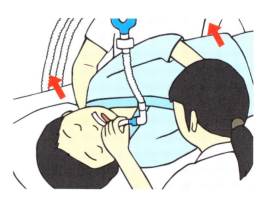

Point
チューブが引っ張られたり、ねじれたり、下敷きにならないよう、1人が気管チューブを保持する。

❸ 側臥位に変換する

まず顔を横に向けてから、側臥位に変換する。1人が患者の体を動かしている間、もう1人のスタッフは気管チューブを保持する。

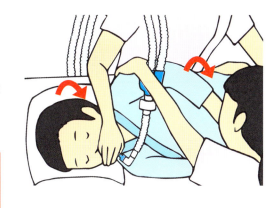

> **Point**
> 気管チューブを保持する人は、根元から手を離さず、回路にも余裕をもたせておく。回路のずり落ちにも注意する。

❹ 側臥位で固定する

体位が安定したら、クッションなどを患者の周囲に置き、側臥位で固定する。

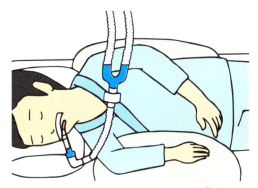

> **Point**
> 体位変換実施後は、必ず気管チューブの固定状況、人工呼吸回路の位置や接続状況、換気状態の確認を行う。

Column

腹臥位療法って何？

　腹臥位（うつぶせ）で人工呼吸療法を行うことを「腹臥位療法」といいます。一般的に仰臥位では肺自身の重さによる圧迫や腹部臓器からの圧迫により背中側（荷重側といいます）の肺に無気肺が発生しやすくなります。この結果、肺内シャント（27ページ参照）が増加して著明な低酸素血症が発生します。また、無気肺部分は換気されないため、他の開通している肺に換気が集中し、過剰な換気が生じてしまいます（不均一換気）。

　腹臥位にすると無気肺が解除され、より均一な換気が行われるので、酸素化（P/F、30ページ参照）の改善が期待できます。ARDSなど背側肺障害ではVALIの防止に有効と考えられており、最近の研究では1日16時間の腹臥位療法について有効性が報告されています。

　ただし、長時間の腹臥位は気道管理や圧迫による皮膚損傷の回避などに厳重な注意が必要で、熟練したスタッフのいる施設で行うべきです。

【腹臥位】

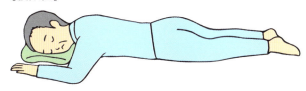

聴診する場所を確認

聴診…①

気管支音、気管支肺胞音、肺胞音、それぞれの特徴を復習しておこう

呼吸音の**聴診**により、換気状態や気道の状態（痰の貯留や閉塞等）をリアルタイムに確認することができます。しかし、「どこを聞いたらいいのかわからない」と感じている人も多いのではないでしょうか。呼吸音は、**気管支音**、**気管支肺胞音**、**肺胞音**に分けられます。まずは、聴診する場所を確認し（矢印の順番に聴診を行います）、それぞれの音の特徴を復習しておきましょう。

〈気管支音〉
高く強い音で、吸気よりも呼気の音のほうが大きい。吸気と呼気の間にポーズ（休止期）がある。

〈気管支肺胞音〉
気管支音と肺胞音の中間音。呼気より吸気音が少し大きく長く聞こえる。ポーズは不明瞭。

〈肺胞音〉
吸気：呼気＝１：２。吸気全体と呼気の始めに聞かれる。ポーズはない。低調でやわらかい音。

聴診の手順

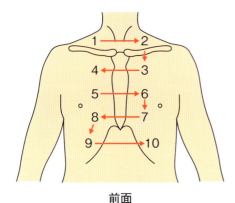

前面

正常音	聴診部位
気管（支）音	1→2→3→4
気管支肺胞音	5→6
肺胞音	7→8→9→10

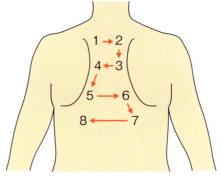

背面

正常音	聴診部位
気管（支）音	－
気管支肺胞音	1→2→3→4
肺胞音	5→6→7→8

聴診…②
聴診のポイントを押さえる
音の増強・減弱、消失、左右差、副雑音の有無などを確認していく

　私たちは重力の影響の中で生きているため、呼吸不全の病態も重力の影響が強く表れます。胸水がたまった場合も食べ物を誤嚥した場合も、重力の法則に従って荷重側に所見がみられます。ですから診察するときも、**肺の下の部分の所見**を逃さないようにしましょう。

　臥床している患者の場合、特に長期臥床患者は背部や下肺が**無気肺となるリスクが高い**ため、特に**背面からの聴診が重要**です。

　起座位が可能な患者に対しては対面もしくは側面から聴診を行います。ゆっくり深呼吸してもらい、左右対称に上から下へ、前面から背面へ、一部位について一呼吸聴取します。その際、骨の上では肺の拡張音を認めにくいため、聴診器は肋間にあてましょう。

　聴診のポイントは、以下の4つです。

〈呼吸音の増強・減弱〉

　呼気と吸気の長さや音の強さを聞き比べます。減弱している場合は、気胸、胸水、肺水腫、腫瘍や異物、肥満、呼吸筋疾患、気道狭窄、慢性閉塞性肺疾患等による換気量減少などが考えられます。

〈呼吸音の消失〉

　呼気と吸気の間に音の途切れがないか、意識して聞き取ります。気管支喘息の重篤な発作、異物等による気道閉塞、気胸、無気肺、呼吸停止等の換気消失が考えられます。

〈呼吸音の左右差〉

　左右差がある場合は片肺挿管、気胸、無気肺、胸水、腫瘍等による片側の換気障害が疑われます。

〈副雑音〉

　普段と違う音が聞こえれば、どの部位で聞こえるか、呼吸位層（吸気時・呼気時）（前半・中期・終末）、どのような音なのかを確認します。

聴診…③
副雑音のパターンを知っておく
異常な音は大きく4つのパターンに分類でき、
それぞれの音から呼吸器の状態を評価する

聴診の際に聞こえる異常な音を**副雑音**といいます。聴診の際には、音質や音量に加えて、雑音が聞こえてくる部位などを考えて聞き取ります。副雑音は、ヒューヒューと引っ張るような**連続性副雑音**（連続性ラ音・低音性連続音）と、ブツブツという途切れ途切れの**断続性副雑音**（断続性ラ音・湿性ラ音）の2つに分類できます。

〈連続性副雑音〉

グゥーグゥー、ガーガー、ゼロゼロなどいびきのような低調性の音（rhonchi：**ロンカイ**：鼾音）と、ヒューヒュー、ピューピューといった笛のような高調性の音（wheeze：**ウィーズ**：笛声音）の2種類に分けられます。

〈断続性副雑音〉

炭酸飲料のようなパリパリ、チリチリという細かい音（fine crackle：**ファインクラックル**：捻髪音）と、鍋でお湯が沸騰したときのブクブクという粗い音（coarse crackle：**コースクラックル**：水泡音）の2種類に分けられます。

この4つの副雑音のパターンを聞き分けることができれば、呼吸器の状態をアセスメントすることが可能です。

● 断続性なのか、連続性なのかを聞き分けよう

まず、断続性なのか連続性なのかを聞き分けましょう。連続性副雑音は気道狭窄や痰貯蓄が起こっていることを示す音です。たとえば、喘息なら気道が狭くなってしまうので、連続性副雑音が聞こえます。音の高低は狭窄の程度を示しており、狭窄が強いほど音が高くなります。ヒューヒューという高調性連続性の副雑音は、グーグーという低調性連続性の副雑音よりも、気道が狭くなっていることを示唆しているのです。

ブクブクという水泡音は分泌物が換気を阻害していることを示しており、心不全や肺水腫が疑われます。間質性肺疾患や肺炎であれば、肺の奥のほうからチリチリという細かい断続性複雑音が聞こえます。肺炎等で閉じてしまった細い気管支が、吸気時に再開放される音だと考えられています。

そのほか、本来は低くやわらかい音のはずの肺胞呼吸音が、高く大きい気管支呼吸音のように聞こえる場合は、大葉性肺炎、肺水腫、肺うっ血等の音の伝搬亢進などが考えられます。

【複雑音の聞き分け方】

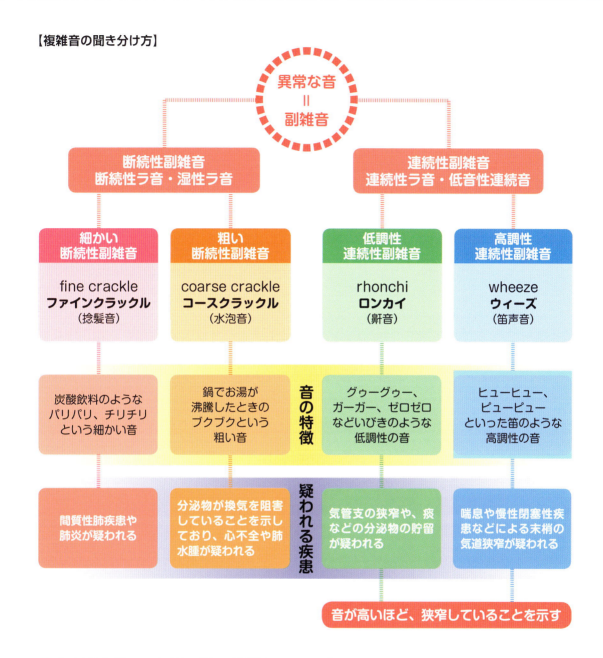

●音を聞き分け、気道と肺の状態をイメージする

　いうまでもありませんが、聴診で大切なのは、音を分類することだけでなく、音から気道や肺の状態を推察することです。どこにどのくらい分泌物があるのか、呼吸がどのくらい阻害されているのかイメージしながら、聴診を行います。副雑音が聞こえる場合は、息を吐いてもらったり、咳をしてもらって、気道内分泌物が移動するかどうか確かめます。

　また、口腔ケアや気道吸引、体位変換などのケアを行う前後に、聴診を行い、ケアの前と後を比較することで、ケアの有効性や気道の変化を評価することができます。

第4章 人工呼吸器装着時の看護のポイント

レントゲン…①
レントゲンの正常像を把握する
確実に情報を読み取れるようになるために、正常な状態のレントゲン像を知っておこう

　胸部X線写真（レントゲン）はすぐに撮影でき、多くの情報を確認できるというメリットがあり、人工呼吸療法中の患者のアセスメントには、病室X線撮影（ポータブルX線撮影）が頻繁に使われています。一方で、「どこを見ればいいのかわからない」「どうせ見てもわからない」など、レントゲンからのアセスメントに苦手意識をもっている人は多いかもしれません。

　読影や診断は医師の仕事とはいえ、**チューブの位置の確認**や**呼吸器の異常**など、比較的簡単にわかる情報もあるため、読み取れることに越したことはありません。レントゲンを読み取れるようになれば、呼吸管理のスキルも格段にアップするはずです。

　レントゲンから必要な情報を収集できるようになるために、まずは**正常像を把握**しておきましょう。

　レントゲン写真は白黒です。そこに存在する物質の密度により、黒から白のグラデーションでフィルムに表されます。**空気の密度（＝ほぼゼロ）は黒く、水の密度（＝1g/cm^3）以上のものは白く**写ります。骨は最も白く、肺には空気が多く含まれているので比較的黒く写ります。

【正常な胸部X線写真】

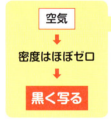

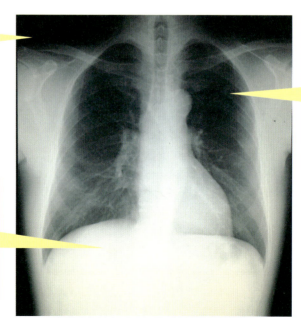

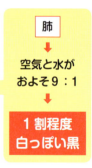

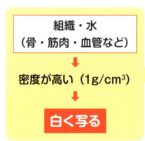

レントゲン

　肺の外には骨、筋肉、血管などがありますが、基本的にはどれも白っぽく写ります。体のほぼ真ん中を走っているのが気管です。

【正常像で見えているべきもの】

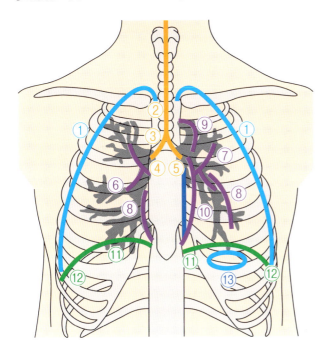

① 肺の輪郭
② 気管
③ 気管分岐部
④ 右主気管支
⑤ 左主気管支
⑥ 右肺動脈（血管影）
⑦ 左肺動脈（血管影）
⑧ 心陰影
⑨ 大動脈弓
⑩ 下行大動脈
⑪ 横隔膜
⑫ 肋骨横隔膜角
⑬ 胃泡

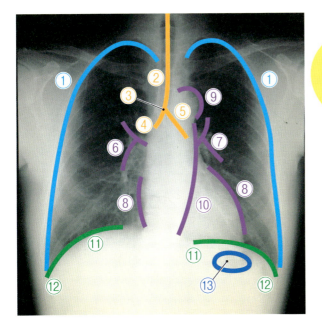

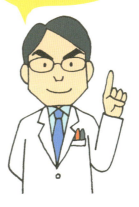

上のイラストの番号と各器官の名称は、下のX線写真と対応しています。まずは正常像から学びましょう。

第4章 人工呼吸器装着時の看護のポイント

> レントゲン…②
> # レントゲンを見るポイントを押さえておく
> チューブの位置の異常を確認できること、
> 命にかかわる病態を見逃さないことが大切

　レントゲンを見るときには、ポイントを押さえたうえで、一定の手順で確認していく習慣をつけましょう。すぐにすべてをわかるようになる必要はありませんが、**チューブ位置の異常を確認できるようになること**と、**重度の気胸など、命にかかわる病態を見逃さないこと**が肝心です。

● チューブの位置

気管チューブやドレーンの位置を確認します。

　気管チューブにはX線不透過ラインが入っているので、これを追えば先端がどこに入っているのかがわかるはずです。気管分岐部より2〜3cm上に先端があることが適切です。

　浅すぎると事故抜管の危険があります。逆に深すぎて方肺に入ってしまうと方肺換気になってしまいます。

　同時に、胃管チューブの位置に変化がないことも確認しましょう。チューブの先端が右側の気管や気管支内に入っていることがあるので、特に注意が必要です。

【気管チューブの位置が浅すぎる例】

全体像　　　　　　　　　　　　　　　拡大画像

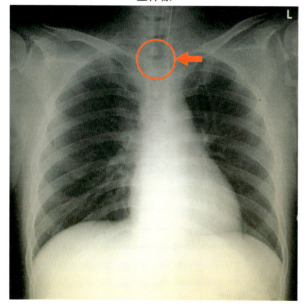
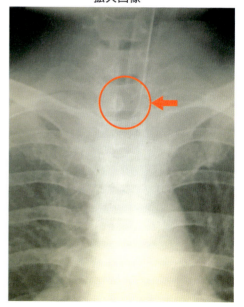

●肺の白黒の濃淡を確認する

普段、黒く写る部分が白くなっていないか、逆に白いはずのところが黒くないか、白黒の濃淡を確認していきます。たとえば、黒く写るはずの部分が白くなっているということは、その部分の空気が少なくなっているか、水分が増えていることを意味します。肺に白い影がみられるのであれば、機能が低下したり、炎症があることが予測できます。

【肺炎】

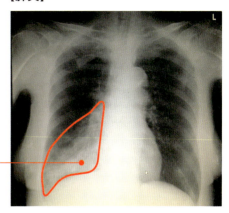

右肺の下の方に白い浸潤陰影が見られる。

●気胸はないか？

気胸とは、肺から空気が漏れて、胸腔にたまっている状態です。空気がたまっても胸のまわりには肋骨があるために外側に膨らむことができず、肺が空気の圧力で小さくなります。また、肺の空気が漏れる部位にチェックバルブ（一方向弁）機構が働き、空気が漏れ続けると、胸腔内の圧がどんどん上がってしまいます。この状態を**緊張性気胸**といいます。

気胸のX線写真は、**肺から漏れた空気が黒く写り、縮んだ肺が白く見えます**。また、漏れた空気に圧迫されて、肋骨横隔膜角に深い切れ込み、**Deep Sulcus Sign（ディープサルカスサイン）**がみられることがあります。

【気胸】

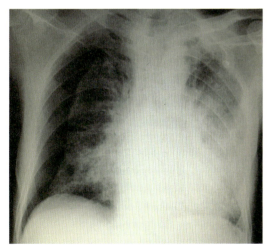

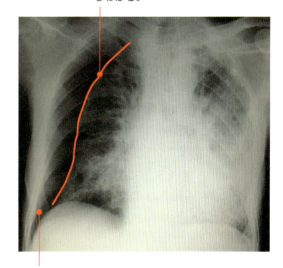

黒い部分が大きくなり、縮んだ肺が白く見える。肺との境界線がはっきりわかる。

肋骨横隔膜角に深い切れ込み、ディープサルカスサインがみられる。

第4章 人工呼吸器装着時の看護のポイント

グラフィックモニタ
正常な波形と主な異常波形を把握する
正常な波形を把握していれば、異常な波形を見たときに違和感がもてる

グラフィックモニタは患者の呼吸の状態をリアルタイムで示してくれる便利なアセスメントツールです。グラフィックモニタの波形から肺や呼吸の状態を把握できるようになるためには、とにかく経験を積んでいくしかないでしょう。最初は、波形を読み取ることは難しいかもしれませんが、正常な波形を把握していれば、異常な波形を見たときにはっきり判断をすることができなくても、何らかの違和感をもてるようになります。正常な波形を復習したうえで、よく見られる異常波形を知っておきましょう（正常な波形については、83ページ参照）。

●呼気フロー波形で、ゼロに戻らず次の換気がスタート⇒エアトラップ

呼気フロー波形で、呼気がゼロ（基線）に戻らずに次の換気がスタートしていたら、**エアトラップ（auto PEEP）**だと考えます。これは呼気時間が短かすぎて、1回換気量を吐ききれずに終わっていることを示しています。放置すると、胸腔内圧の上昇や血圧低下、$PaCO_2$の上昇、場合によっては気胸の原因となることが懸念されます。

呼気フロー波形が吸気フロー波形と相似形であれば、換気回数設定が多すぎる可能性があります。十分な呼気時間を得られるように設定を変更（設定換気量、呼吸回数、吸気時間を減らす）します。呼気フロー波形の斜線部分の傾きが緩やかになっている場合は末梢気道の狭窄が最も疑わしく、気管チューブの太さが適切であれば患者要因（COPDや気道のむくみ）の可能性が高いです。合併疾患を確認し、場合によっては気管支拡張薬や利尿薬を使用します。

【異常波形：auto PEEP】

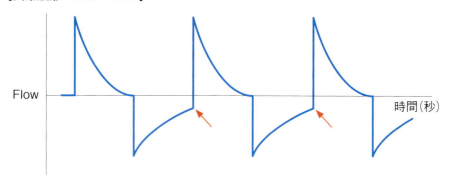

呼気フローがゼロ基線に戻っていない→呼気が吐ききれていない状態

●換気量波形で呼気が基線に戻っていない⇒回路内のリーク

人工呼吸器から送られる量と人工呼吸器に戻ってくる量は、回路リークがなければほぼ同じ量になるはずなので、通常は基線に戻ります（実際には、吸気時にガスの圧縮が生じるために呼気量は少なめになります）。しかし、換気量波形において呼気がゼロ（基線）に戻らず、一定量呼気の量が不足している場合、人工呼吸器の**回路リーク**や**カフリーク**を考えます。

回路の破損、カフ圧が十分でない、気管内チューブの位置異常（カフの口腔内への逸脱）、ウォータートラップ・回路の接続不良などが疑われます。すぐに、回路を確認しましょう。

呼吸回路が新品でも回路リークは起こりえます。使用前点検で通常は発見できますが、注意して観察する癖をつけておきましょう。

【異常波形：リーク（漏れ）】

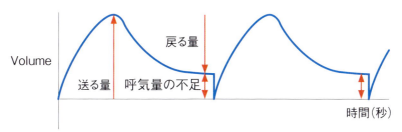

呼気換気量がゼロ基線まで戻っていない→呼気量が不足している

●波形にギザギザ⇒回路内の結露

圧波形やフロー波形に、いつもと違うギザギザの波形があらわれているときは、回路内に**結露や喀痰の貯留**が存在する可能性があります。回路内の結露を除去したり、喀痰の吸引を行うなど、対応が必要です。

【異常波形：回路内の結露】

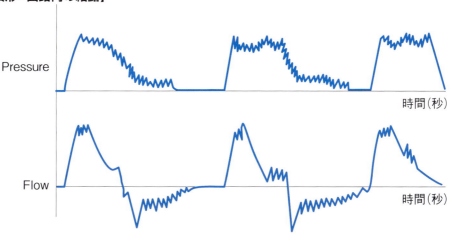

第4章 人工呼吸器装着時の看護のポイント

● 圧波形が大きく陰圧に⇒努力呼吸

圧波形で、吸気開始時に波形が大きく陰圧へ動くときは、**過度の努力呼吸**となっていることが懸念されます。感知するトリガーの感度が低すぎる可能性が高いので、トリガー感度を上げたり、あるいはフロートリガーなどのより精密なトリガー形式に変更することで、患者の努力呼吸を減らすことができます。また、吸気時の波形に凹みがあるときは、人工呼吸器から送られる流量が患者が必要とする量に対して不足していることを表しています。

【異常波形：過度の努力呼吸、流量の不足】

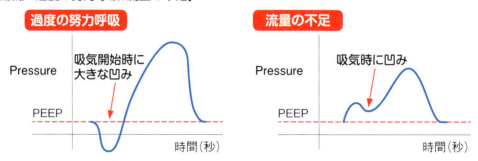

● ピーク圧とプラトー圧の差が拡大⇒閉塞性肺疾患

VCVの圧波形で、ピーク圧とプラトー圧の差が拡大している場合は、喘息やCOPDなどの**閉塞性肺疾患**が疑われます。気道が狭窄することで抵抗が増え、吸気時の気道内圧がより高くなり、ピーク圧とプラトー圧の差が拡大している状態です。呼気フロー波形が緩やかでないか、確認しましょう。また、プラトー圧とPEEPの差が拡大している場合は、**拘束性肺疾患**の可能性があります。拘束性肺疾患では肺胞が広がりにくくなるため、広げるためにより高い圧が必要となり、**プラトー圧が高い値となる**のです。

【異常波形：閉塞性肺疾患と拘束性肺疾患】

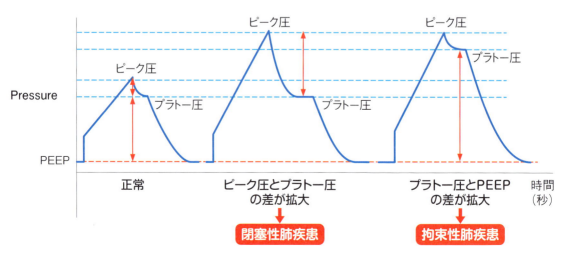

●PVループの変化⇒肺コンプライアンスの変化

PVループ（圧－容量曲線） は、患者の気道内圧を横軸に、患者の肺気量を縦軸にして、同時に示したグラフです。通常の陽圧換気の患者であれば、始点から反時計回りのループを描き、細い葉っぱのような形を示します。

換気モードなど設定により、基本となる波形は変わりますが、ループの傾きの変化が**肺コンプライアンスの変化**を示していることを覚えておきましょう。また、ループの幅を見ることで、患者の気道抵抗が推定できます。気道抵抗が高くなるほどループの幅が広がり、気道抵抗が減少すると、ループの幅が狭くなります。

【異常波形：肺コンプライアンスの変化】

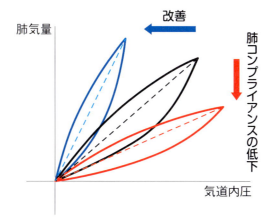

●ETCO₂波形の連続的な立ち上がり⇒気道狭窄

ETCO$_2$波形は、呼気終末二酸化炭素の変化を表すもので、一部の機種に搭載されています。ETCO$_2$の値はPaCO$_2$と相関性があり、ETCO$_2$が高い場合にはPaCO$_2$も高くなります。呼気開始後の波形の立ち上がりから呼気終了までの形がポイントで、連続的に上昇していく場合は、肺胞からのCO$_2$排出の遅れを示しており、**末梢気道狭窄**が疑われます。

【異常波形：末梢気道狭窄】

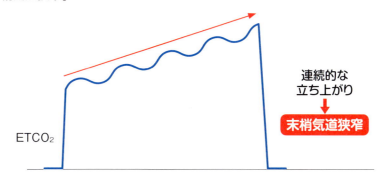

第4章 人工呼吸器装着時の看護のポイント

> 感染予防…①

VAP対策を行う

リスクを理解し、気を引き締めて、
医療チーム全体で予防に取り組もう！

　人工呼吸開始前には肺炎症状がない患者で、気管挿管による人工呼吸開始48時間以降に起こる肺炎を、**VAP（Ventilator-Associated Pneumonia：人工呼吸器関連肺炎）**といいます。院内感染症の1つで薬剤耐性菌が起因菌となっている場合が多いため、入院日数やICU滞在日数が延長するだけでなく、VAPの死亡率は、通常の肺炎よりも高いという結果が出ています。医療チーム全体で予防に取り組まなければなりません。

　VAPは主に鼻腔、口腔咽頭の細菌が気管チューブをつたってカフをすり抜けて進入し、下気道に侵入することで発症します。気管挿管中は、気道本来のフィルタ機能やクリアランス機能、加温加湿機能が低下し、食事や唾液の分泌などによる口腔内の自浄作用も機能しないため、結果として口腔内の細菌数は著しく増加し、**口腔バイオフィルム**を形成してしまいます。さらに、絶食状態や胃酸分泌抑制薬による胃液のアルカリ化は消化管の細菌を増加させるため、リスクが増すのです。経鼻挿管や胃管による副鼻腔炎の菌が原因となることもあります。

　また、本来清潔であるはずの人工呼吸器のデバイスが細菌汚染されたり、回路の着脱等で直接人工気道を介して細菌が侵入することも考えられます。

【VAPの原因】

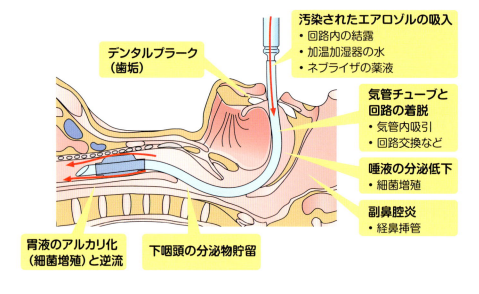

VAT、VAE、VACって何？

人工呼吸管理中に発熱、喀痰などを認めるが、画像上で肺炎所見のない下気道感染症をVAT（Ventilator-Associated Tracheobronchitis）と分類することもあります。VAPの前段階として位置づけられています。

最近では、人工呼吸器関連イベント（Ventilator-Associated Event：VAE）という枠組みを用いた定義が注目されています。

VAEは米国CDC/NHSN（米国疾病予防管理センター／全米医療安全ネットワーク）による判定基準で、酸素化の悪化（$F_iO_2>0.15$／PEEP$>2.5cmH_2O$）によって人工呼吸器関連状態（Ventilator-Associated Complication：VAC）を判定し、そのうえで体温、白血球数、抗菌薬使用状況から感染が疑われるものをIVAC（感染に関連した人工呼吸器関連合併症）とします。

さらにIVACの中から、痰の性状、細菌検査をもとに条件によってPossible VAP（疑い：人工呼吸器関連肺炎可能性例）またはProbable VAP（確信：人工呼吸器関連肺炎推定例）と定義されています。

【VAEサーベイランス基準】

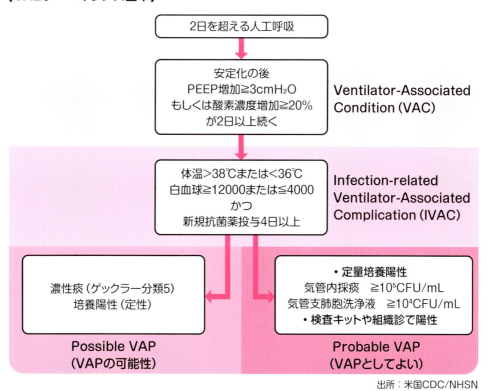

出所：米国CDC/NHSN

第4章　人工呼吸器装着時の看護のポイント

> 感染予防…②

早期離脱を目指す
衛生管理、カフ圧管理、体位管理、口腔ケア、肺痰ケア、
それぞれの重要性を理解し、ケアを行う

　VAP予防のために気をつけなければならないことは、**衛生管理**、**カフ圧管理**、**体位管理**、**口腔ケア**、**喀痰管理**、**早期離脱のためのケア**など、多岐にわたります。「人工呼吸関連肺炎予防バンドル」（日本集中治療医学会・ICU機能評価委員会）なども参考にし、発生機序やリスクファクター、細菌の侵入経路を理解したうえで、総合的にケアしていきましょう。

●衛生管理

　気管チューブからの細菌感染を予防するには、気管内吸引や、加温加湿器・ネブライザ、人工呼吸回路取り扱い時の徹底した衛生管理が重要です。機器を触る際や患者に接触する際には、その前後で**手洗い・消毒を徹底**します。

Check Point　手指衛生の実施方法

(1) すべての医療従事者及び患者家族は、以下の場合に手洗いを行う。
　1) 患者診療区域に入る前
　2) 患者に接触する前
　3) 患者体液・分泌物に触れたあと
　4) 患者から離れたあと
　5) 患者診療区域から出たあと
(2) 医療従事者は呼吸回路の接触前後にも手洗いを行う。
(3) 目に見える汚れがなければ、流水と石けんの代わりに速乾式アルコール製剤を使用する。
(4) 目に見える汚れがある場合、流水と石けんを用いた手洗いを行う。
(5) 患者ベッドサイドの利用しやすい位置に、手洗い製剤を配備する。

出所：日本集中治療医学会、ICU機能評価委員会「人工呼吸関連肺炎予防バンドル2010改訂版」

●人工呼吸回路を頻繁に交換しない

　人工呼吸回路を開放させると、回路内腔を通じた下気道汚染の危険性が高まります。定期的な回路交換は、VAP発生率を高くするため、できる限り避けましょう。

●浅い鎮静をはかる

人工呼吸中には鎮静スケールで評価しながら鎮静・鎮痛薬を適切に用います。過鎮静は人工呼吸期間延長の原因となり、VAPの発生頻度が増すことが知られています。

●早期離脱を目指す

気管挿管はVAPのリスク因子です。気管挿管期間を短縮するために、人工呼吸器からの離脱の手順(プロトコル)を定めて定期的に評価を行うことが重要です。自発呼吸トライアル(SBT)を用いて1日1回は離脱の可能性を検討します(154ページ参照)。

●体位管理

仰臥位で患者を管理すると、胃内容物が口腔咽頭に逆流し、VAPの発症率が増加します。一方、ベッドの頭位を上げる体位は、仰臥位と比較してVAP発生率を低下させることが報告されています。できる限り30〜45°のヘッドアップが推奨されています。

●カフ圧管理

カフは気管チューブと気道との隙間を少なくすることで誤嚥を防ぐ役割も担っています。常に、適度なカフ圧($25cmH_2O$以下)を保つよう管理し、必要に応じてカフ上部吸引を行うことが重要です。特に体位変換、排痰ケア、気管吸引などの処置を行う際には、前後にカフ圧を確認し、カフ上部吸引を行いましょう。

●口腔ケア

気管挿管中の口腔ケアは特に重要です。定期的に行いましょう。

●気管吸引

気道内の細菌汚染のリスクが高いため、できる限り避けましょう。体位ドレナージ等の排痰ケアを優先し、気管吸引は必要最小限にとどめます。気管吸引を行う際には、清潔を心がけリスク管理に努めます。開放式吸引と閉鎖式吸引の比較では、肺炎予防効果については差は認められていませんが、酸素化や肺気量の維持の観点からは閉鎖式が優れていることがわかっています(184ページ参照)。

第4章　人工呼吸器装着時の看護のポイント

> アラーム対応…①
>
> # アラームの種類と対応を覚える
> アラームには優先度の高いものと、低いものがある
> まずは、緊急度の高いアラームへの対応を覚えよう

　緊急事態をいち早く知らせてくれる**アラーム**。アラームにはたくさんの種類があるため苦手意識をもってしまう人もいるでしょう。しかし、その対応を一歩間違えれば患者の生死に直結します。苦手意識を払拭するためにも、きちんと基礎を復習しておきましょう。

　アラームが鳴った場合には、まず何のアラームが鳴っているのかを確認します。見慣れないアラームの場合はメモをとっておくのがいいでしょう。人工呼吸器アラームは、機器のトラブルなどによる**緊急事態を伝えるアラーム**、**救命的な事態の発生を伝えるアラーム**、**合併症予防アラーム**の3つに大別されます。

　緊急的アラーム、救命的アラームについては、命に危険が及ぶ可能性もあるため、迅速な対応が求められます。それぞれのアラームの役割と対応について、確認しておきましょう（75ページ参照）。特に自発呼吸が安定していない時期には、エアリークや閉塞による換気トラブルに注意する必要があります。　分時換気量下限アラームや気道内圧下限アラーム、無呼吸アラームが発動した場合、まずエアリークを疑い、**用手換気**に切り替え換気を確保したうえで、回路やカフを確認し、不具合がみつかった場合は早急に対応します。

【エアリーク発見のチェックポイント】

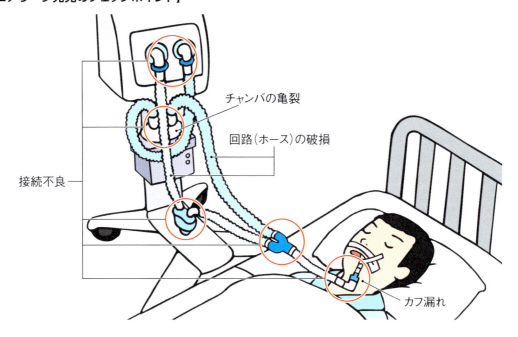

【アラームの種類と対応】

	アラームの種類	警告内容	原因	対応
緊急的アラーム	電源供給アラーム	電源の供給に異常がある	・AC電源の接続不良 ・コンセントプラグや電源系統の不具合・故障	ただちに用手換気に切り替え、コンセントプラグや電源系統を確認。応援を呼ぶ。
緊急的アラーム	ガス供給圧アラーム	供給されている酸素・空気のいずれかの圧力が低下・停止している	・配管の接続不備 ・耐圧ホースの接続不良 ・接続プラグ劣化やホースの破損・ねじれなど ・ガスボンベの残量低下、コンプレッサーの不具合	ただちに用手換気に切り替え、配管の接続や耐圧ホースなどを確認。応援を呼ぶ。
緊急的アラーム	バッテリー関連アラーム	バッテリーの駆動時間が少なくなっている	・AC電源の接続不良 ・バッテリーの充電不足（残存量の不足）	AC電源への接続を確認。バッテリーの交換。
救命的アラーム	分時換気量下限アラーム	1分間の換気量（呼吸回数×1回換気量）が設定値に達していない	・呼吸回路のはずれ・リーク・破損・閉塞 ・接続の不良・カフ漏れ ・無呼吸や呼吸回数の減少 ・自発呼吸の減少 ・ファイティング	換気量のモニタリングとバイタルサインを確認。同時に胸郭の動きを観察しながら呼吸音を確かめる。呼吸運動がなく、チューブ閉塞の可能性がある場合は、ただちに応援を呼び、用手換気に変更。換気が確保できたのち、回路リークなどがないか点検。
救命的アラーム	気道内圧下限アラーム	気道内圧が設定された圧力まで上がっていない	・設定より過大な呼気努力 ・回路のはずれ・リークなど ・圧センサの異常	患者の呼吸状態・換気量などを確認し、低酸素状態の場合はただちに用手換気に切り替えてから原因を究明。
救命的アラーム	無呼吸アラーム	設定された時間を超えても自発呼吸が感知できない	・自発呼吸の停止 ・トリガー不良 ・回路のはずれ・リークなど	患者の呼吸状態を確認し、緊急の場合は迅速に蘇生などの治療や処置を行う。緊急性が低い場合は患者の安全を確保してから、回路全体をひと通りチェックする。
合併症予防アラーム	気道内圧上限アラーム	気道内圧が設定した上限を超えている	・呼吸回路のねじれ・閉塞 ・気管チューブの閉塞・狭窄 ・分泌物の貯留 ・ファイティング・バッキング ・肺コンプライアンス低下	・痰などの貯留が原因になっている場合は聴診して吸引を行う。 ・バッキングやファイティングが原因の場合には設定の変更。
合併症予防アラーム	分時換気量上限アラーム	呼吸数や1回換気量が増加し、換気量が設定された上限値を超えている	・機器のトラブル ・不適切な設定 ・頻呼吸 ・自発呼吸の改善	・SpO_2、血液ガスなどを確認。 ・自発呼吸が改善している場合でも、人工呼吸器の設定を変更する必要がある。
合併症予防アラーム	呼吸回数上限アラーム	自発呼吸回数が設定した上限値を超えている	・機器のトラブル ・頻呼吸 ・発熱・疼痛・不穏など	・必要に応じて気管吸引 ・設定の確認

第4章　人工呼吸器装着時の看護のポイント

> アラーム対応…②

無呼吸アラームへの対応を確認

落ち着いて心肺蘇生を行うために、アルゴリズムを確認しておこう

　人工呼吸患者でも呼吸が停止することがあります。患者側の要因で無呼吸アラームがなる場合、次のようなケースが考えられます。

　ひとつは、頭蓋内病変による脳幹の障害などの場合です。循環系の変動がなく、そのときの換気モードが十分な分時換気量を補償するものであれば、酸素濃度だけ上げればよいでしょう。酸素濃度の上昇が不要な場合もあります。

　一方、循環機能の低下や心停止により呼吸が停止した場合は、生体情報モニタの**血圧低下アラーム**と人工呼吸器の**無呼吸アラーム**が鳴りますので、早急に**心肺蘇生**（CPR：Cardiopulmonary Resuscitation）を行う必要があります。

　呼吸停止後2分以内にCPRを行うと救命率は90％です。しかし3分後では75％、4分後では50％、5分後では25％となり、10分後には救命率は限りなく0％に近くなります。日ごろから、各医療施設が採用している心肺蘇生のアルゴリズムを医療スタッフが正しく理解し、訓練を積んでおかなければなりません。

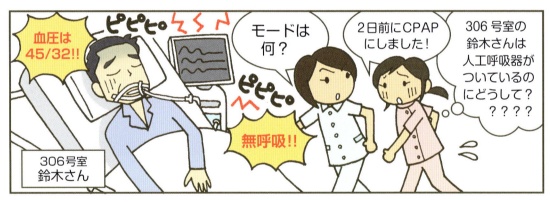

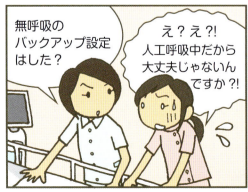

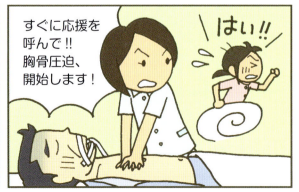

【医療用BLSアルゴリズム】

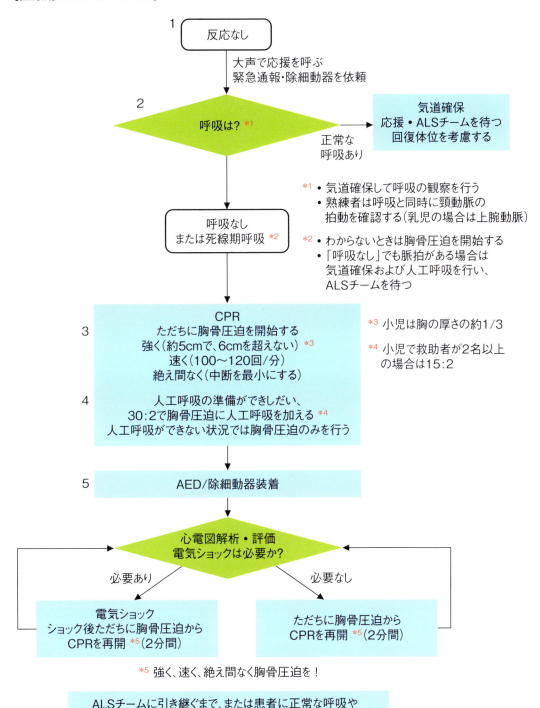

出所:日本蘇生協議会監修「JRC蘇生ガイドライン2015」p.49、医学書院、2016

第4章　人工呼吸器装着時の看護のポイント

トラブル対応…①
バッキング・ファイティングの解決法を覚える
患者の苦痛のみならず、
血圧上昇・頻脈などを起こすため早急に解決しよう

　気管チューブやカニューレを含め、気道内の異物が刺激となり、咳嗽反射が誘発されて大きく咳き込んだ状態を**バッキング（bucking）**といいます。一方、患者の呼吸と人工呼吸器の換気のタイミングが同調しないことを**ファイティング（fighting）**といいます。患者が吸いたいとき、吐きたいときに、人工呼吸器が邪魔をしている状態です。いずれも、患者の苦痛と血圧上昇・頻脈・換気不良・気道内圧上昇を起こすため早急な解決が必要です。

　バッキングは生体の正常な防御反応です。バッキングの防止は異物の除去ですが、最大の異物は気管チューブであり取り除くことはできませんので、異物感・違和感を減らすために、鎮痛薬の投与・増量を行います。気管分岐部にチューブが触れるとバッキングしやすいため、チューブの深さもチェックします。

　ファイティングでも、バッキング同様、鎮痛薬の増量で対応できますので、バイタルサインへの影響が大きい場合に一時的処置として行うことは構いません。しかし、根本的な解決法は人工呼吸器との同調性を向上させることであり、換気設定を工夫する必要があります。グラフィックモニタで換気を評価し、より同調性の良い設定を探します。

【バッキングとファイティングの原因と対応】
- ファイティング：患者の自発呼吸と人工呼吸器があっていない状態
- バッキング：気道分泌物により人工呼吸管理下の患者が咳き込むこと

➡**患者の苦痛と血圧上昇・頻脈・換気不良・気道内圧上昇を起こすため早急な解決が必要！**

原因	対応
①不穏・せん妄	呼吸・鎮静状態を観察、医師とともに検討する
②設定が患者にあっていない	必要であれば、設定を変更する
③呼吸回路のリーク	リーク箇所を確認し、対応する
④挿管チューブの屈曲・閉塞	屈曲・閉塞箇所を確認し、対応する
⑤気道分泌物の貯留	喀痰を促す。必要であれば吸引
⑥回路内に結露の流れ込み	呼吸回路内の結露の除去
⑦気道粘膜の乾燥	加温加湿の強化
⑧不適切な気管チューブの深さ	レントゲンで確認
⑨カフトラブル	カフ圧を調整・チューブの交換

> トラブル対応…②
挿管後の血圧低下に注意
気道内圧を適切に管理し、
ショック状態を予防しておく

挿管後、患者の**血圧が急激に下がってしまう現象**がしばしばみられます。その多くは、挿管時に使用した**鎮痛薬や鎮静薬の影響**と、**意識消失**によるものです。呼吸不全では、低酸素や高CO_2により交感神経系が過緊張した状態なので、内因性のカテコラミンもたくさん分泌されているでしょう。鎮痛薬や鎮静薬が効果をあらわすと、この過緊張状態をやわらげてしまうので、突如として著明な血圧低下が発生します。挿管時に脱水やショック状態があれば血圧低下の程度はより著しくなります。

また、**血圧低下には陽圧換気も影響**します。人工呼吸は器械から陽圧の空気を送り込むことで呼吸を行っています。そのため、常に胸腔内は陽圧になり、その陽圧で**全身から心臓に戻ってくる血液(静脈還流)が少なくなってしまいます**。心臓に戻ってくる血液が減るということは、心臓にたまる血液、心臓から出ていく血液の量(心拍出量)が減るということです。ですから挿管して陽圧がかかった途端、血圧が急激に下がるのです。PEEPをかけると、胸腔内圧が高くなるので血圧はますます低下してしまいます。また、挿管時に使用した鎮静薬や筋弛緩薬の作用で血圧低下が起きることもあります。

対策としては、できる限り気道内圧を下げる設定を工夫します。それでも、血圧低下が続くようであれば、医師と相談し輸液療法や昇圧薬の投与も検討しましょう。

【陽圧換気が血圧に及ぼす影響】

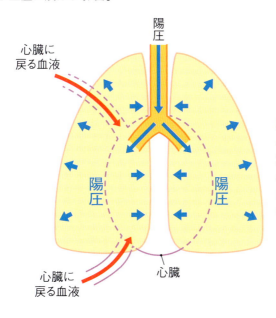

胸腔内が常に陽圧になるため、全身から心臓に戻る血液(静脈還流)が減る。その結果、心臓から出ていく血液の量(心拍出量)が減り、血圧が下がる。

トラブル対応…③
気管切開のメリット・デメリットを理解しておく
長期に人工呼吸管理が必要な場合や、痰喀出が困難で気道が確保できない場合に適応

気管切開とは、気道を確保するための処置の1つです。気管に穴を開けて、直接気管内にカニューレを挿入し、気道を確実に確保します。気管カニューレを通して、呼吸と痰などの分泌物を吸引または喀出することになります。長期に人工呼吸管理が必要と判断されたときや、自力で痰を喀出することが困難で気道がつまってしまう場合などに気管切開を行います。しかし、早期に気管切開したからといって、生存率や人工呼吸期間が改善するというエビデンスはありません。

気管切開には、**外科的気管切開**と**経皮的気管切開**があります。最近では侵襲性のより低い、経皮的気管切開が増えているようです。経皮的気管切開は気管支鏡を併用して行うと合併症が減らせます。しかし、経皮的気管切開には緊急時の適応はありません。

【気管切開】

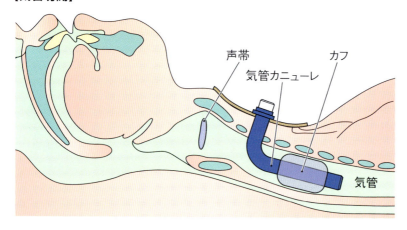

【経口気管挿管と気管切開の違い】

経口気管挿管のデメリット	気管切開のメリット
鎮静が必要	鎮静薬を中止できる
経口挿管には、苦痛と不快感を伴う	苦痛を軽減できる
経口摂取は不可能	経口摂取が可能
喋れない	スピーチカニューレの装着も可能
吸引が困難	吸引が比較的容易
口腔ケアがやりづらい	口腔ケアが比較的容易

トラブル対応…④
気管切開後の看護のポイントを知っておく
感染予防のため、清潔を心がけるのはもちろん、気管カニューレの固定、カフ圧管理がポイント

気管切開患者に対しては、一般のケアに加えて下記のような注意が必要です。

●合併症の予防・早期発見

気管切開直後から起こりやすい合併症には、**創部出血**のほか、**低酸素血症、頸部皮下気腫・縦隔気腫、気道閉塞**などがあります。創部が落ち着くまでにカニューレが抜けると**再挿入が困難**で、縦隔に迷入するリスクが高いです。特に経皮的に行った場合は再挿入が難しいので、十分監視ができる部署において事故抜管に注意し、体位変換は極力行わないようにしましょう。

その他の合併症として、創部からの感染、肺炎、1週間後以降には、**気管食道瘻、気管腕頭動脈瘻、気管狭窄・閉塞、事故抜管（自己抜管）、肉芽の形成、切開口の拡大**などがあります。担当看護師は訪室ごとに**顔色・チアノーゼ・喘鳴・呼吸時の胸郭の運動、カニューレと皮膚の状態**を観察します。

万一、事故抜管したときのために、情報は共有しておきましょう。気管切開が一時的なものか、永久的なものかは必ず確認します。気管切開口からの換気が困難な場合、鼻口から用手換気できる状態かどうかを知らなければ救命処置ができません。

●気管カニューレの交換・固定

気管切開後1週間は、カニューレ交換は行いません。最初のカニューレ交換は、必ず熟練したスタッフとともに、人手の多い平日日中に行います。その後は創部の状況に応じ、概ね2週間ごとに交換します。切開部を生理食塩水で十分に洗浄し、新しいカニューレを挿入し、忘れずにスタイレットを抜いて、切り込みガーゼをあてヒモで固定します。交換後は必ず**呼吸できていることを胸郭の動きや聴診により確認**します。咳などにより気管カニューレが抜けると気道閉塞を起こすことがあるため、しっかりと固定しましょう。

●カフ圧の管理と気管吸引

気管挿管時と同じです。

カフ付きのカニューレを用いる場合は、**カフ圧の管理が重要**です。カフ圧管理ができていれば、定期的にカフを縮める必要はありません。

気管内吸引では清潔を心がけることはもちろん、粗雑に行うと出血や気管粘膜の損傷などの危険があるので注意します。吸引チューブを閉塞し、気管内の抵抗がない所（10cm）まで挿入し、少し引いてからチューブを開き、ゆっくり回しながら吸引を行います。チューブの深さが気管チューブよりも短いので注意してください。閉鎖式吸引にも気管切開用の短いものがあります。

第4章 人工呼吸器装着時の看護のポイント

トラブル対応…⑤

気管切開時の事故抜管に注意
再挿入のリスクも理解し、
特に気管切開術後1週間の管理は慎重に

気管切開手術直後に気管切開チューブが抜けかけ、慌ててチューブを押し入れて人工呼吸を再開した際に、チューブが気管内に挿入されていなかったため、患者が死亡するという事故が発生しています。チューブが抜けていると、つい「早く挿入しなければ」と焦ってしまいがちですが、再挿入のリスクも認識したうえで、慎重な対応が必要です。

●気管切開チューブの逸脱予防

気管切開チューブの逸脱を防ぐためには、確実に固定するとともに、チューブが抜けていないか、固定がゆるんでいないかなどを**定期的に確認**しなければなりません。

気管切開術後1週間以内は、チューブが確実に固定されているか**定期的に観察**しましょう。**肥満患者や頸部に浮腫がある患者は特に注意が必要**です。また、体位変換は複数の介助者で実施し、1人は**チューブが抜けないよう保持**することを心がけましょう。

●気管切開チューブ再挿入時のリスク

気管切開術後1週間以内の時期は瘻孔が形成されていないため、再挿入が難しい場合もあります。あわてて無理に押し込むと気管切開チューブが**皮下に挿入されてしまう危険**もあるのです。術後1週間以内は、気管切開部への再挿入に固執せず、バッグバルブマスクによる用手換気や経口挿管等に切り替えましょう。また、皮下に迷入してしまった場合、聴診だけではわからない場合もあります。カプノメータ等を使用し、気管切開チューブが気管にきちんと挿入できているかどうかを確認しましょう。

【気管切開チューブ再挿入時のリスク】

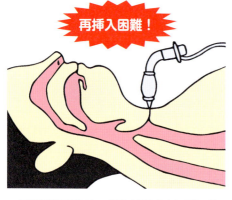

気管切開直後は、瘻孔が形成されていないので、再挿入が困難な場合がある。

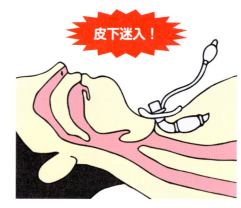

あわてて無理に押し込むと、誤って皮下に迷入してしまう危険がある。

早期離脱のためのケア

早期離脱のためのケア…①
離脱が困難なケースもあきらめずに対応
SBTに失敗した場合は原因を究明し
翌日再度チャレンジ！ 3か月間はSBTを続ける

　急性期に人工呼吸管理を受けた患者の7割以上の人が、人工呼吸管理から離脱していくといわれていますが、なかには離脱が困難な例もあります。たとえば神経筋疾患などの慢性疾患の場合は、日常的な人工呼吸管理が必要となるケースが多く、早期から気管切開が検討されます。また、低酸素脳症、脳内出血などの重症例は全身状態が回復していない状態でのSBTには危険が伴うため、原疾患の回復を待ってからウィーニングを行うべきです。

　一方で、長期の人工呼吸管理では**人工呼吸器関連肺傷害（VALI）**や**人工呼吸器関連肺炎（VAP）**、**呼吸筋委縮**のリスクが高くなります。

　重症例や慢性疾患以外のケースの場合は、できる限り速やかに人工呼吸管理から離脱をさせなくてはなりません。**人工呼吸管理の目標は、「ダメージを最小限に抑え、可能な限り早期に人工呼吸管理を終了させる」**ということなのです。一部の例外を除いて、**ウィーニング**は呼吸状態が落ち着いた状態から始めるのではなく、人工呼吸管理を始めたその瞬間から念頭に置き、**できるだけ早いタイミングで行う**ことが重要です。

　離脱が難しいケースについては、離脱過程の困難さと期間により3グループに分類します。

Check Point
離脱困難例の分類

- 即日抜管不能 → 困難例
- 7日以内抜管不能 → 遷延例
- 重症、長期人工呼吸、高PEEPは困難

出所：European Respiratory Journal, 2007; 29: 1033

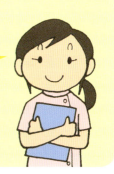

離脱が困難なケースも
あきらめずに対応
しましょう。

　原疾患によりますが、急性呼吸不全から**3か月の間は人工呼吸器離脱のチャンスを捨ててはいけません**。SBTに失敗した場合は、医療チームで状況を共有したうえで原因を究明し、翌日再度チャレンジします。

　ただし、意識状態の悪化、不快感の出現、発汗、呼吸仕事量の増加などがみられた場合は、テストを中止する場合もあります。また、離脱開始の基準は満たしているがSBTを行うと呼吸状態が悪化し、繰り返し呼吸器を装着しなければならないような場合、NPPVが効果を発揮する場合があります。SBTの進め方についても、チーム内で検討していくことが必要です。

第4章 人工呼吸器装着時の看護のポイント

早期離脱のためのケア…②
看護師の役割を理解しておく
適切な知識とスキルを身につけてケアを行えば、確実に早期離脱が可能！

　人工呼吸管理は、医師や臨床工学技士や理学療法士など多職種がチームとして行うべきですが、実際のところは**看護師の役割によるところが非常に大きい**のが現状です。

　「人工呼吸器離脱に関する3学会合同プロトコル」（日本集中治療医学会・日本呼吸療法医学会・日本クリティカルケア看護学会）では、医師以外の職種であっても訓練された専門チームとしてプロトコルに従い離脱を進めると人工呼吸期間が短縮するという結果が報告されており、人工呼吸器装着患者に関わる医療スタッフが、同じ知識で患者を診て、アセスメントを行うことを推奨しています。また、そのために、以下の能力について、臨床現場で教育の機会を設ける必要性が示されています。

Check Point 臨床現場での教育の機会が必要とされる能力

（1）安全管理および苦痛を緩和する能力
　①安全（鎮痛鎮静を含む）および感染管理
　②苦痛緩和

（2）自発呼吸を確立するための流れに乗せる能力
　①全身状態のアセスメント
　②呼吸器系に関する生理学検査データの解釈

（3）呼吸サポートの増減を判断する能力
　①呼吸器系および循環器系のモニタリング
　②人工呼吸器の管理

（4）離脱のテンポをコントロールする能力
　①呼吸維持のための介助やケア

出所：日本集中治療医学会・日本呼吸療法医学会・日本クリティカルケア看護学会
「人工呼吸器離脱に関する3学会合同プロトコル」

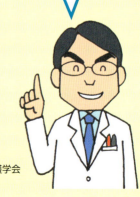

医師、臨床工学技士、理学療法士など多職種がチームで行う人工呼吸ケアにおいて、患者に接する機会が多い看護師は、早期離脱のカギを握る存在なのです！

巻末

用語集
索 引

現場で役立つ！ 用語集

● **アルファベット順**

A/C（Assist/Control） 換気モード
アシストコントロール。補助／調節換気。
患者の自発呼吸があればトリガーして補助換気を行い、自発呼吸がなければ設定された回数の調節換気を行うモード。重症呼吸不全のスターターとして使われる。 ➡ 60ページ参照

auto PEEP
オートピープ。エアトラップともいう。
閉塞性肺疾患などで、呼気が1回換気量を吐ききれずに終わってしまう状態。グラフィックモニタの波形で、呼気フローがゼロに戻らずに次の換気がスタートしていたら、auto PEEP（エアトラップ）だと考える。
➡ 206ページ参照

ARDS（Acute Respiratory Distress Syndrome）
エーアールディーエス。急性呼吸促迫症候群（きゅうせいこきゅうそくはくしょうこうぐん）または、急性呼吸窮迫症候群（きゅうせいこきゅうきゅうはくしょうこうぐん）。
敗血症、肺炎、外傷、誤嚥、大量輸血などによって引き起こされる全身性炎症性疾患。
➡ 30ページ参照

BPS（Behavioral Pain Scale）
ビーピーエス。
鎮痛スケールの1つ。表情、上肢の屈曲状態、人工呼吸器との同調性の3項目について1～4でスコア化し、合計して鎮痛の状況を評価する。 ➡ 173ページ参照

CAM-ICU（Confusion Assessment Method for the ICU）
カムアイシーユー。
RASS（177ページ）を用いた鎮静評価でスコア−3～＋4の場合、せん妄評価に進む。①精神状態変化の急性発症または変動性の経過、②注意欠如、③意識レベルの変化、④無秩序な思考の4つにより、せん妄を診断する。 ➡ 178ページ参照

CO_2ナルコーシス
シーオーツーなるこーしす。
急激な高二酸化炭素血症によって中枢神経や呼吸中枢が抑制され自発呼吸が困難となり、中枢神経障害や意識障害が生じた状態。COPDが急性増悪した際などにリスクが高い。 ➡ 29ページ参照

COPD（Chronic Obstructive Pulmonary Disease）
シーオーピーディー。慢性閉塞性肺疾患（まんせいへいそくせいはいしっかん）。
従来、慢性気管支炎や肺気腫と呼ばれてきた病気の総称。喫煙などにより肺が炎症を起こし、慢性的に閉塞することにより、呼吸困難などの症状がみられる。 ➡ 31ページ参照

現場で役立つ！ 用語集

CPAP (Continuous Positive Airway Pressure)　換気モード

シーパップ。持続気道陽圧（じぞくきどうようあつ）。
気道内圧を大気圧よりも高く保ち、換気は患者の自発呼吸にまかせて行う換気モード。呼吸不全初期や人工呼吸器からの離脱過程でも使用される。 ➡ 64ページ参照

CPOT (Critical-Care Pain Observation Tool)

シーポット。
鎮痛スケールの1つ。「表情」「身体運動」「筋緊張」「人工呼吸器の順応性」の4項目について、3段階評価で合計し、痛みが全くない状態の0点から、最も激しい痛みの8点の範囲で評価を行う。 ➡ 174ページ参照

EIP (End-Inspiratory Pause)

イーアイピー。吸気終末休止（きゅうきしゅうまつきゅうし）。吸気終末ポーズともいう。
吸気終了後、ただちに呼気を開始させず、1秒未満の短い休止期間を設け、気道内圧を維持すること。VCVでプラトー圧を測定する場合に使用する。 ➡ 89ページ参照

ETCO$_2$ (End tidal CO$_2$)

イーティーシーオーツー。呼気終末二酸化炭素（こきしゅうまつにさんかたんそ）。
呼気中の二酸化炭素濃度（％）をカプノメータにより測定する。呼気後半は肺胞から排出されるガスの割合が高くなるため、PaCO$_2$を推定する指標として用いられる。肺機能が正常ならPaCO$_2$よりも3〜5mmHg低くなるが、閉塞性肺疾患の患者では肺胞ガスの排出が遅れるため著しく解離する。
➡ 133ページ参照

F$_I$O$_2$ (Fraction of Inspiratory Oxygen)

エフアイオーツー。吸入気酸素分画（きゅうにゅうきさんそぶんかく）。
吸気に含まれる酸素の濃度を指す。室内空気下での吸気では、F$_I$O$_2$は0.21で、中央配管や酸素ボンベ下では1.0。 ➡ 69ページ参照

HCO$_3$$^-$

エイチシーオースリーマイナス。重炭酸イオン（じゅうたんさんいおん）。
二酸化炭素が増えればpHは低下し（酸性に傾く）、重炭酸イオンが増えればpHは上昇する（アルカリ性に傾く）。 ➡ 32ページ参照

ICDSC (Insentive Care Delirium Screening Checklist)

アイシーディーエスシー。
せん妄をスクリーニングするためのツール。「意識レベルの変化」「幻覚、妄想、精神障害」「睡眠・覚醒サイクルの障害」などの8項目から、せん妄状態を評価する。 ➡ 179ページ参照

Miller-Jones分類

ミラー・ジョーンズ分類。
喀痰検査の評価法の一種。肉眼で評価する方法で、膿性痰の量によって粘液性と膿性を判断し、M1、M2、P1〜P3までの5段階に分ける。 ➡ 181ページ参照

MV (Minute Volume)

エムブイ。分時換気量（ふんじかんきりょう）。
1分間の総換気量。たとえば、1回換気量400mL、換気回数（/分）10回だと、分時換気量は4000mLとなる。 ➡ 56ページ参照

NPPV (Noninvasive Positive Pressure Ventilation)

エヌピーピーブイ。非侵襲的陽圧換気（ひしんしゅうてきようあつかんき）。
マスクなどの非侵襲的なインターフェースを使用した、陽圧式の人工呼吸。気管挿管をせず食事や会話をすることが可能なため、患者に負担が少ないメリットがある。 ➡ 96ページ参照

PaO₂(Partial pressure of arterial oxygen)

ピーエーオーツー。動脈血酸素分圧（どうみゃくけつさんそぶんあつ）。

動脈血ガス分析で測定する、血液中の酸素量。呼吸器疾患によるガス交換障害で低下する。正常値は80～100mmHg。　➡ 21ページ参照

PaCO₂(Partial pressure of arterial carbon dioxide)

ピーエーシーオーツー。動脈血二酸化炭素分圧（どうみゃくけつにさんかたんそぶんあつ）。

動脈血にどの程度二酸化炭素が含まれるかを示し、肺胞換気量を表す。正常値は35～45mmHg。

➡ 21ページ参照

PCV(Pressure Control Ventilation)　換気様式

ピーシーブイ。圧規定換気（あつきていかんき）。

設定した圧に従い吸気圧を維持する換気様式。気道内圧が設定以上にならないため、圧損傷を防ぐことができる。ただし、1回換気量は保障されず、換気量のモニタリングが必須である。　➡ 54ページ参照

PEEP(Positive End-Expiratory Pressure)　換気モード

ピープ。呼気終末陽圧（こきゅうまつようあつ）。

呼気の気道内圧を陽圧で維持することで、肺胞虚脱を防止し、血液の酸素化を改善する。すべてのモードに適応できる。　➡ 73ページ参照

P/F

ピーエフ。

「PaO₂（動脈血酸素分圧）÷ FiO₂（吸入気酸素分画）」で計算され、酸素化の指標として用いられる。

➡ 30ページ参照

pH(power of Hydrogen ion concentration)

ペーハー。水素イオン指数（すいそいおんしすう）。

正常値は7.35～7.45。正常値よりも酸性に傾いた状態をアシデミア、アルカリ性に傾いた状態をアルカレミアという。　➡ 9ページ参照

PSV(Pressure Support Ventilation)　換気モード

圧支持換気（あつしじかんき）。プレッシャーサポート換気。

患者の吸気努力により吸気が開始され、設定した圧で吸気運動を補助する換気モード。吸気時間、1回換気量、呼吸回数を決定するのは患者自身。SIMV、CPAPに付加できる。　➡ 62ページ参照

PV̄O₂(Partial pressure of mixed-venous oxygen)

ピーブイオーツー。混合静脈血酸素分圧（こんごうじょうみゃくけつさんそぶんあつ）。

混合静脈血中の酸素量。混合動脈血二酸化炭素分圧はPV̄CO₂という。　➡ 22ページ参照

RASS(Richmond Agitation-Sedation Scale)

ラス。

最も活用されている鎮静レベルの評価法。日本呼吸療法医学会の人工呼吸中の鎮静のガイドラインでも推奨されている。　➡ 177ページ参照

SIMV(Synchronized Intermittent Mandatory Ventilation)　換気モード

エスアイエムブイ。同期式間欠的強制換気（どうきしきかんけつてききょうせいかんき）。

患者の吸気努力をトリガーして設定した換気回数分だけ、自発呼吸と同調して強制換気を行うモード。

➡ 62ページ参照

現場で役立つ！ 用語集

SaO₂(saturation of arterial oxygen)
エスエーオーツー。動脈血酸素飽和度（どうみゃくけつさんそほうわど）。
動脈血中に含まれるヘモグロビンの酸素結合度を、動脈血ガス分析で測定したもの。基準値は95％以上。
➡ 21ページ参照

SpO₂(arterial oxygen saturation of pulse oximetry)
エスピーオーツー。経皮的動脈血酸素飽和度（けいひてきどうみゃくけつさんそほうわど）。
動脈血中に含まれるヘモグロビンの酸素結合度を、経皮的にパルスオキシメータで測定したもの。基準値は95％以上。 ➡ 21ページ参照

SV̄O₂(Mixed-venous oxygen saturation)
エスブイオーツー。混合静脈血酸素飽和度（こんごうじょうみゃくけつさんそほうわど）。
混合静脈血に含まれるヘモグロビンの酸素結合度のこと。 ➡ 22ページ参照

VALI(Ventilator-Associated Lung Injury)
バリ。人工呼吸器関連肺傷害（じんこうきゅうきかんれんはいしょうがい）。
肺胞虚脱による虚脱性肺傷害など、人工呼吸を利用することで肺が傷害されることをいう。
➡ 44ページ参照

VAP(Ventilator Associated Pneumonia)
バップ。人工呼吸器関連肺炎（じんこうきゅうきかんれんはいえん）。
気管挿管による人工呼吸管理開始後48時間以降に発症する肺炎のこと。死亡率が高く、人工呼吸管理時においては細心の注意が必要。 ➡ 210ページ参照

VCV(Volume Control Ventilation) 換気様式
ブイシーブイ。量規定換気（りょうきていかんき）。
設定した量に従い人工呼吸を行う換気様式。換気量は保障されるが、気道のコンプライアンスや抵抗により気道内圧が上昇するリスクがある。 ➡ 54ページ参照

● 五十音順

【あ行】

アシストコントロール 換気モード
→A/Cを参照。

アシデミア
酸血症。血液のpHが正常よりも低下（7.35未満）した状態。アシドーシスがアルカローシスよりも強い場合である。
➡ 9ページ参照

アシドーシス
体液を正常よりも酸性に傾かせる状態。換気が正常に行われず、二酸化炭素が体内にたまってしまった状態を呼吸性アシドーシスと呼ぶ。 ➡ 32ページ参照

アセスメント
評価・査定のこと。患者が抱える問題点や優先度を判断し、看護ケアの方向性を明確化するためのプロセスとして使われる。 ➡ 119ページ参照

圧外傷（あつがいしょう）
陽圧換気による気道内圧の上昇、肺の過膨張により、生じる肺の損傷。気胸などが代表的。
➡ 132ページ参照

圧規定換気（あつきていかんき）
→PCVを参照。

圧支持換気（あつしじかんき）
→PSVを参照。

アルカレミア
塩基血症。血液のpHが正常よりも高くなった（7.45を超える）状態。アルカローシスがアシドーシスよりも強い場合である。 ➡ 9ページ参照

アルカローシス
体液を正常よりもアルカリ性に傾かせる状態。 ➡ 32ページ参照

1回換気量（いっかいかんきりょう）
→VTを参照。

ウィーニング
次第に自発呼吸を増やし、最終的に人工呼吸から離脱させるプロセスのこと。合併症予防のためにも、できるだけ早いウィーニングが推奨されている。 ➡ 139ページ参照

ウォータートラップ
人工呼吸器の回路内の水滴を集めてためるもの。細菌が繁殖しやすいので、メンテナンスが重要。また、患者側への逆流に注意する。 ➡ 49ページ参照

エアトラップ
→auto PEEPを参照。

【か行】

拡散（かくさん）
濃度の高いほうから低いほうに物質が移動する現象のこと。肺胞と毛細血管の間で行われるガス交換において、酸素や二酸化炭素が肺胞上皮・間質・毛細血管内皮を通り抜け、移動する能力を肺拡散能という。 ➡ 20ページ参照

カプノメータ
呼気における二酸化炭素濃度（$ETCO_2$）を測定する装置。動脈血二酸化炭素分圧（$PaCO_2$）とほぼ同様の値になることが知られている。 ➡ 140ページ参照

換気（かんき）
呼吸をする運動のこと。酸素を肺にとりこみ、二酸化炭素を吐き出す。 ➡ 10ページ参照

換気モード（かんきもーど）
人工呼吸器では、患者の呼吸をどのように補助するかにより、さまざまなモードを設定できる。代表的な換気モードとして、強制換気主体のA/C、自発呼吸主体のCPAP、強制と自発を組み合わせたSIMVがあげられる。 ➡ 58ページ参照

換気様式（かんきようしき）
人工呼吸器の換気の方法は、換気量を設定する「量規定換気（PCV）」と、圧を設定する「圧規定換気（VCV）」の2つに大別できる。本書では「換気モード」と区別し、「換気様式」と呼ぶ。 ➡ 54ページ参照

気胸（ききょう）
胸腔内に空気がたまり、肺が虚脱し、外気を取り込めなくなり、呼吸困難をきたしている状態。自然気胸、外傷性気胸、緊張性気胸などがある。 ➡ 205ページ参照

気道（きどう）
呼吸をする際の空気の通り道のこと。鼻から鼻腔、咽頭、喉頭までを上気道、気管支、細気管支、肺胞を下気道という。 ➡ 13ページ参照

気道内圧（きどうないあつ）
気道にかかる圧のこと。単位はcmH_2O。VCVでは、患者の肺や気道の状態により気道内圧が危険なレベルまで上昇し圧外傷をきたす恐れがあるため、気道内圧のモニターが重要。 ➡ 57ページ参照

吸気終末休止（きゅうきしゅうまつきゅうし）
→EIPを参照。

吸入気酸素分画（きゅうにゅうきさんそぶんかく）
→F_IO_2を参照。

急性呼吸促迫症候群（きゅうせいこきゅうそくはくしょうこうぐん）
→ARDSを参照。

急性呼吸不全（きゅうせいこきゅうふぜん）
呼吸不全は、症状が急速に進む「急性」と「慢性（1か月以上続く状態）」に分類される。急性呼吸不全の原因には、肺損傷、急性呼吸促迫症候群、肺炎、ショックなどがある。呼吸困難を伴い、重症例では意識消失や昏睡をきたすこともある。 ➡ 30ページ参照

呼気終末陽圧（こきしゅうまつようあつ）
→PEEPを参照。

呼吸性アシドーシス（こきゅうせいあしどーしす）
酸塩基平衡障害の1つで、換気が正常に行われないことにより、動脈血中二酸化炭素分圧（$PaCO_2$）が上昇した状態。 ➡ 32ページ参照

呼吸不全（こきゅうふぜん）
何らかの原因により動脈血中の酸素（あるいは二酸化炭素）が異常な値を示し、体が正常な機能を保てなくなった状態を呼吸不全という。一般的には、PaO_2が60mmHg以下の状態。二酸化炭素の蓄積を伴わないものを「Ⅰ型呼吸不全」、二酸化炭素の蓄積を伴うもの（$PaCO_2 > 45mmHg$）を「Ⅱ型呼吸不全」と分類する。 ➡ 26ページ参照

混合静脈血（こんごうじょうみゃくけつ）
右心室内の肺動脈血のことで、上大静脈血・下大静脈血・冠静脈血が混じりあったもの。混合静脈血の酸素分圧を$P\bar{v}O_2$、二酸化炭素分圧を$P\bar{v}CO_2$、酸素飽和度を$S\bar{v}O_2$という。 ➡ 22ページ参照

【さ行】

最大吸気圧（さいだいきゅうきあつ）
呼吸周期内で最も高い気道内圧のこと。PIP（Peak Inspiratory Pressure）ともいう。この圧が高くなると圧外傷などを発生するリスクが高いとされており、$30cmH_2O$以上の場合は注意が必要。 ➡ 91ページ参照

酸塩基平衡（さんえんきへいこう）
体の酸性度（アシドーシス）とアルカリ性度（アルカローシス）のバランスのこと。pH値で表される。血液（細胞外液）は$pH=7.40±0.05$と非常に狭い範囲に調節されている。pHが7.35より低いとアシデミア、7.45より高いとアルカレミアと呼ぶ。 ➡ 9ページ参照

死腔（しくう）

換気量のうちガス交換に関与しない部分。解剖学的死腔と肺胞死腔、生理学的死腔に分類される。

➡ 28ページ参照

自発呼吸（じはつこきゅう）

患者自身の能力によって行われる呼吸。胸郭が拡大することで胸腔内が陰圧となり、気管から空気を取り込む。自発呼吸に対して、外部から圧力をかけることによって行われる呼吸は「人工呼吸」と呼ばれる。

➡ 40ページ参照

人工鼻（じんこうばな）

気管挿管や気管切開時に用いられるもので、呼気により失われる湿度をとらえこむ役割を担う。

➡ 93ページ参照

相対湿度（そうたいしつど）

通常、吸入された空気は上部気道を通過していくうちに気道粘膜から加温加湿され、その結果、気管分岐部付近ではほぼ37℃、相対湿度100%になる。 ➡ 92ページ参照

【た行】

調節換気（ちょうせつかんき）

自発呼吸がなく、人工呼吸器が換気を調節している状態。一方、患者の自発呼吸をサポートしながら換気を行うものは「補助換気」と呼ばれる。 ➡ 58ページ参照

低換気（ていかんき）

何らかの原因から、呼吸によって血中の二酸化炭素が排出されなくなり、血液中に二酸化炭素がたまった状態（$PaCO_2$が上昇）。 ➡ 27ページ参照

動脈血酸素分圧（どうみゃくけつさんそぶんあつ）

→PaO_2を参照。

動脈血酸素飽和度（どうみゃくけつさんそほうわど）

動脈血の中に含まれるヘモグロビンの酸素結合度を示す指標。血液ガスで測定したものはSaO_2で表し、パルスオキシメータで測定したものはSpO_2で表す。 ➡ 21ページ参照

動脈血二酸化炭素分圧（どうみゃくけつにさんかたんそぶんあつ）

→$PaCO_2$を参照。

トリガー

引き金（trigger）の意味で、患者が自発呼吸を行おうとしている状態を、人工呼吸器が感知して示すサインのこと。圧トリガーとフロートリガーがある。 ➡ 74ページ参照

トリガー感度（とりがーかんど）

人工呼吸器が自発吸気を感知するための感度。感度が低い（鈍い）と自発呼吸をトリガーせず（ミストリガー）、感度が高すぎる（鋭い）と回路の揺れなどを自発呼吸とトリガーして吸気を送る（オートサイクリング）などのトラブルが生じる。 ➡ 70ページ参照

努力呼吸（どりょくこきゅう）

呼吸困難の徴候の1つ。何らかの理由により換気能力や換気量が見合わないために、さらに換気を増やそうとして呼吸補助筋などを用いて呼吸している状態。 ➡ 24ページ参照

【な行】

ネブライザ
気道粘液溶解剤、気管支拡張剤、抗生物質などの薬剤を含んだ細かい霧を発生させる装置。吸入療法や噴霧療法に使われる。 ➡ 49ページ参照

【は行】

肺コンプライアンス（はいこんぷらいあんす）
肺の膨らみやすさのこと。コンプライアンスが高ければ高いほどやわらかく膨らみやすく、コンプライアンスが低いほど肺は膨らみにくい。コンプライアンスが低下している場合は、肺線維症、無気肺、肺水腫などが考えられる。 ➡ 56ページ参照

肺胞サーファクタント
肺胞の表面を覆う、界面活性物質のことで、脂質や蛋白で構成されている。肺胞の表面張力を減少させることで、肺の伸展を補助する働きがある。 ➡ 69ページ参照

肺内シャント（はいないしゃんと）
シャントとは、血液が本来通るべき血管とは異なる経路を流れること。肺内シャントとは、肺胞内のガスと肺胞毛細血管を流れる静脈血が、ガス交換をしないまま心臓に流入する状態のこと。 ➡ 27ページ参照

バッキング
気道内の異物が刺激となり、患者が咳込んでしまう状態。分泌物の貯留、気道粘膜の乾燥、呼吸回路内の結露の流れ込み、気道粘膜の刺激、気管チューブの位置の問題などが考えられる。 ➡ 218ページ参照

バックアップ換気（ばっくあっぷかんき）
人工呼吸器の異常や無呼吸を感知した際、患者の安全を確保するために自動的にモードが変更され換気を行う機能のこと。多くの人工呼吸器に搭載されている。 ➡ 65ページ参照

ファイティング
自発呼吸と人工呼吸器による換気のリズムがあわない状態。不十分な鎮痛・鎮静、自発呼吸の増加、呼吸回路のリーク、挿管チューブの閉塞のほか、人工呼吸器の設定があっていない可能性が考えられる。 ➡ 56ページ参照

分時換気量（ふんじかんきりょう）
→MVを参照。

ヘッドアップ
頭部の位置を上げること。人工呼吸器関連肺炎（VAP）の予防に効果があると考えられている。推奨される挙上は30～45°。 ➡ 141ページ参照

【ま行～】

モニタリング
観察や監視、点検、記録などのこと。人工呼吸器ケアでは、グラフィックモニタのほか、酸素化、血行動態、自発呼吸、呼吸パターン、全身状態なども確認する。 ➡ 119ページ参照

量規定換気（りょうきていかんき）
→VCVを参照。

索引

欧文索引

A-DROPシステム　122
A/C　59, 60, 71, 116, 135-138
ADL　121, 148, 156
APRV　69
ARDS　30, 73, 132
auto PEEP　206
BCV　41
BIPAP　67, 101
BLS　217
BPS　173
CAM-ICU　177, 178
CO_2ナルコーシス　29
CO_2波形　83
COPD　31, 98, 147, 208
CPAP　59, 64, 71, 116, 151
CPOT　173, 174
CPR　216, 217
Deep Sulcus Sign　205
EIP → 吸気終末休止
EPAP　101, 105
$ETCO_2$　133, 139, 140, 209
F_iO_2　69, 71, 136
Flow → 流量
HCO_3^-　21, 32
ICDSC　177, 179
IPAP　101, 105
Miller-Jones分類　181
minimum requirement → ミニマム・リクアイアメント
mmHg　21
NAVA　66

NPPV　33, 41, 96, 122
P/F　30
$PaCO_2$　21, 28, 32, 140, 209
P_ACO_2　22
PaO_2　21, 26, 140, 182
P_AO_2　22
PAV　68
PCV　54, 56, 66, 71, 86
PEEP　45, 64, 67, 69, 70, 73, 105, 117, 136, 219
pH　9, 10, 21, 32, 140
PIP → 最大吸気圧
Post-ICU症候群　145
Pressure → 気道内圧
PRVC　66
PSV　59, 62, 71, 117, 138, 151
$P\bar{v}CO_2$　22
$P\bar{v}O_2$　22
PVループ　83, 209
RASS　177
SaO_2　21, 140
SAS → 睡眠時無呼吸症候群
SAT　152, 153, 158
SBT　117, 152, 154, 155, 158, 213, 223
SIMV　59, 62, 71, 116, 135-138, 151
SpO_2　21, 105, 139, 182
Sモード　101
S/Tモード　101
TC → チューブ補償
Torr　21
Tモード　101
VAE　211
VALI　42, 44, 66, 115, 167
VAP　130, 144, 146, 167, 210

VCV　54, 57, 71, 89
VILI　44
Volume → 換気量
WOB　68

和文索引

●あ行

アシデミア　9
アシドーシス　32
アセスメント　119, 176, 181, 184, 188, 202
圧外傷　132
圧規定換気 → PCV
圧支持換気 → PSV
圧制御量規定 → PRVC
圧トリガー　74, 91
圧迫潰瘍　194
圧-容量曲線　83, 209
アラーム　70, 75, 214-217
アルカレミア　9
アルカローシス　32
安静呼吸　24
安定期　116, 150
安定初期　116, 135
意識消失　219
Ⅰ型呼吸不全　28
1回換気量　56, 57, 61, 72
陰圧　25
陰圧換気　40
咽頭浮腫　164, 167
ウィーニング　63, 115, 135, 139, 152, 223
ウィーニングプロトコル　152
内呼吸　18, 22
エアトラップ　206
衛生管理　212
エラスタンス　68
嚥下　16, 120
炎症　194
延髄　10, 11
横隔膜　10, 23-25
オートサイクリング　82

●か行

加圧抜管　161, 162
咳嗽反射　160, 164
回復期　116, 157
開放式回路　100
開放式吸引　187
外肋間筋　24, 25
回路抵抗　62, 65
加温加湿　92, 129, 147, 189
加温加湿器　49, 93, 94
下気道　12, 13
拡散　20, 22
拡散障害　27
角質・表皮剥離　194
喀痰　17, 95, 120, 147, 207
喀痰管理　181-190, 212
ガス供給圧アラーム　76, 77, 215
ガス交換　18-20, 26
ガス分圧　21
片肺挿管　167, 168, 199
過鎮静　78, 130, 167
合併症　42, 80, 128, 167, 196
カフアシスト　147
カフ圧　126, 128, 129, 213
カフ圧管理　190, 212, 213, 221
カフ圧計　128, 190
カフ上部吸引　190, 213
カプノメータ　78, 139, 140
カフリークテスト　159
換気　9, 10, 26
換気圧（ΔP）　132
換気回数　70, 72
換気血流比不均等　27, 42
換気モード　39, 58, 70, 71
換気様式　39, 54, 70, 71
換気予備能　160
換気量（波形）　83-91
観血的動脈圧測定　133
関節可動域　148
関節拘縮　148
カンファレンス　113, 120
気管　12, 15
気管吸引　128, 147, 184-188, 213

気管支　12, 15
気管支音　198
気管支軟骨　15
気管支肺胞音　198
気管切開　41, 123, 220-222
気管挿管　41, 122
気管チューブ　167-172
気管軟骨　15
気胸　28, 42, 199, 205
起座呼吸　30
気腫　42
基線　85
拮抗薬　137
気道　13
気道圧開放換気 → APRV
気道確保　122
気道狭窄　80, 199
気道損傷　167
気道抵抗　68
気道内圧（波形）　56, 83-91, 132
気道内圧下限アラーム　76, 79, 215
気道内圧上限アラーム　63, 76, 80, 215
気道内クリアランス　164
気道粘液除去装置　147
気道粘膜　17
吸引 → 気管吸引
吸気圧　56, 72
吸気回路　39
吸気時間　56, 72
吸気時気道陽圧 → IPAP
吸気終末休止　89, 132
吸気終末ポーズ → 吸気終末休止
吸気流量　57, 72
急性呼吸促迫症候群 → ARDS
急性呼吸不全　30
急性増悪　31
吸息ニューロン群　10
吸入気酸素分画 → F_iO_2
橋　10, 11
胸郭　23, 126, 139
胸水　199
強制換気　58, 59, 62, 63, 65, 67, 70, 151
胸部X線写真　33, 202-205
虚脱再開通　44

去痰　120
筋弛緩薬　137
緊張性気胸　205
緊張性水泡　194
筋紡錘　10, 11
矩形波　90
グラフィックモニタ　83, 206-209
経口挿管　123
経腸栄養　141
経鼻栄養　142
経鼻挿管　123
経皮的動脈血酸素飽和度 → SpO_2
血圧低下　219
血液ガス　21
血管外肺水分量　133
血管抵抗　133
血管透過性亢進　45
結露　95, 147, 207
見当識障害　175
口腔ケア　97, 128, 129, 146, 168, 191-193, 212, 213
口腔バイオフィルム　128, 210
拘束　171, 175
拘束性　105
拘束性肺疾患　208
高炭酸ガス血症 → 高二酸化炭素血症
高炭酸血症 → 高二酸化炭素血症
喉頭蓋　14
喉頭浮腫　167
高二酸化炭素血症　28, 29, 173
興奮　175
高流量ガス　35
高流量システム　35
誤嚥　16, 128, 144, 190, 199
誤嚥性肺炎　144, 196
呼気1回換気量アラーム　76
呼気回路　39
呼気時気道陽圧 → EPAP
呼気終末二酸化炭素 → $ETCO_2$
呼気終末陽圧 → PEEP
呼気波形　83
呼気ポート　99
呼吸回数上限アラーム　76, 81, 215
呼吸回路　49, 172

呼吸器　12
呼吸筋　10, 23, 24, 139
呼吸筋疲労　82, 160
呼吸困難　26, 30
呼吸仕事量　58, 62, 64, 68, 139
呼吸性アシドーシス　32
呼吸性アルカローシス　32
呼吸性代償　32
呼吸中枢　10, 11
呼吸調節中枢　10, 11
呼吸不全　26, 199
呼吸補助筋　24, 164
呼吸理学療法　147
呼息ニューロン群　10
（気管チューブの）固定　127, 168
混合静脈血酸素分圧　→ $P\bar{v}O_2$
混合静脈血二酸化炭素分圧　→ $P\bar{v}CO_2$

● さ行

座位　143
細気管支　12, 15
最高圧　→ ピーク圧
再挿管　155, 158
再挿入　222
最大吸気圧　91
杯細胞　17
サクションボタン　186
酸塩基平衡　9, 21, 32
酸素　9, 20-22
酸素中毒　34, 42, 43
酸素濃度　43, 70
酸素濃度アラーム　76
酸素マスク　35
酸素流量　35
酸素療法　34, 121, 122
ジアゼパム　180
シーソー呼吸　151, 164
死腔　28
自己抜管　130, 170, 171, 175
事故抜管　168, 170-172, 194
持続気道陽圧　→ CPAP
自発覚醒トライアル　→ SAT
自発呼吸トライアル　→ SBT
蛇管　49, 172

重炭酸イオン　→ HCO_3^-
終末細気管支　12, 15
受動運動　148
上気道　12, 13
上気道閉塞　163
静脈還流　69, 219
褥瘡　167
褥瘡予防　196
除細動　121
神経筋疾患　98
神経調節換気　→ NAVA
心原性肺水腫　98
人工呼吸器関連肺傷害　→ VALI
人工鼻　49, 93, 172
侵襲的陽圧換気　41, 96
腎性代償　32
伸展受容器　10, 11
浸軟　194
心肺蘇生　121, 216
心拍出量　133
水素イオン指数　→ pH
睡眠時無呼吸症候群　41, 98
スキンケア　194, 195
スニッフィングポジション　124
スパイク波　88
ずり応力　45
声帯　14
舌根沈下　126
摂食　16
摂食・嚥下障害　16
漸減波　90
線毛運動　17
せん妄　130, 167, 175
早期離脱　→ 離脱
相対湿度　92
側臥位　196, 197
外呼吸　18, 22

● た行

体位管理　212, 213
体位ドレナージ　147, 182, 183, 196, 213
体位変換　196
体外式陽陰圧換気　→ BCV
代謝　9

代謝性アシドーシス　32
代謝性アルカローシス　32
端座位　148, 149, 156
炭酸ガス → 二酸化炭素
弾性抵抗　68
断続性副雑音　200, 201
チアノーゼ　26, 30, 34, 149
中心静脈圧　133
中心静脈の酸素飽和度　133
中枢化学受容器　10
中枢神経障害　26, 29
チューブエクスチェンジャー　160
チューブ補償　71, 117, 138
超急性期　116, 118
長座位　148, 149, 156
聴診　198-201
調節換気　58-60, 62, 63
鎮静　130, 136, 175-180, 213, 219
鎮静スケール　152, 177-179
鎮静の評価　131, 177
鎮痛　131, 173-176, 180, 213, 219
鎮痛スケール　173, 174
鎮痛の評価　131, 173
ディープサルカスサイン　205
低酸素血症　26-28, 34, 112, 163, 196
低酸素状態　80, 136
低流量システム　35
デクスメデトミジン　146, 180
電源供給アラーム　76, 215
同期式間欠的強制換気 → SIMV
疼痛　173, 175
動脈圧　133
動脈血ガス分析　33, 133, 139, 140, 163
動脈血酸素分圧 → PaO_2
動脈血酸素飽和度 → SaO_2
動脈血二酸化炭素分圧 → $PaCO_2$
トリガー　60, 74
トリガーウィンドウ　74
トリガー感度　70, 74, 208
努力呼吸　24, 63, 139, 208

● な行

軟口蓋　14
Ⅱ型呼吸不全　28

二酸化炭素　9, 20-22
認知障害　175

● は行

肺炎　205
肺気量　64, 209
肺血栓塞栓症　42
肺コンプライアンス　56, 71, 80, 167, 209
肺水腫　45, 199
バイタルサイン　78, 121, 133, 139, 218
排痰ケア → 喀痰（管理）
肺内シャント　27
肺の線維化　43
バイパップ → BIPAP
肺胞　12, 15, 18, 20
肺胞音　198
肺胞換気量　28
肺胞虚脱　44, 45, 69, 73, 196
肺胞サーファクタント　69
肺胞低換気　27
肺胞内酸素分圧 → P_AO_2
肺胞内二酸化炭素分圧 → P_ACO_2
肺胞の過伸展　43
肺保護換気戦略　115
廃用性筋萎縮　130
廃用性症候群　145, 167
抜管　117, 152, 158
抜管後上気道狭窄　155, 158
バッキング　80, 218
バックアップ換気　65, 79
バッグバルブマスク　76, 124, 129
バッテリー関連アラーム　76, 77, 215
鼻カニューレ　35
はばたき振戦　29
パブ → PAV
パルスオキシメータ　21, 73, 78, 105, 139
ハロペリドール　180
ピーク圧　132, 208
非侵襲的換気　41
非侵襲的陽圧換気 → NPPV
皮膚障害　194
鼻閉　103
肥満低換気症候群　98
比例補助換気 → PAV

頻呼吸　30, 63, 105, 139, 151
ファイティング　56, 61, 80, 82, 89, 218
フィジカルアセスメント　119, 121, 184
不穏　167, 175
腹臥位療法　197
副雑音　199, 200
不顕性誤嚥　144, 181
部分的補助換気　58, 59
プラトー（圧）　89, 132, 208
プレッシャー・コントロール・ベンチレーション
　　→ PCV
プレッシャーサポート換気　→ PSV
フロートリガー　74, 91, 208
プロポフォール　146, 180
分時換気量　56, 63, 72
分時換気量下限アラーム　76, 78, 151, 215
分時換気量上限アラーム　76, 81, 215
閉鎖式吸引　185, 187
閉塞性　105
閉塞性肺疾患　208
ベインブリッジ反射　10
ヘッドアップ　141, 143, 148, 156, 196, 213
ヘリング-ブロイエル反射　10
ベンチュリ効果　35
ベンチュリマスク　35, 36
飽和空気　95
飽和水蒸気量　95
補助換気（部分的補助換気）　58, 59, 70
補助/調節換気　→ A/C
ボリューム・コントロール・ベンチレーション
　　→ VCV

● ま行

マスクフィッティング　103
末梢化学受容器　10
末梢気道狭窄　209
末梢気道閉塞　129
慢性呼吸不全　27, 30
慢性閉塞性肺疾患　→ COPD
ミダゾラム　146, 180
ミニマム・リクアイアメント　111, 114
無気肺　163, 199
無呼吸アラーム　65, 76, 79, 151, 215, 216
免疫低下状態　98

毛細血管　18-20
モビライゼーション　148
モビライゼーションプロトコル　148
問診　121

● や行

陽圧換気　33, 40, 219
陽圧式人工呼吸　39
用手換気　76, 121, 214
抑制　171, 175

● ら行

リーク　52, 61, 78, 79, 100, 190, 207, 214
リークテスト　52
理学療法士　224
リザーバーシステム　35
リザーバーマスク　35, 36
離脱　136, 152, 212, 213, 223, 224
離脱困難　223
立位訓練　156
流量（波形）　83-91
量規定換気　→ VCV
臨床工学技士　50, 224
レジスタンス　68
連続性副雑音　200, 201
レントゲン　202-205
肋間筋　23, 24

- 協　　力　　昭和大学病院
　　　　　　　　看護部　住永有梨（急性・重症患者看護専門看護師）
　　　　　　　　ICUスタッフの皆様

- 編　　集　　オフィスバンズ
　　　　　　　　アジール・プロダクション　伊藤晴美
　　　　　　　　尾崎ミオ（tigre）
- 本文デザイン　　大野ユウジ（シー・オーツーデザイン）
- 本文イラスト・DTP　　ホリエテクニカル／為田洵／石川真來子
- 撮　　影　　長谷川朗
- 企画・編集　　成美堂出版編集部

ゼロからわかる人工呼吸器ケア

2018年6月10日発行

監　修　　小谷　透（こたに　とおる）
発行者　　深見公子
発行所　　成美堂出版
　　　　　〒162-8445　東京都新宿区新小川町1-7
　　　　　電話(03)5206-8151　FAX(03)5206-8159
印　刷　　共同印刷株式会社

©SEIBIDO SHUPPAN 2017　PRINTED IN JAPAN
ISBN978-4-415-32101-1
落丁・乱丁などの不良本はお取り替えします
定価はカバーに表示してあります

・本書および本書の付属物を無断で複写、複製（コピー）、引用することは著作権法上での例外を除き禁じられています。また代行業者等の第三者に依頼してスキャンやデジタル化することは、たとえ個人や家庭内の利用であっても一切認められておりません。

人工呼吸器ケア
復習!! 要点チェック

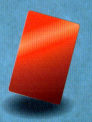

赤シートで隠して覚える！

成美堂出版

復習編

人工呼吸器ケアの基本をマスターするために重要なポイントをおさらいしよう!

血液ガスの濃度を調べることで、ガス交換が正常に行われているかがわかる

血液中に含まれる酸素や二酸化炭素などを血液ガスといいます。血液ガスの濃度を測定することで、正常・異常を見極めることができます。酸素や二酸化炭素の濃度をガス分圧といい、mmHg（ミリメートルエイチ　　／　　　　　　）で表します。検査では動脈血中の酸素分圧（PaO_2）や二酸化炭素分圧（　　）を調べます。動脈血酸素分圧の正常値は　　　　　で、動脈血二酸化炭素分圧の正常値は　　　　　　です。また、動脈中のヘモグロビンが酸素と結合している割合を動脈血酸素飽和度（SaO_2）といい、正常値は　　　　です。

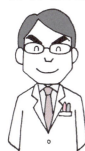

本冊p.21参照

【別冊の使い方】

▶ 復習編では、本編で学んだ呼吸と人工呼吸器のメカニズムを再確認し、さらに人工呼吸管理中に注意しなければならない看護のポイントや、グラフィックモニタの波形から推察されるトラブルについて復習します。
▶ 赤シートをあて、回答を隠して、問いに答えましょう。
▶ 赤シートをずらして、回答を確認します。
▶ 本冊の該当ページに戻って、さらに詳しく学習できます。
▶ 別冊だけ持ち歩き、繰り返しおさらいすることもできます。

復習編

呼吸は生命を維持するために大切な役割を担っている！

　呼吸の主な役割は、生命を維持するために必要な酸素を取り込み、酸素を使用したことで発生する不要な二酸化炭素を放出することです。これらの運動を換気といいます。

　換気のほか、呼吸は血液の酸塩基平衡にもかかわっています。呼吸によって二酸化炭素を排出することで、血液中の二酸化炭素が減り、二酸化炭素が水分に溶けて生じる水素イオン（酸）も減少するためpH（水素イオン指数）を調節することができるのです。

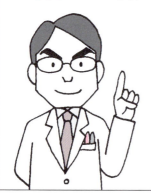

本冊p.9参照

肺胞でのガス交換は拡散によって行われている

　肺は左右に2つあり、空気の通り道となる気道と、肺の毛細血管に付着している小さなブドウの房のような肺胞に分けることができます。肺胞で酸素を取り入れ二酸化炭素を放出することをガス交換といいます。

　ガス交換には、肺において肺胞と血液の間で行われる外呼吸と、末梢組織において血液と細胞の間で行われる内呼吸があります。

　ガス交換はガス分圧の高いところから低いところに分子が移動する拡散という物理現象によって行われます。血液に拡散した酸素分子は、ただちに赤血球中のヘモグロビンに吸着され運ばれていきます。

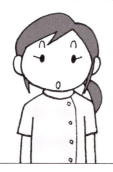

本冊p.18〜22参照

呼吸の役割とメカニズム

血液ガスの濃度を調べることで、ガス交換が正常に行われているかがわかる

血液中に含まれる酸素や二酸化炭素などを血液ガスといいます。血液ガスの濃度を測定することで、正常・異常を見極めることができます。酸素や二酸化炭素の濃度をガス分圧といい、mmHg（ミリメートルエイチジー／ミリエイチジー）で表します。検査では動脈血中の酸素分圧（PaO_2）や二酸化炭素分圧（$PaCO_2$）を調べます。動脈血酸素分圧の正常値は80〜100mmHgで、動脈血二酸化炭素分圧の正常値は35〜45mmHgです。また、動脈中のヘモグロビンが酸素と結合している割合を動脈血酸素飽和度（SaO_2）といい、正常値は95％以上です。

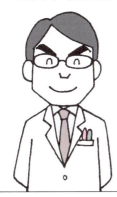

本冊p.21参照

拡散は「ガス分圧が高いほうから低いほうへ」と覚えよう！

肺胞内の酸素分圧はP_AO_2と表し、PaO_2よりも5〜15mmHg高い値となります。二酸化炭素分圧はP_ACO_2と示し基準値は35〜45mmHgです。

血液と肺胞の間で行われるガス交換を外呼吸といいます。外呼吸では、静脈血の酸素分圧は肺胞内より低いため、酸素は肺胞から毛細血管内へ拡散します。一方、二酸化炭素分圧は肺胞のほうが静脈血より低いため、毛細血管内から肺胞へ拡散します。

一方、末梢組織において血液と細胞の間で行われるガス交換を内呼吸といいます。内呼吸では、酸素は毛細血管内から組織へ拡散し、二酸化炭素は組織から毛細血管内に拡散します。

本冊p.18〜22参照

復習編

安静呼吸と努力呼吸では、使われる筋肉が違う！

　通常、胸腔の内圧は−2cmH₂O程度の陰圧で、息を吸うときは陰圧をさらに大きくすることで、空気を吸い込みます。そのために主要な役割を果たすのは呼吸筋（横隔膜や外肋間筋）で、横隔膜が収縮すると胸腔は上下に広がり、同時に外肋間筋が収縮すると胸腔の前後が広がります。収縮した横隔膜や外肋間筋が弛緩し、胸腔がもとに戻ることで、空気が押し出され自然に呼気が行われます。

　無意識のうちに行っている通常の呼吸を安静呼吸といい、意識して行う呼吸を努力呼吸と呼んで区別します。努力呼吸では横隔膜、外肋間筋のほかに胸鎖乳突筋や内肋間筋などの呼吸補助筋も使われます。

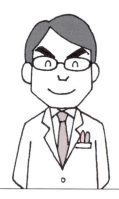

本冊p.24、25参照

呼吸不全とは

必要な酸素を送れなくなっている状態を呼吸不全という

　呼吸器系の機能障害により、低酸素血症に至り、動脈血酸素分圧（PaO₂）が60mmHg以下になった状態を呼吸不全といいます。低酸素血症の要因には主に、肺胞低換気、換気血流比不均等、肺内シャント、拡散障害の4つがあります。肺胞に出入りする空気が極端に減少している状態が肺胞低換気で、高二酸化炭素血症を伴います。換気と血流のバランスが崩れ効率的なガス交換ができなくなった状態が換気血流比不均等で、静脈血の一部が肺胞でガス交換が行えず左心房に流入している状態が肺内シャントです。肺胞と血管の間の拡散がうまくいかず、ガス交換が低下してしまう状態が拡散障害です。

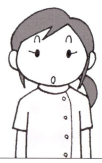

本冊p.26、27参照

呼吸不全は高二酸化炭素血症を伴うかどうかで分類される

呼吸不全は高二酸化炭素血症を伴っているかどうかで、Ⅰ型呼吸不全とⅡ型呼吸不全に分類されます。動脈血二酸化炭素分圧（$PaCO_2$）が45mmHg以下のものがⅠ型呼吸不全で、45mmHgを超えるのがⅡ型呼吸不全です。Ⅱ型呼吸不全は十分に肺胞へ酸素を送り込むことができていないだけでなく、二酸化炭素の排出にも異常がある状態で、急性に生じた場合の主な原因として肺胞換気量の低下、死腔の増加などが考えられます。急速に進行した重度の高二酸化炭素血症では中枢神経や呼吸中枢が抑制され、意識障害などが起こるCO_2ナルコーシスに至ることもあります。

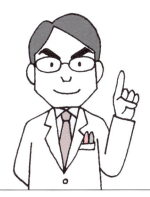

本冊p.28、29参照

呼吸不全は発症の経過によっても「急性」「慢性」に分類できる

呼吸不全は発症の経過により急性呼吸不全と慢性呼吸不全に分類されます。急性呼吸不全は呼吸困難を伴うことが多く、中でも1週間以内に発症要因があり、心原性ではなく、P/Fが300mmHg以下で、胸部X線写真で浸潤陰影が確認できるものを急性呼吸促迫症候群（ARDS）と呼びます。死亡率が高く専門的な人工呼吸ケアを必要とします。一方、呼吸不全の症状が1か月以上続いているものが慢性呼吸不全です。さまざまな疾患が原因になりますが、慢性閉塞性肺疾患（COPD）が約半数を占めるといわれています。風邪、インフルエンザなどにより急に症状が悪化することを急性増悪といい、心筋梗塞、心不全などを併発することも少なくないため、注意が必要です。

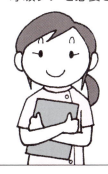

本冊p.30、31参照

復習編

呼吸不全によりpHのバランスが崩れてしまう危険がある

酸性とアルカリ性のバランスを保つことを酸塩基平衡といいます。呼吸はガス交換だけでなく、酸塩基平衡の調整にも重要な役割を担っています。pH7.4が基準値で、人の体の中では±0.05の範囲で厳密に調整されています。血液のpHが7.35より低く酸性に傾いた状態がアシデミアで、7.45より高くアルカリ性に傾いた状態がアルカレミアです。また、血液などを酸性に傾ける状態をアシドーシス、アルカリ性に傾ける状態をアルカローシスといいます。

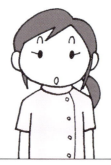

本冊p.9、32参照

呼吸不全の治療に選択される酸素療法にもリスクがあることを知っておこう

呼吸不全のタイプや原因疾患により治療の方法が異なるほか、慢性呼吸不全と急性呼吸不全では治療の内容も違い、特に急性呼吸不全の場合は迅速な対応が必要です。呼吸不全の治療では低酸素血症を改善するために、まず酸素療法（投与）を行います。急性呼吸不全の場合はPaO$_2$＜60mmHg、SaO$_2$＜90％、慢性呼吸不全の場合はPaO$_2$＜40mmHgで、酸素療法の適応になります。酸素療法を行うときに最も注意しなければならないのが酸素中毒です。急性酸素中毒では嘔吐、めまいなどがあらわれ、痙攣発作や昏睡に至ることもあります。また、高濃度酸素を長時間吸入すると気道粘膜や肺胞が障害され、肺水腫や肺出血に至り、呼吸困難で死亡することもあるので注意が必要です。酸素療法を行っても呼吸不全が改善されない場合やチアノーゼが確認される場合は、早めに医師に報告し、人工呼吸療法に切り替えます。

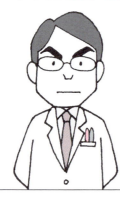

本冊p.33、34参照

リスクを把握し、肺傷害の予防に努めることが大事！

　自発呼吸では胸腔内の陰圧が大きくなることでガスを吸い込むのに対し、人工呼吸ではガスを肺に送り込み気道内や胸腔を陽圧にし、肺を膨らませます。非生理的な環境を強いるため、さまざまな合併症のリスクがあります。中でも酸素中毒は肺の線維化などをもたらし命にかかわることもあるので注意しましょう。0.6（60％）以上の酸素濃度を1週間以上投与すると酸素中毒のリスクが高まるので、0.6（60％）以下で管理することが重要です。人工呼吸器装着中に発生する肺障害は人工呼吸器関連肺傷害（VALI）といいます。主な原因に肺胞の過伸展と虚脱再開通があります。肺胞虚脱を防ぐ代表的な方法として呼気終末陽圧（PEEP）があります。

本冊p.43～45参照

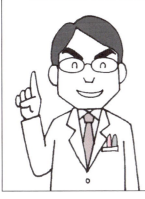

換気様式には、圧を規定する方法と量を規定する方法がある

　人工呼吸器で陽圧換気を行う際の換気様式には、吸気圧を設定するPCV（圧規定換気）と、換気量を設定するVCV（量規定換気）の2つがあり、それぞれの方法にメリットとデメリットがあります。

　PCVは吸気圧と吸気時間を設定し、気道内圧が設定された値に保たれるように換気を行います。換気量は肺の状態により変化するため、患者の肺の状態により低換気を起こすリスクがあります。

　一方、VCVは1回換気量と吸気流量を設定して換気を行います。換気量は確保できますが、肺の状態によっては気道内圧が危険なレベルまで上昇するリスクがあるため、注意が必要です。

本冊p.54～57参照

患者の状態にあわせ人工呼吸器の換気モードを選択しよう！

　代表的なモードに、強制換気をメインにしたA/Cモード、自発呼吸と強制換気を組み合わせたSIMVモード、自発呼吸主体のCPAPモードがあります。

　A/Cモードは重症呼吸不全に対する人工呼吸のスターターとして使用されます。自発呼吸をトリガーして吸気に同調して換気をする補助換気と、一定時間内に自発呼吸がない場合に設定された時間間隔で強制換気をする調節換気があり、自発呼吸がなければ調節換気、自発呼吸があれば補助換気を自動的に行います。

　設定があっていないと命にかかわるため、1回換気量、過換気、自発呼吸との同調性の3点に注意して、患者の様子を観察します。

　SIMVモードは自発呼吸に同調しながら設定した数だけ強制換気を行います。強制換気の回数を自在に設定できるため自発呼吸に移行させる場面や、ウィーニングに向かうステップで利用されます。自発呼吸の負担が重いと患者は努力呼吸や頻呼吸となり、自発呼吸とうまく同調できなければファイティングが起き、苦しそうな呼吸になります。自発呼吸が十分でない場合や、回路抵抗に打ち勝つだけの呼吸筋力がない場合は、PSV（圧支持換気）を併用する方法がとられています。

　CPAPモードは気道内圧を常に陽圧に保つだけの最もシンプルなモードです。自発呼吸にPEEPをかけることで陽圧や肺気量を保ち、酸素化を改善させ、患者の呼吸仕事量を軽減します。CPAPでも多くの場合、PSVを併用します。自発呼吸が安定していることが前提で強制換気を行わないので、必ず無呼吸アラームとバックアップ換気の設定を確認しておきましょう。

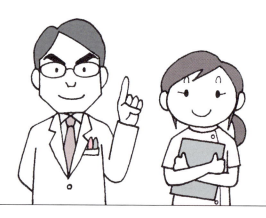

本冊p.58〜65参照

呼吸の状況にあわせて、人工呼吸器の初期設定を行う

　VCVの場合は1回換気量や吸気流量を設定します。一般的な1回換気量は6〜10mL/kgとされており、12mL/kg以上に設定してはなりません。気道内圧が上がりすぎることがあるので、気道内圧上限アラームで監視します。吸気流量は40〜50L/分で設定し、1回換気量÷吸気流量により吸気時間は自動的に決まります。

　PCVでは吸気圧や吸気時間を設定します。吸気圧は10〜15cmH$_2$Oが一般的で、1回換気量が6〜10mL/kgになるように微調整を行います。吸気時間は0.7〜1.5秒で設定しますが、モニター上で吸気流量が吸気終了時にゼロとなるよう設定する方法もあります。

　次に、患者の自発呼吸や呼吸不全の状態によって換気モードを選択します。A/CモードやSIMVモードの場合は、強制換気の設定も必要です。換気回数は8〜12回/分の間で設定し、血液ガス分析で酸素化を確認しながら調整を行います。

　また、陽圧換気では、呼気時に肺胞がつぶれると次に空気を入れても膨らみにくくなってしまいます。そこで肺の損傷を防ぐためにも、どの換気モードでもPEEPをかけることが一般的になっています。実際に使用するPEEPは3〜15cmH$_2$O程度で、通常は5cmH$_2$Oから開始します。

　酸素濃度は0.6（60%）以下が望ましいのですが、重症例では1.0（100%）でスタートする場合もあります。PEEP設定とも連動しながらPaO$_2$≧60mmHgを維持できるよう調整し、0.3〜0.4（30〜40%）を目安に低下させていきます。

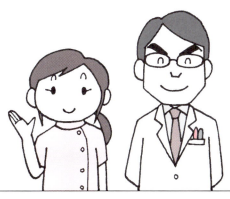

本冊p.70〜73参照

復習編

アラームへの対応

緊急事態を知らせるアラームのほか、さまざまなアラームがある

　人工呼吸管理中のアラームにはさまざまなものがありますが、一般的に、電源供給アラーム、バッテリー関連アラーム、ガス供給圧アラームなど機器の異常などの緊急事態発生を伝えるアラーム、気道内圧下限アラーム、分時換気量下限アラーム、無呼吸アラームなど救命的な事態の発生を伝えるアラーム、気道内圧上限アラーム、分時換気量上限アラーム、呼吸回数上限アラームなどの合併症予防アラームの3つに大別できます。緊急事態発生を伝えるアラームや救命的な事態の発生を伝えるアラームは命に危機が及ぶ可能性があるため、迅速な対応が求められます。

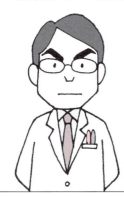

本冊p.76〜82、214、215参照

無呼吸アラームへの対応をシミュレーションしておこう

　無呼吸アラームは設定された時間を超えても自発呼吸が感知できない場合に鳴るアラームです。最近ではアラーム発生とともにバックアップ換気を行う機種も増えていますが、時間が経過すればするほど救命率が下がるため、アラームが鳴ったら早急に適切な心肺蘇生（CPR）を行うことが重要です。一般的には胸骨圧迫、人工呼吸、除細動などを行いますが、院内のアルゴリズムを確認しておきましょう。異常がみつかった場合、まず声をかけ、反応がなければ肩を叩くなどして意識の有無を確認します。意識がない場合はすぐに医師やスタッフを呼び、心電図を確認するとともに、胸骨圧迫を開始します。胸骨圧迫は医師に引き継ぐまで続けます。

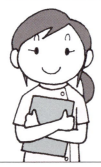

本冊p.79、80、216、217参照

グラフィックモニタは患者の呼吸状態や、呼吸器の状態を知るために活用される

　ほとんどの人工呼吸器には、患者の呼吸状態を視覚的に捉えるために、グラフィックモニタが装備されています。

　人工呼吸器の機種によって違いますが、基本的には Pressure（気道内圧）、Flow（流量）、Volume（換気量）の 3 波形が同時に表示されます。呼気（CO_2）波形や圧–容量曲線（PV ループ）を表示できるものもあります。

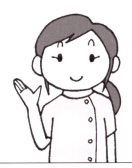

　これらの波形を観察・解析することで、患者の呼吸状態、気道や肺の状態のほか、自発呼吸と人工呼吸器の同調性を把握することができます。

本冊p.83参照

VCVとPCVの基本波形を覚えておこう

　①は吸気が一定の傾きの直線となっているので VCV の Volume（換気量）波形です。②は VCV の Flow（流量）波形の中でも最も一般的な矩形波のパターンです。③は PCV の Flow 波形で漸減波がみら

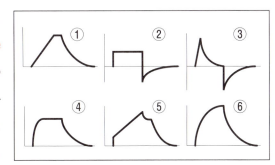

れます。④は PCV の Pressure（気道内圧）波形で吸気時間の間、内圧が一定に保たれるため台形に近い形になります。⑤はピークの後にプラトーがみられるので VCV の Pressure 波形です。⑥は PCV の Volume 波形です。

本冊p.84〜91参照

グラフィックモニタの波形の見方（基本波形）

復習編

グラフィックモニタの波形の見方（異常波形）

流量波形を見るポイント「呼気が基線に戻っていない」

⬇

エアトラップ（auto PEEP）の発生が考えられる。

流量波形で呼気が基線（ゼロ）に戻らず次の換気がスタートしていたら、エアトラップ（auto PEEP）が発生していることが

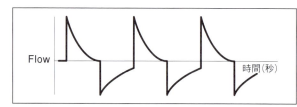

考えられます。患者の呼気が終了する前に吸気が始まっており、呼気時間が短すぎて、1回換気量を吐ききれずに終わっている状態です。胸腔内圧の上昇や血圧低下、$PaCO_2$ 上昇のリスクがあり、気胸の原因となる場合もあります。十分な呼気時間が確保できるように設定を変更しなければなりません。

本冊p.206参照

換気量波形を見るポイント「呼気が基線に戻っていない」

⬇

回路リークやカフリークが考えられる。

PCVでもVCVでも、換気量波形において呼気が基線（ゼロ）に戻っていない場合は、人工呼吸

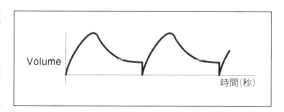

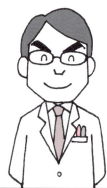

器の回路リークやカフリークが想定できます。回路の破損、カフ圧の低下、回路の接続不良などの原因が考えられるので、すぐに回路を確認しましょう。

本冊p.207参照

波形を見るポイント
「ギザギザの波形があらわれた」

⬇

回路内に結露や喀痰がある可能性がある。

圧波形やフロー波形に、いつもと違うギザギザの波形があらわれているときは、回路内に結露や喀痰が存在す

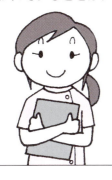

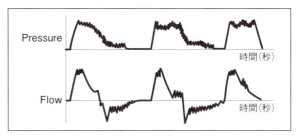

る可能性があります。回路を確認し、結露を除去したり、喀痰の吸引を行うなどの対応が必要です。

本冊p.207参照

圧波形を見るポイント
「波形が大きく陰圧にふれている」

過度の努力呼吸になっている可能性がある。

圧波形で吸気開始時に波形が大きく陰圧に動いている場合は、過度の努力呼吸となっていることが推察できます。トリガー感度が低すぎる可能性が高いので、トリガー感度を上げたり、設定を変更することで、患者の努力呼吸を減らすことができます。

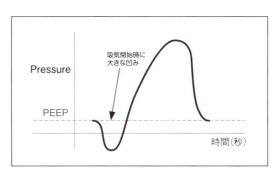

本冊p.208参照

復習編

VCVの圧波形を見るポイント
「ピーク圧とプラトー圧の差が拡大している」

⬇

喘息やCOPDなどの閉塞性肺疾患が疑われる。

VCVの圧波形でピーク圧とプラトー圧の差が拡大している場合は、喘息やCOPDなどの閉塞性肺疾患が疑われます。気道が狭窄することで抵抗が増え、吸気時の気道内圧がより高くなっている状態です。

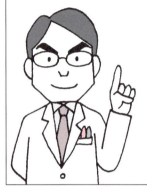
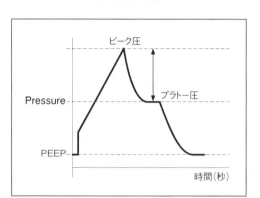

本冊p.208参照

VCVの圧波形を見るポイント
「プラトー圧とPEEPの差が拡大している」

⬇

拘束性肺疾患の疑いがある。

VCVの圧波形でプラトー圧が高くなりPEEPとの差が拡大している場合は、拘束性肺疾患の可能性があります。拘束性肺疾患では肺胞が広がりにくくなるので、広げるためにより高い圧が必要となり、プラトー圧が高くなってしまうのです。

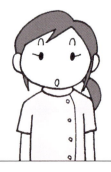
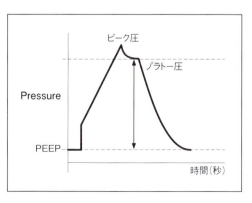

本冊p.208参照

挿管中は、適切な気管チューブの管理が何より大切！

　人工呼吸管理中の看護では、適切に気管チューブを管理し、合併症やトラブルを予防しながら、早期離脱を目指すことが目標です。気道・回路に関連する主なトラブルとしてリーク、事故（自己）抜管などがあります。人工呼吸器の設定に関するトラブルでは酸素中毒、人工呼吸器関連肺傷害（VALI）があげられます。また、精神的なストレスに関連して興奮・不穏、せん妄があらわれることが考えられます。

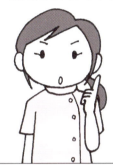

　人工呼吸管理中は感染のリスクが高く、人工呼吸開始48時間以降に起こる肺炎を人工呼吸器関連肺炎（VAP）といいます。

本冊p.167参照

鎮痛・鎮静のリスクと管理について覚えておこう

　鎮痛・鎮静は痛み、興奮・不穏、せん妄の3つをコントロールするために行われます。挿管に伴う不快感や疼痛などにより精神状態が悪化し、多くの人に興奮・不穏がみられるほか、見当識障害や認知障害、せん妄などが生じるリスクがあります。興奮・不穏状態になると安静が保たれないだけでなく、自己抜管など事故の原因となります。そのため鎮静や抑制・拘束が行われますが、近年では過剰な鎮静は離脱を遅らせるだけでなく人工呼吸器関連肺炎（VAP）のリスクも高くなることがわかってきました。そのため、疼痛に対しては十分な鎮痛を行い、過剰な鎮静を行わないのが基本です。

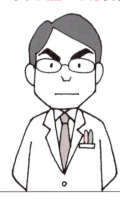

本冊p.173〜180参照

復習編

VAP予防のためには日々の衛生管理が重要！

　特に気管チューブからの細菌感染を予防するため、機器に触る際や患者に接触するときには徹底した手洗い・消毒を心がけます。挿管中は唾液の分泌低下などにより細菌が繁殖しやすくなるため、定期的な口腔ケアを行いましょう。また、仰臥位で患者を管理すると胃内容物が逆流し誤嚥による発症リスクが増すので、できる限りヘッドアップ（30〜45°）で体位の管理を行います。誤嚥を防ぐためにはカフの管理も大切で、カフ圧は常に25cmH$_2$O以下を保つように管理しましょう。体位変換、気管吸引などの処置を行う際の前後には必ずカフ圧をチェックします。人工呼吸期間が長ければ長いほどVAP発生のリスクが増すことが知られています。自発呼吸トライアル（SBT）を用いてできるだけ早くウィーニングを実施し早期離脱を目指しましょう。

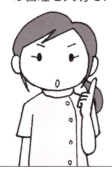

本冊p.210〜213参照

安易な吸引は行わず、加温加湿や呼吸理学療法で対応しよう

　気管挿管中は分泌物の排出が滞りがちです。以前までは頻繁な気管吸引が行われていましたが、患者の不快感や苦痛、低酸素や感染症などのリスクを伴います。現在では十分な加温加湿を行ったうえで体位ドレナージなどの呼吸理学療法が推奨されており、患者に負担が大きい過剰な気管吸引は行われなくなりました。十分なアセスメント（評価）を行ったうえで吸引が必要であると判断された場合は、できるだけ苦痛を軽減するため10秒以内で終わらせることが必須です。吸引後は吸引物をアセスメント（評価）し、SpO$_2$の変化や患者の状態を観察します。カフ圧の確認も忘れないようにしましょう。

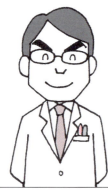

本冊p.181〜190参照